樂活學導論

健康與永續的生活型態

Introduction to LOHAS: Lifestyles of Health and Sustainability

何振盛、林晏如、周鴻騰◎主編
王琮賢、何振盛、汪雅婷、周鴻騰、林香君
張美櫻、許嘉殷、黃孔良、黃文聰、葉明勳◎合著

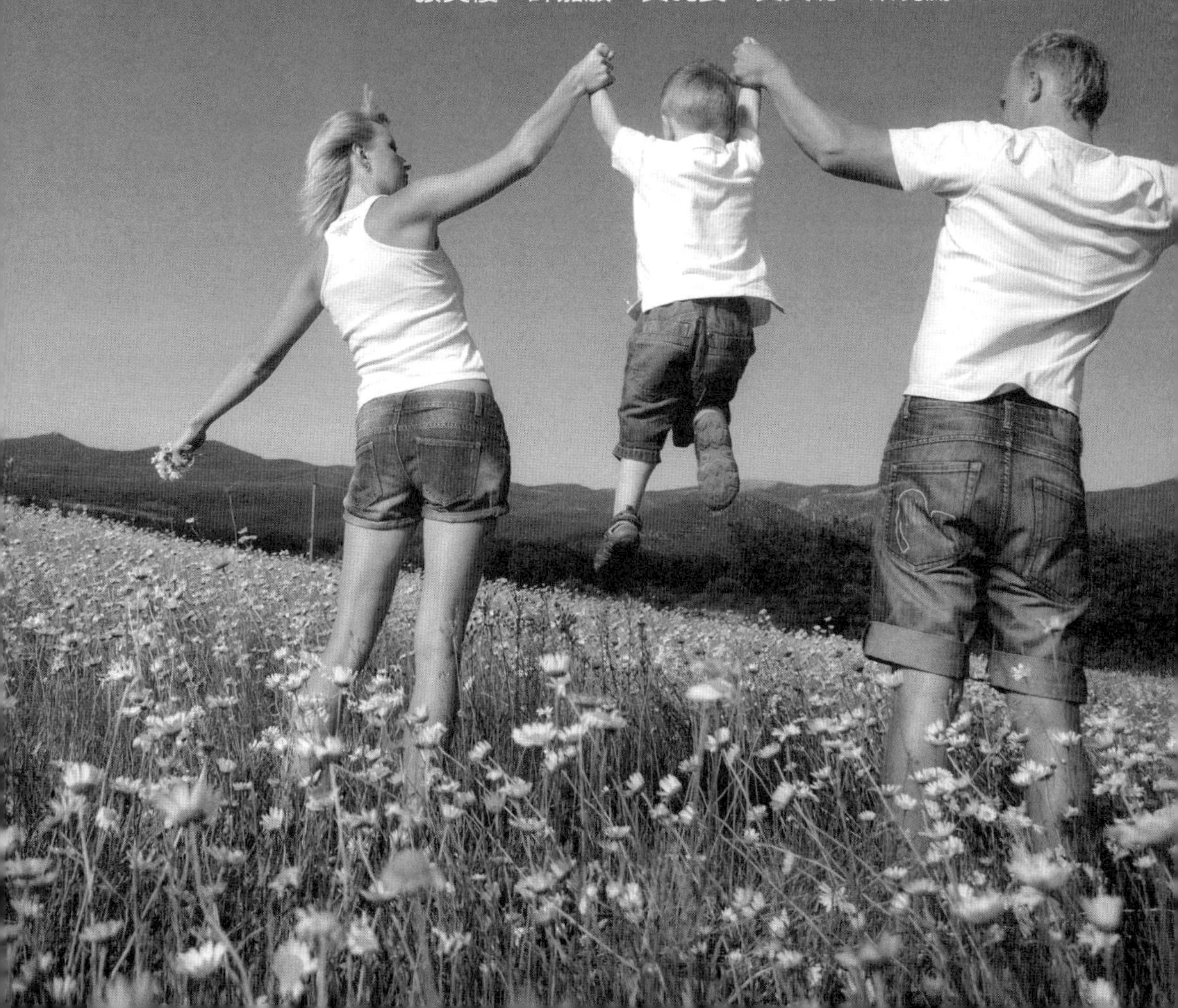

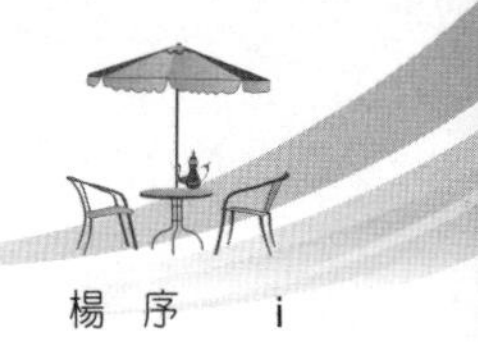

楊序

今日台灣，「樂活」兩字似乎是琅琅上口的通俗語彙，滿街店家招牌中，冠以「樂活」兩字者，也不在少數。可見樂活的觀念早已深入人心，並且形成一股新興的潮流。七年前，本人承蒙佛光大學創辦人星雲大師的精神感召來校任職時，即體悟本校座落於宜蘭的好山好水間，擁有休閒養生資源的優勢，具備別樹一幟的森林大學特色，應可將本校相關科系整合為樂活學術群聚，並以此為核心結合地方觀光產業，建構蘭陽平原樂活產學園區，以推廣健康與永續的樂活生活方式，並孕育樂活相關產業的未來人才。此構想經與本校教師研商後逐步具體化，民國101年、102年本校先後成立未來與樂活產業學系、健康與創意素食產業學系，均同屬於102年成立的樂活產業學院，此三者乃全國領先獨創的大學系所與學院，我們希望藉由理論與實踐的交互作用，在倡議「簡約樸實、健康永續」之樂活觀的同時，逐步形塑台灣人民未來生活典範的新模式。

樂活觀的形成來自於實踐，因此樂活觀的推廣也必須在做中學習。近十年來，教育部在各城市積極推動學習型城市計畫，其目的在於發掘地方傳統與文化產業的特性，並透過終身教育學習活動創發新的思維、技術與模式，以帶動地方產業的轉型與發展。本校在104年與宜蘭縣政府共同合作承接宜蘭地區的學習型城市計畫，並由未來與樂活產業學系負責實際執行工作。兩年多來，此計畫以樂活理念為基底，聚焦於溫泉養生療癒、有機食農教育與文化廟宇觀光等面向，除積極培養種子講師以宣揚各種身心靈健康與養生知識外，並透過產官學在地連結的合作模式，提供相關產業開發新產品或服務的創意構想。這些努力對於未來地方產業的活化、再造與加值，必定能有所助益。

自去年起，教育部開始草擬「高教深耕計畫」，其目標有四項：落實教學創新、提升高教公共性、善盡社會責任、發展學校特色。這四項目標如果以樂活實踐哲學為基礎，整合本校各項競爭型計畫，相信不僅能加速建構蘭陽平原產學園區，也能將宜蘭發展成全台首屈一指的樂活生活典範指標縣市。欣聞本校未來與樂活產業學系即將透過揚智文化事業公司出版全球第一本以「樂活學導論」命名的學術書籍，正值世人身心靈面臨各類文明併發症侵擾的當下，本人深感此書付梓的意義重大。此書不僅嘗試建立樂活學的學理基礎，也詳述樂活族在實踐與體驗的過程中，如何獲得身心靈的健康與平衡發展。因此，這本書除了是教學與研究的重要參考書籍，也是我們反思生命價值與追求健康永續之生活方式的最佳寶典。期望透過本書，讓樂活的觀念不斷產生能量，人們的生活健康永續。

佛光大學校長

楊朝祥 謹識

106年7月5日

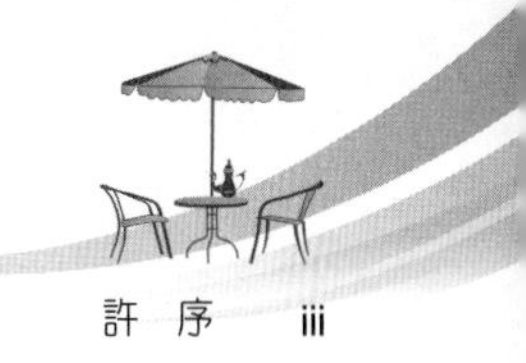

許 序

佛光大學未來與樂活產業系以人口變遷議題為主軸，貫穿未來學與生命學，聚焦於健康與永續兩面向，進而發展本系特色。培養兼具「整合健康、永續發展」新知及創新企劃、實踐導向能力的未來人才，以倡議樂活觀念並投入樂活相關產業。

樂活概念包含「健康促進」與「環境永續」兩大主軸，據此發展「健康促進產業」、「樂活旅遊產業」、「養生療癒產業」、「安養照護產業」、「環境教育產業」等專業領域。本教材教案圖文並茂，文字流暢，淺顯易懂又不失具備樂活專業的本質內涵，非常適合屬於科普或大學通識程度，或對現今樂活產業有興趣的全民閱讀。

《樂活學導論》一書由何振盛教授、周鴻騰教授與林晏如教授主編，共包括三篇十章。張美櫻教授、林香君教授撰寫第一篇〈樂活觀之內涵與發展〉（第一章、第二章）。何振盛教授、周鴻騰教授撰寫第二篇〈樂活觀之學理基礎〉（第三章、第四章）。黃孔良教授、王琮賢老師、許嘉殷老師、黃文聰老師撰寫第三篇〈樂活觀之個體實踐〉（第五章至第七章）。汪雅婷教授、葉明勳教授、周鴻騰教授撰寫第四篇〈樂活觀之總體實踐〉（第八章至第十章）。在此，除了感謝本書專家教授們的精心規劃與編撰外，並歡迎各界共同推動臺灣全民朝向健康永續之生活方式與相關的學術研究與社會實踐。

佛光大學樂活產業學院院長

許興家 謹識

106年7月5日

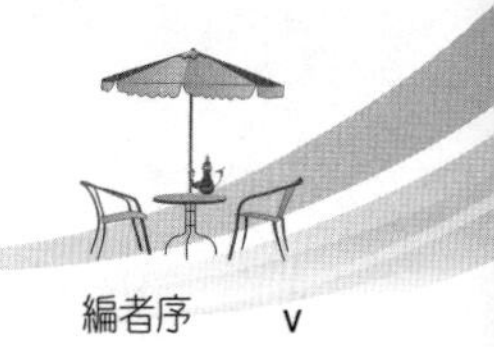

編者序

「樂活」兩字源於美語LOHAS，意指「健康與永續的生活方式」。中文譯為「樂活」則注入了中國哲學思想的元素，在某種程度上擴大與豐富了LOHAS的意涵。傳統社會科學受到行為主義的影響，強調價值中立，如果將LOHAS視為一種客觀描述的現象，那也只是人類社會中一部分人的生活模式，並非人人可欲的追求標的。然而經過後行為主義的反思，社會科學研究無法完全免除價值，因為人類行為本來就具有價值取向的目的性，因此價值與事實並重，主觀與客觀共存，成為當代社會科學研究兼容並蓄的普遍思維。從這個視角出發，研究「樂活」不僅是把它當成人類社會的一種客觀現象，研究者在主觀意念上，也往往視其為未來人類生命價值取向的重要選擇。

顯而易見，「樂活」並非純理論的概念，而是實踐的狀態及其產物。美國社會學家Paul H. Ray以及Sherry Ruth Anderson在合著的《文化創意人：5000萬人如何改變世界》（*The Cultural Creatives: How 50 Million People are Changing the World*）一書中，對「樂活族」的定義為「一群人在做消費決策時，會考慮到自己與家人的健康和環境責任。」而樂活族的實踐哲學就是：做好事，感覺棒，有精神（Do good, Feel good, Look good）。中譯「樂活」兩字寓意更為簡單明確，深信經由實踐過程，可以締造人類全體未來快樂美好的生活境界。

「樂活」的道理淺顯易懂，然其立基的哲思深邃廣延，所實踐的方法也各式各樣。佛光大學在100年即創設樂活生命文化學系，101年該系與未來學系整合成為全國首設的未來與樂活產業學系，引入未來研究的原因不僅在於充實「樂活」的內涵，也指出人類未來以樂活理念為導向的必要性與迫切性。新系成立的宗旨有二：一是樂活實踐的學術化；二是樂活理念的再推廣。就前者而言，儘管自20世紀下半葉以來，樂活的生活實踐已蔚為全球風潮，且逐漸促成人類未來生活典範的轉移，但是有關樂活實踐的發展、阻礙與思想基礎，則明顯缺乏有系統的論述與評價。因此，未來與樂活產業學系嘗試以「未來研究」（Futures Studies）的人口發展理論作為基礎，結合生命學、宗教學等相關學術社群，合力建構樂活實踐的學理，俾利於強化樂活族在新舊典範轉移期間挑戰舊思維的論述能力。就後者而言，樂活運動方興未艾，前景看似一片光明，殊不知19世紀工業革命後產生的諸多負面影響，譬如環境汙染、人我疏離以及多重併發的文明病，卻也悄悄隨著全球化的腳步而遍布天下。儘管樂活運動依然風靡，但其未來挑戰卻也不少，因此如何導正觀念，化解阻力，行銷樂活，勢必成為樂活家族能否繼續綿延擴展的重要因素。有鑑於此，本系教師經過兩年多的構思、籌劃與撰寫，終於完成《樂活學導論》初稿，其重要意義在於這項集體創作係國人首度將樂活實踐作系統性的描述並予以學理化，一方面希望藉由先驅者拓荒式的筆耕，吸引更多學者專家投入樂活理念的研析與探討，另一方面則期許此書能喚醒世人重視健康永續的生命價值與生活方式，並逐步擴大未來世間的樂活園地。

本書共分為四篇十章，分別由十位師生撰寫，篇名反映出本書的論述架構，依序為〈樂活觀之內涵與發展——樂活思想〉、〈樂活觀之學理基礎——人與他人、人與環境〉、〈樂活觀之個體實踐——整合健康〉以及〈樂活觀之總體實踐——永續生活〉。整體架構雖然完備，但原先設計編排的十六章，卻因老師們時間與體力的囿限，不得不忍痛縮減為十章，但至少已將主要的樂活理念與實踐案例統整其

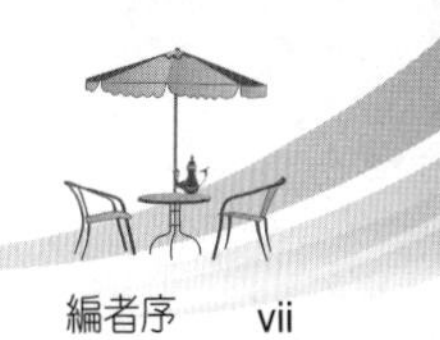

中。這本書的完成要感謝許多人，首先得感謝參與撰寫的教授們與研究生，包括汪雅婷、林香君、張美櫻、黃孔良、葉明勳、周鴻騰等老師，以及王琮賢、許嘉股、黃文聰等畢業或在學的碩士與準碩士。其次是犧牲寶貴時間協同編輯的林晏如與周鴻騰老師，以及不時提供意見的李利國、黃秋蓮與陳碩菲老師。再者，佛光大學楊朝祥校長、樂活產業學院楊玲玲前院長以及許興家院長對於本書的大力支持，也是系上老師得以排除萬難完成本書的關鍵因素。最後，值得一提的是揚智文化事業公司總經理葉忠賢先生以及總編輯閻富萍小姐對本書的賞識與肯定，並樂意協助本書順利出版，在此致上最誠摯的謝意！

由於本書乃啼聲初試的創作，不盡完美之處，在所難免，敬盼學界碩彥之士與社會賢達先進不吝指正！萬分感恩！

佛光大學未來與樂活產業學系主任

何振盛 謹識

106年7月5日

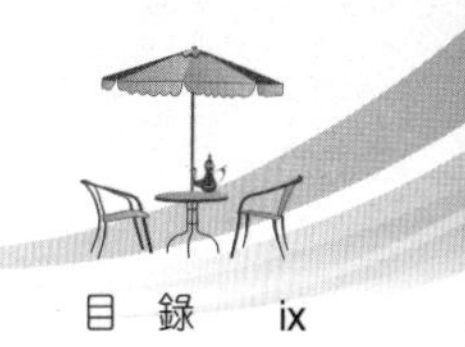

目 錄

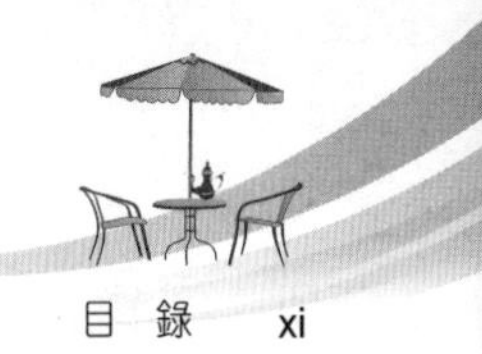

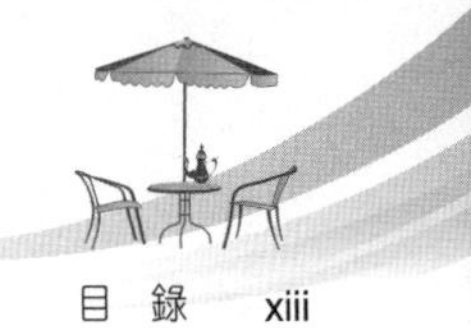

Chapter 9 銀髮樂活與休閒參與 257

葉明勳

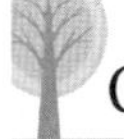

Chapter 10 新興仿生產業與保護生物多樣性 285

周鴻騰

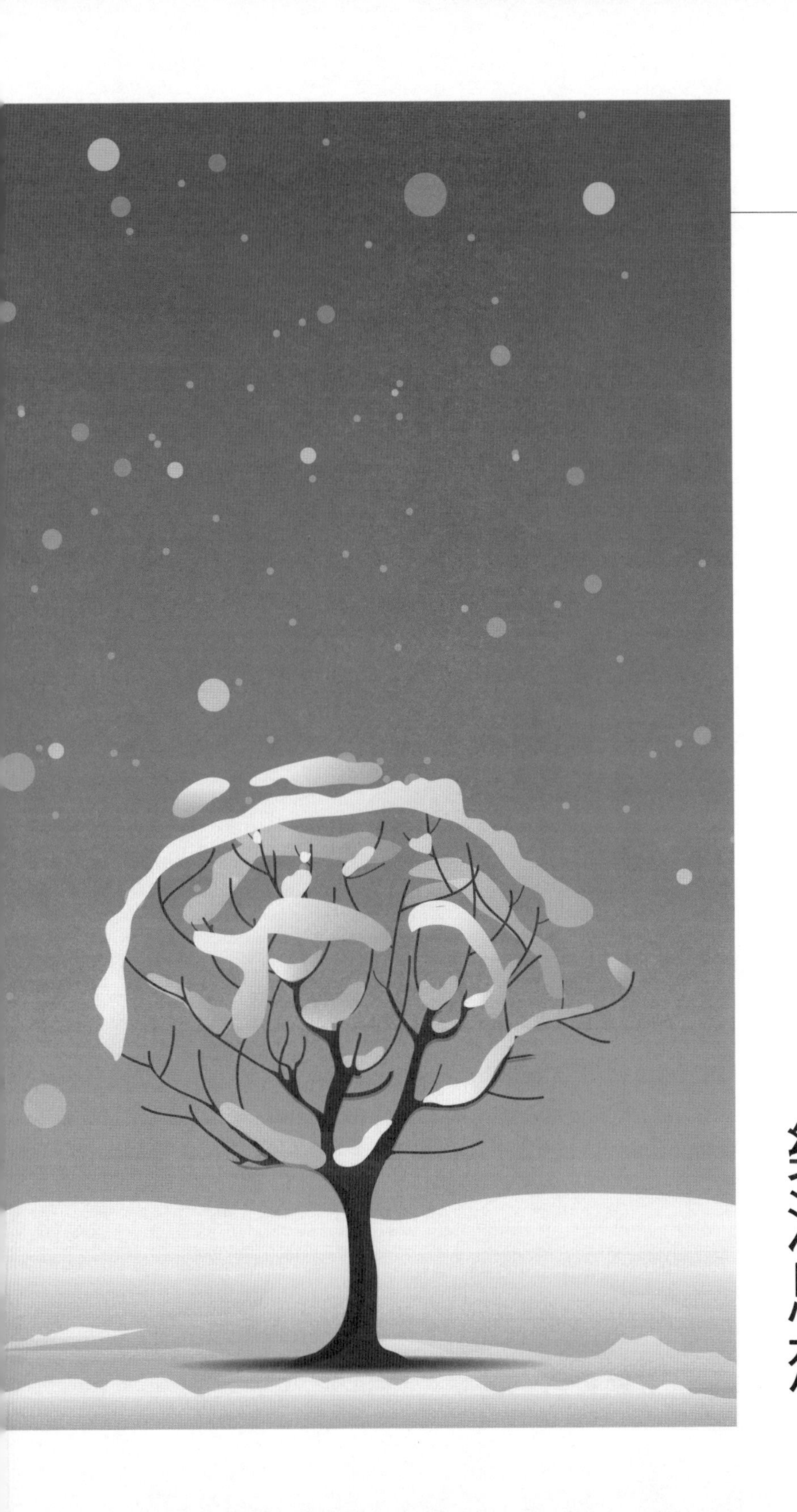

第一篇　樂活觀之內涵與發展——樂活思想

Chapter 1

傳統文化的樂活觀內涵

張美櫻

樂活，這個開端於本世紀試圖追尋與實踐新的生活方式，讓環境可以持續的生存與發展，進而漸漸發展出樂活概念和生活方式，在現代社會是種源自於消費決策省思，從而回歸於生命本質的探討，開展出健康永續的生活型態，將個人的身心靈平衡發展與自然的生態平衡發展實踐於生活之中，成為個人生活的理念與基本態度，雖然來自於西方，其內涵卻是東方傳統文化中早已具足的。在我國傳統文化思想中，無論是儒家、道家、佛家或是民間，本就注重身心靈均衡以及人與自然間的和諧關係，天人合一的思想，即是人與自然和諧平衡發展的概念，而天人合一在我國思想不僅只是觀念的建構，更落實到生活各個層面，這也可以說明為何「樂活」一詞一進入台灣社會，馬上能在生活各層面看見廣泛的引用，而各類生活產業也標舉樂活。

然而在日用而不知的流行推動下，使得目前台灣樂活市場最大的問題是以為將行銷活動或商品冠上「樂活」兩字，就可藉此來增加銷售量，且大多數企業高層並不理解樂活本質，也不期望有長遠發展。如此將有害於樂活產業的發展，因此瞭解樂活內涵是真正實踐樂活精神的基礎，瞭解傳統文化中的樂活內涵，則更是發展樂活產業的基本素養，畢竟生活離不開文化的影響層面，建立在文化支撐上的產業，才能長久永續的滿足人們日用所需。

LOHAS翻譯為樂活可視為音譯中的音中取意，在健康永續的生活型態的兩種概念中以「樂」涵蓋健康概念，以「活」展現永續概念。

由樂而衍生的詞彙與健康有關的詞彙為康樂；與整體生命狀態有關的詞彙是安樂；與心靈狀態有關的是快樂、樂趣、樂意、樂觀、樂天；與生存環境有關的是樂園、樂歲、樂群；與永續有關的詞彙是活力、活水、活用、活動、活氣、活脫、活躍、活頁、活計。

樂活一詞從字源學的觀念就展現了傳統文化的樂活意涵，樂字本義指樂器，絲附於木上。音樂在古代作為教化人心，調和神人的媒介。《尚書．舜典》云：「八音克諧，無相奪倫，神人以和。」《禮記》云：「樂者天地之和也。由和而生快樂。」活字一為形聲字為水流聲，字義為生存，死之反。樂活二字在字源學上本具有透過人文教化使人具有過著與天地和諧生存的快樂生活的能力。

總合樂活二字在傳統文化中即涵蓋健康、永續、創新之生命發展與實踐意涵。LOHAS中文翻譯為：健康與永續的生活方式，是針對大量生產、大量消費的生活方式提出質疑，進而提倡不但可以照顧個人身心健康，而且同時可以建立尊重自然環境的人類社會，使得自然環境與美好的社會可以永續發展，從樂活族定義中可以看出，樂活族最大的特色是身體力行，他們關心環保的議題，除了自己消費對健康有益、不會汙染環境的商品之外，也鼓勵其他人採取此一消費態度。可見樂活族不只自己身體力行，也透過身體力行與鼓勵他人採取此一消費態度形成一種教育，故而樂活是種生命實踐，也在實踐中展現生命教育。

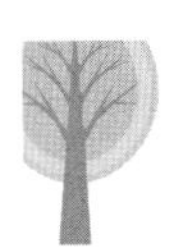

第一節　儒家心性涵養與樂活精神

儒家思想的核心是建構在天人合一的生命體驗中，探討人的生命意義與價值，從而建構出人與天地、國家、社會、家庭及自身的倫理關係，由個人肩負起修身養性的責任，從而發揮一己的力量，影響家庭成員以至於鄉里國家而達到平天下的願景，生命的實踐從個人的心性涵養開始做起，即透過誠意、正心、修身、齊家、治國、平天下這一連串由個人道德涵養，發揮個人生命力進而促成全體人類幸福的生命實踐，作為人生存的意義與目的。在這樣的生命價值取向中，人的存在並不僅僅只是動物性的生存本能，而是道德主體的實踐歷程，作為一個人並不只是一個存在於天地之間的動物，而是可以參與天地造化的創造者。

樂活強調健康永續的生活實踐，活得健康是所有人的基本願望，活得有意義則是人的基本需求，儒家文化對於人的存活價值與意義，有其系統的認知與實踐方法，中庸云：

> 唯天下至誠，為能盡其性；能盡其性，則能盡人之性；能盡人之性，則能盡物之性；能盡物之性，則可以贊大地之化育；可以贊天地之化育，則可以與天地參矣。

只有真正誠實面對自己的人，才能夠瞭解自己的本性，實踐自己的本性，從而能夠知眾人之本性，進而能完全瞭解萬物之性，能盡知萬物的本質，就能夠贊助天地間萬物的變化生長，挺立於天地之間。何以經由個體生命的真誠探索，人具有知己、知他人、知萬物的能力？因為儒家認為人與天地萬物同為一性，只要個人能瞭解自身本性，即可擴展此性通於他人、萬物之性，瞭解萬物本質則可參與天地對萬物的造化，也就是《易經・繫辭》所言：「感而遂通天下之故」。這種從自身的探索瞭解過程內涵著對自我的認識與接納，從而能認識接納他人與萬物，因為個人之性來自於天地，即《中庸》所講的「天命之謂性」，傳統東方哲學與西方二元對立文化特質不同的是東方哲學天人之間的連結從未中斷，人與存在的關係向來密切，儒家思想的天命觀從人的本性發揮一層一層擴展，可以在生命中實踐天道，也可以協助天地成就萬物，使世界永續發展，如此的世界是太平的。

《中庸》所談的至誠，是從個人誠懇地面對真實的自我為出發點，透過探索自身的內在工夫，實踐人性光明美善的一面，即《中庸》所謂「誠者，天之道也；誠之者，人之道也」的觀念，經由個人以誠心面對自身面對他人面對世界的生活實踐，從自身生命的體驗中感受與自己與他人與世界的真實連結，從而經驗生命的豐富與美好內容，並且與他人與世界分享此一美好的生命內容。

對應現今樂活運動的個人身心靈成展追求，儒家的盡性也就是個人成長的靈性層面問題，至誠是儒家心性涵養所有工夫的出發點，而涵養的具體方法在於仁德的實踐，仁是孔子思想的核心，孔子認為仁者愛人，仁的實踐則從自我管理做起，即以「克己復禮」為基礎，能夠自我要求，自我管理，才能在欲望的動力之下，仍能做出理性的選擇，引領自己行為合於禮儀規範，將自己所追求所獲得的內在美好推展於他人，所以孔子認為仁的實踐在積極層面做到「己欲立而立人，己欲達而達人」，消極層面則應「己所不欲，勿施於人」，這種推己及人的精神展現了人的平等性，孔子的仁德思想是從天道的體悟而來的，所有的人都得天地無私的覆載，任何一個個人都為天所包容為地所支持，此一天地無私的特質也為人所擁有，這就是儒家所講的天命之謂性，然而除了有天地賦予的先天之性，也有個人稟氣差異的後天之性，因此人與天地仍有所不同，天地無私，人除了無私之性外也會受欲望生成的私心干擾，但是人有理性可以促使人依從天理克制私欲，因此人有能力克制欲望效法天道，只要成功克制私欲，人就有能力在愛重自己生命的同時，愛重他人的生命，把自己看得很重要的同時知道他人也很重要，活在這個世間除了追求自我的發展，也能兼顧他者的發展，除了滿足自己生存的欲望之外，還能顧及他者的生存權利，這也是樂活實踐的永續概念。

可見儒家核心思想仁德可以成為支持現代樂活精神永續發展的實踐動力，瞭解仁德的內涵，有助於實踐樂活精神遭逢挫折時勇於承擔，《左傳》引《詩》形容仁者曰：「柔亦不茹，剛亦不吐，不侮矜寡，不畏彊禦，唯仁者能之。」孔子也說「仁者必有勇」，仁者是一個人格成熟心靈充實的人，樂活實踐者所追求的身心靈和諧與發展，在儒家的仁者涵養中，得以實踐，仁者擁有不憂的心理狀態，也有「老者安之，朋友信之，少者懷之」等良好的群己關係發展能力，更有「仁遠乎哉？我欲仁，仁斯至矣」的自我實踐信念與能力，還有「可以長處約，可以久處樂」的生命情境適應能力，這些仁者的能力與樂活實踐者追求的身心靈成長、愛己愛人愛地球，為自己的信念身體力行克服對科技依賴便利性，願意為人類與地球的永續發展力行環保消費理念所需的能力一致。儒家以仁德精神為核心的心性修養內涵，可以成為樂活精神在華人世界推行的文化基礎，樂活精神也可以是儒家傳統價值的現代實踐。

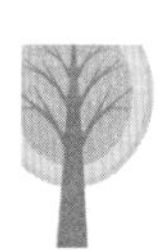

第二節　道家與道教心性涵養與樂活精神

道家強調自然無為，著重生命個體與天地的合一性，以道結合生命，道家認為道是生命的源頭生命存在的基礎，生命的價值和發展都是由道展開，實踐道即完成人的生命價值，當生命與天地相印時，生死就不是對立性的存在，道家視死亡為一種生命狀態，莊子言：「芴漠無形，變化無常，死與生與？天地並與？」因此反對人為造作對生命的扭曲，因此主張「絕聖棄智，民利百倍；絕仁棄義，民復孝慈；絕巧棄利，盜賊無有。此三者以為文不足，故令有所屬，見素抱樸，少私寡欲。」道家和儒家觀念不同的是對於崩壞的人心如何挽回的看法，儒家認為彰顯道德的價值與意義，才能使人心避免墮落，但是老子認為大道廢，人心才崩壞的，訴諸於道德只是事後補救的方法，不是根本，根本是回歸於道，也就是讓人心不執著於聖、於仁義、巧利等刻意作為，才能真正回復於單純樸素的心性，少私寡欲，回到真正自然呈現道德的生命狀態。意思是老子認為人的道德行為是建立在少私寡欲的心性上的，要讓人回到少私寡欲的心性才是重點，在心性上少私寡欲，才能自然展現聖智、仁義和巧利，王弼說「聖智，才之善也，仁義，行之善也，巧利，用之善也。」才之善，行之善，用之善必須由少私寡欲的心運用，才能發揮功能，否則會流於偽善，所以道家的心性涵養原則是無為。

以自然無為的原則看待任何事物，任何事物都有他的存在意義與價值，也就是莊子所言：「以道觀之，物無貴賤。」個體存在的差異性不成為限制，那麼就能化解個體之間的對立性，沒有任何人需要否定他人的存在價值與意義。樂活風潮的簡樸生活形態，與減法的人生哲學，在道家的生命哲學中，有其理論根據，去除過多生活物品的依賴，除了減少浪費資源與環境汙染外，也可以讓人從物質依賴的意識型態上的捆束鬆綁，得到更多的身心自由。此外簡樸的生活形態與減法的人生哲學，還可以斷除人們對於社會關係的過度依賴，去除不必要的人際網絡，形成人際間真正的連結，和人建立真誠質樸的對應關係。

道教繼承道家思想，論及人的自我對待觀念，《太平經》云：

人欲去凶而遠害，得長壽者，本當保知自愛自好自親，以此自養，乃可以無凶害也。身得長保，飲食以時調之，不多不少，是其自愛自養也。

道教認為影響人的性命安全有些客觀因素及主觀因素，客觀因素來自於環境，主觀因素來自於自己的行為以及心念，以自愛自好自親的態度對待自己，即能去凶遠害得長壽，即莊子所說：

> 至德者，火弗能熱，水弗能溺，寒暑弗能害，禽獸弗能賊。非謂其薄之也，言察乎安危，寧於禍福，謹於去就，莫之能害也。

從去除危害人生命安全的主客觀因素而言，具有自愛自好自親的自我對待方式，在面對客觀環境時，即可具有敏銳的自我保護能力，避開危險環境。

自愛自好自親具有避開危害生命的主觀因素功效，可分行為與心理兩個層面：就行為層面而言，擁有自我保護意識，不會讓自己置身於危險環境。一般人在正常的狀態都會遠離險境，無須自愛自好自親的觀念強化自己離開險境的動力。所以自愛自好自親的自我對待觀念，是人在利令智昏，決定鋌而走險的剎那發揮功能的，可以說是《太平經》對老子：「名與身孰親？身與貨孰多？」的註解，老子指出追逐名利對生命產生的禍害，從而提出知足，可以免除過度追求的危險；而《太平經》自愛自好自親的觀念則是說明如何可以讓人不受誘惑？如何能夠知足？只要自愛自好自親，人的內在即感到充實而滿足，無須向外追求名的肯定與利的保障，可說自愛自好自親的觀念是人們面對欲望慫恿，從而作出盲目衝動行為的關門閥。

就心理層面而言，自愛自好自親，有著對於生命的悅樂為基礎，是種充滿生機的自我對待心態，吳怡對老子「陸行不遇兕虎，入軍不被兵甲。兕無所投其角，虎無所措其爪，兵無所容其刃，夫何故？以其無死地。」的詮釋可說明自愛自好自親的觀念，如何在心理層面讓人去除生命危害因素：

> 老子絕不像一般攝生者一樣講法術，講修鍊。而是簡簡單單、直直截截的說出這個原因就是「無死地」。「無死地」也就是沒有死亡原因。套句俗化說就是「命不該絕」，用佛學的話來說就是沒有種下死亡的業。

從道教對於人的生命認識角度，看待「自愛自好自親」的觀念之所以可以讓人無死因的關鍵，即在「自愛自好自親」的心態是愛生的心態。道教認為心能御氣，心對氣有召感作用，所以人以「自愛自好自親」的心態自養，召感的是充滿生機的道氣，從而沒有召喚死亡的心理因素，也就是沒有死亡之氣，這是「自愛自好自親」能讓人遠離凶害的原因，也可以說「自愛自好自親」就是將「道」生生的特性落實在個人的生命對待上。個人的生命包含了生理跟心靈的兩個要素，生理的保養在於飲食起居的調養，能對應時需，不多不少就是自愛的自養，心靈的養護，同樣需要自愛自親的滋養。

除了在心態上建立正確的自我生命對待觀念外，《太平經》更進一步強調人身為自己生命主體的責任說：

> 人命近在汝身，何為叩心仰呼天乎？有身不自清，當清誰乎？有身不自愛，當愛誰乎？有身不自成，當成誰乎？有身不自念，當念誰乎？有身不自責，當責誰乎？復思此言，無怨鬼神。

人對於自身的生命有責任，也能發揮主體性，這種自清自愛自責的態度，就是對自己的生命負責，也是生命的過程中，去除危害生命的因素，責任在自己，能力也在自己。個人只要能夠負起養護生命之責，面對環境、鬼神這些可能傷害生命的外在因素，都會因為主體思想行為的正確，做出最有益於生命的對應，從而免除生命的傷害。

道教以自愛自好自親的理念作為生命自我對待的態度以及個體的生命責任，與樂活思潮運動者，追求個人身心靈成長的探索的內涵，都肯定愛自己從而愛他人愛地球，就文化內涵上可建立本土樂活精神與特色。

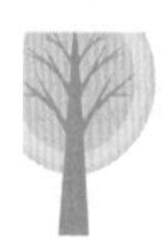

第三節　儒釋道的健康觀

儒家以德潤身，強調道德為健康的根本，孔子提出「君子坦蕩蕩，小人常戚戚」、「仁者不憂」等觀察，說明健康良好的心靈品質源自於道德的涵養，缺乏道德涵養，心靈容易在世俗追求的奔競中患得患失，以現代精神醫學的觀點而言，良好的心理狀態能穩定神經與內分泌系統的運作，反之常戚戚的心態，會因神經系統與內分泌系統的失衡影響免疫系統的功能，除非是特殊極端的生理結構使然，否則，常人均有羞恥、罪疚感，因此道德敗壞的人，其內心長期處於恐懼、不安、愧疚的狀態，致使免疫力下降，反之道德能使人心靈安適進而身體舒泰，若能從道德修養著手，配合著自然合理的飲食，自然可以擁有健康的身心。

佛教認為，人的身體是由地、水、火、風四大要素構成，其中毛髮、齒爪、皮肉、筋骨、髓腦等屬於「地大」；膿血、津液、涎沫、痰淚、精液、大小便等屬於「水大」，體溫屬於「火大」，呼吸動歸於「風大」。這「四大」之身膿血夾雜，寄生生物蠢蠢蠕動，七竅常流不淨，因此佛教認為身體是個「臭皮囊」；若四大不調，就會產生種種疾病，因此佛教反對對身體的貪戀執著、過分的關照，認為應將更多的時間和精力用於學佛修道，解決造成人生痛苦的根本原因——貪、嗔、癡等煩惱，以自利利他，廣度眾生。另一方面，佛教認為「人身難得」，應更加珍惜，如果病痛纏身無法安心修道，死後可能墮入畜牲、餓鬼、地獄三惡道而失去人身。所以強調「借假修真」，應具有健康的體魄。至於疾病的產生，緣於因果，現在的健康狀態是過去所作所為的結果，現在的所作所為決定未來的健康狀態，人有身口意三業形成的果報，以現報、生報、後報三種形式產生，意即人由身體心念語言所造成的業力，會在現世中產生果報，或是來生，或者二、三、十世、百世等後世中產生果報。因此從健康維護的角度而言，人必須注意自己的思想言行，《法句經》言：「惡生於心，還自壞形」、「貪淫致老，嗔恚致病」；《維摩詰經》言：「今我此病，皆從前世妄想顛倒諸煩惱生。無有實法，誰受病者！所以者何？四大合故，假名為身。四大無主，身亦無我。又此病起，皆由著我。是故於我，不應生著。」又言：「何謂病本？謂有攀緣，從有攀緣，則為病本。」惡意的心念，可導致形體的損壞，憤怒引發疾病，煩惱、顛倒妄想等等由「我執」產生的問題都是疾病的因緣，妄心不斷向外攀求，是致病的根本，因此斷除我執、惡心、嗔恚免除身口意造作惡業為治病方法。從佛教的觀點而言，佛為大醫王，佛陀傳法教導世人明心見性，覺察生命的真諦，斷除無明，自然遠離疾病。

道教對於疾病的發生，其思考方向著重於人與自然的失衡，認為人身應該處於中和狀態。人的生存狀況和天地存在的狀況息息相關，人的內在環境跟外在環境互相連結，如以《黃帝內經》的觀點來看，春屬木，肝氣旺於春，春天多風。對應到人體而言則肝膽互為表裡，開竅於目，主筋，主怒，在病理上多風的春天，人也易於化風。

從天人合一、天人感應的思維發展，道教對於人的疾病問題緊扣著天人關係，就人而言，則著重於人如何對應天以及人如何運作身體，天地有陰陽五行，人也有陰陽五行，天地的陰陽貫通人的陰陽五行，同時也影響並制約人的陰陽五行，因此以人為中心，疾病的發生在於受外在陰陽五行失衡的影響，或是內在陰陽五行的失衡，或是內外陰陽五行對應失衡，以上三種原因可能複合出現。

《太平經》認為人體臟腑之神游離於體外、精神意志、精氣游離、飲食不當（包含不合季節、失節、不潔、飲酒無度）、氣候對人的影響（即中醫風、寒、暑、熱、溼、燥等）、體內寄生蟲或體外害蟲（如有攻擊性的毒蛇、狂犬等生物，這些外感性的疾病媒介）、天地懲罰均會使人產生疾病危害性命、鬼物作祟。就有形的疾病發生原因而言，人與自然不和諧，即可能致病，氣候對人的影響屬於此類，飲食不節中的飲食不合度、蟲蝕之害也屬於天人不合的範圍，此天人不合是人與自然和諧的失序。五臟神的游離則是人體小天地的天人不合，鬼神作祟、天神懲罰的天人不合則是意識上的天人乖離。

總合而言仍可從人的形、氣、神失衡看待疾病的發生。就形而言，用形不當，如飲食不節與飲食不潔，氣候變異而未有適當自我防護等，足以產生疾病；以氣而言，天地氣變，人的氣也受影響，這可以解釋極端的異常氣候變化，不是人為因應即可避免疾病的發生；鬼神以邪氣干擾也不是一般人力可以抗拒的，身神不守同樣可以致病，天神降病也是神的問題，自身精神不濟同屬神的損害。相反的若要促進健康，就必須保持形氣神的平衡。

傳統文化的健康觀強調心理對生理的作用，都認為心理可以影響身體健康，道德也會影響身體健康，因此人應主動實踐道德，避免心理及道德缺失的因素造成健康上的問題，對應現代樂活風潮健康促進的概念強調身心靈的平衡，傳統文化的健康觀仍是適用於樂活實踐內涵。

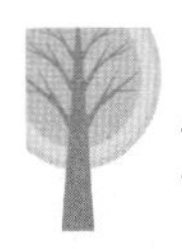

第四節　儒釋道的生態關懷

儒家的仁愛精神不僅於人與人的對待，也擴及人與物的對待，提出「仁民愛物」的觀點，主張仁德不只施於人類，也要施於萬物，董仲舒《春秋繁露》：「質於愛民以下，至於鳥獸昆蟲莫不愛，不愛，奚足謂仁！」《周禮》也說：「仁者，仁愛之及物也。」而揚雄則認為：「周愛天下之物，無有偏失，故謂之仁。」儒家認為人有周愛天下萬物的能力，因為人在實行仁德時，自然能夠體悟到人與萬物為生命共同體，所以程顥說：「仁者以天地萬物為一體，莫非己也，認得為己，何所不至。」瞭解天地萬物也是自己的道理，自然能善待天地萬物，因此王陽明在講人與萬物之間的關係時，強調：

> 夫人者，天地之心。天地萬物，本吾一體者也，生民之困苦荼毒，孰非疾痛之切於吾身者乎？（《傳習錄》）
>
> 是故見孺子之入井，而必有怵惕惻隱之心焉，是其仁之與孺子而為一體也；孺子猶同類者也，見鳥獸之哀鳴觳觫，而必有不忍之心焉，是其仁之與鳥獸而為一體也；鳥獸猶有知覺者也，見草木之摧折而必有憫恤之心焉，是其仁之與草木而為一體也；草木猶有生意者也，見瓦石之毀壞而必有顧惜之心焉，是其仁之與瓦石而為一體也。（《大學問》）

從一體感以良知良能感受他者的痛苦，這樣無論是對孩童或者是鳥獸草木處於受苦狀態，都會有憐憫體恤之心，不僅對有生命的鳥獸草木如此，對無生命表現的瓦石也是如此，自然不忍對萬物有傷害之心，愛護環境、保護地球在儒家是人類道德涵養的表現。

儒家把天地當作是生命的根源，萬物產生於天地，人類在天地之間扮演的角色是與天地共同長養萬物，儒家的仁愛思想表現在對萬物的態度上，擴展人的良知良能與道德實踐，可深化人們對生命的體會，自然有著愛護萬物的情懷，從而可以愛護萬物，這也是現代環境保護的概念，樂活實踐者對於環境保護的理念，是從理性的永續思考出發，而儒家的環境倫理觀內涵著生命探索的深度，可以作為樂活精神在環保議題上的人文思想基礎。

道家認為道生萬物長養萬物，老子說：「道生一，一生二，二生三，三生萬物。」道除了長養萬物之外，也尊重萬物，所以老子強調：「生之畜之。生而不有，為而不恃，長而不宰，是謂玄德。」道家不認為道有權主宰萬物，只強調道生萬物而不主宰萬物，萬物各自依循道的理則發展其自身，因此人也應依道的理則尊重萬物而不自以為是，「輔萬物之自然而不敢為」成為人對萬物應有的態度，在尊重萬物的原則之下，道家崇尚自然無為的精神，表現在生態環境的態度上，就不是積極地介入萬物的生長，而是尊重與相信萬物自身有其生長存活的能力，只強調不要人為傷害干涉萬物的生長，也不要以人為的方式對待萬物，因此《莊子・秋水》言：「牛馬四足，是謂天；落馬首，穿牛鼻，是謂人。」不違反萬物的本性，不阻礙萬物的生機，才是真正的尊重萬物。

和儒家相同的是道家也把人和天地萬物視為一個整體，莊子的齊物論所探討的就是萬物與人的價值齊一，在「天地與我並生，萬物與我為一」的觀念底下，人的生命意義必須從天地間思考，人在天地間是怎樣的存在，人與萬物又是什麼關係，就生存的現實而言，人和萬物有所不同，但是就生命的根源而言，人與萬物是都是由道而生，由氣而成是「死生存亡之一體者」，尊重萬物也就是尊重自身的表現，因此道家思想在現代環境保護概念中，環保是一種實踐道德，效法自然的行為，是人必然要有的生活實踐。

然而人如何在生活中實踐環境保護的理念？道家思想簡約質樸的生活觀是人在生活中實踐環保理念的重要基礎：

> 見素抱樸，少私寡欲。
>
> 五色令人目盲，五音令人耳聾，五味令人口爽，馳騁畋獵，令人心發狂，難得之貨，令人行妨。

人之所以會過度的追求外在的物質需求，源自於人的欲望，老子觀察到世人過度的欲望追求反而使人喪失欲望滿足的能力，過度的色彩刺激反而讓人失去目視能力，過度的音聲刺激讓人失去聽力，過重的口味刺激使人失去味覺的敏感度，過度追獵生命讓人失去理性，過度追求稀有，讓人行為失當，同時也產生許多生命上的問題，並且認為只有回歸於自然質樸的內在追求，減少私欲，才能使欲望得到正常的滿足，不追求太多的外欲，不貴難得之貨，人才能從物欲的役使中解放得到生命的自由，也不會對萬物產生傷害。

道家自然儉樸的生活態度，有助於人們擺脫世俗名利欲望的束縛，回歸自然質樸的天性，能夠處在知足常樂的心態中，不受金錢物質的誘惑，當人能不過度追求物質的滿足，就可以不必過度耗損萬物，使人與萬物從生存的對立狀態，回歸於和諧共生的自然狀態。樂活運動的實行者在實踐環保的消費理念時，自然形成愛物惜物的儉約生活，道家自然儉約的生活觀可以支持樂活環保實踐的生活消費實踐的價值觀與具體方向。

道教的生態保護觀在三才共生的概念下，展現人對於天地萬物具有積極維護的能動屬性，保護天地萬物是人建立生命價值的具體方向也是創造生命意義的具體行為，這是建立於道教宇宙觀的哲學基礎而生的生態保護觀，藉由道教宇宙觀一切由道而生的概念，一切有形皆含道性，保護自然即保護道性，因此生態保護就是修道。

道教繼承道家思想，把宇宙視為生命，與現代生態學把整個宇宙理解為一個演化、有序和活生生的有機體，它由許多複雜的生物和非生物要素相互作用所構成，所有存在物都是宇宙內在的要素和長期演化的產物，每個存在物和物種都具有獨特的生態和價值的理念一致。

道教把天地視為父母，《太平經》說：「天者乃父也，地者乃母也。」認為傷害父母會有報應，這些思想相較於現代生態學的理念，多方面的功效：

1.其神學式的報應觀與威權理念，對人破壞生態的行為有嚇阻作用。
2.視天地為父母，從感情的連結，對人破壞生態的行為有訴諸於內在情感的制約作用。
3.視天地為父母，可引發人性感恩的正向情感，可抵制人破壞生態的行為動機。
4.視天地為父母，可產生人生存的安全感，可抑制人因生存的不安全感，過度開發大自然的行為。

總之道教「天父地母」的生態保護意識，將生態保護的行為投注了人類最溫柔與最渴望的情感元素，引發人生存於天地之間安全感，使其生命覺得有依靠。在人類社會的親子關係中，子女對父母有孺慕依戀之情，此孺慕依戀之情安定了子女的心靈，讓女子即使受了挫折、受了委屈也依然擁有信心與安全感。從宗教信仰的角度言，宗教給人的心靈撫慰，正是無論何時何境，都有超越的神明予以救助，人只要願意仰賴神祇，無不得渡。「天父地母」的概念在心靈的意義上即是無限的依靠，無限的養護，人既然得到心靈上的安頓，則可望在行為上依道而行，因此「天父地母」的生態保護意識具有強化人保護生態的實際行動效力。

道教慈心於物的對象，涵蓋整個自然界的生物非生物及天地本身，以戒律、罪觀具體表現慈心於物的理念，讓道教宇宙觀在日常生活中透過具體行為展現，在生態保護的觀念建構上，用「以人為中心」的思維方式，矯正「以人為中心」的破壞自然行為，展現反者道之動的生命智慧，在積極與消極面向都有所運用。

佛教義理與環境保護相關內涵，也非常多，釋昭慧指出：人漸漸瞭解自己與其他大地萬物必須相互依存；所以在此「自我實現」不同於西方心理學傳統所指的，發現自己個人的單獨特質，而是超越個己而包含整個世界。這其實已是佛教中「無我」的體現。

地球上的維生系統相互關聯，因此，人類不得剝削地球，而要以謙遜的態度，在自然秩序的適當位置中生存，才能保持生命界的永續生存。這種生物性觀點，批判了科技萬能的幻想，也為人類互相尊重而沒有剝削的社會理想提供了賴以成立的理論基礎；因為，對地球的剝削，不可避免將對弱勢人類無情剝削。生物中心的觀點既肯定大地萬物都是這互有關聯的整體之一員，必會進一步承認：所有眾生都有相等的內在價值、平等的生存權利與發展機會。這已是佛法的「眾生平等」思想，以及大乘佛教的「無緣大慈，同體大悲」之理念。

理性上世人知道環境問題是人的問題，保護地球是保護人類生存的環境，然而樂活運動者以自身理念在消費決策上實踐環保理念，需要有持續的動力，我們傳統文化中無論是儒家的天人一體，或是道家的道法自然，還是道教的天地父母，或是佛教的眾生平等、無緣大慈，同體大悲思想，都是從個人生命本質內涵展現實踐環保的動能，這些內涵都可充實樂活實踐的論述，更具人文價值與豐富內涵，也更具說服力和感染力。

樂活雖然是由西方生活消費運動發展而來的生活實踐理念，但精神的各個層面，都可在傳統文化的思想中，探尋出更深刻的內涵，因此樂活在華人社會當有更多元創新的發展與發揚光大的可能，也應可改善21世紀全體人類的生活。

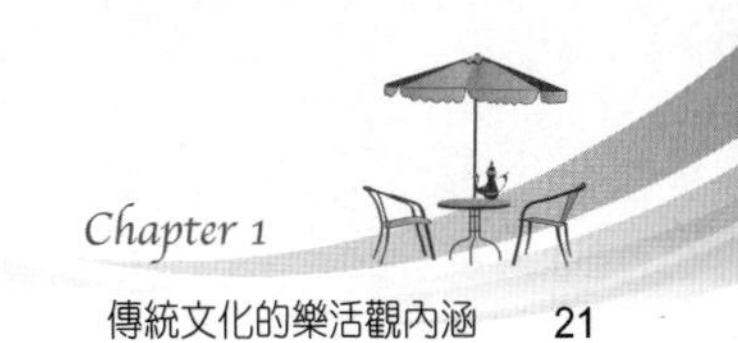

參考文獻

孔伋。《中庸》，第22章。

王明（1997）。《太平經合校》，527。

吳怡（2005）。《新譯老子解義》。台北市：三民書局。

釋昭慧（1999）。〈佛法與生態哲學〉。《哲學雜誌》，30，46-63。

Chapter 2

後現代社會發展與樂活思想的衍生

林香君

本章將對西方LOHAS（中譯為「樂活」）思想及其產生的社會歷史背景作一考察，共分為六節：第一節「正本清源說LOHAS」、第二節「LOHAS思想衍生的社會歷史脈絡」、第三節「LOHAS思想內涵及其社會理想」、第四節「LOHAS思想內涵的變異與混淆」、第五節「落實LOHAS理想的社會實驗」，以及第六節「結論與展望」。

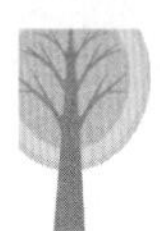

第一節　正本清源說LOHAS

LOHAS是lifestyles of health and sustainability的縮寫，意即「健康且永續的生活方式」，是始於歐美西方從生活型態進行的一場變革，被視為人類生活的「典範轉移」（paradigm shift）（Edwards, 2008）。

LOHAS一詞源自美國社會學者Paul H. Ray與女性主義心理學者Sherry R. Anderson於1998年出版的《文化創意人：五千萬人如何改變世界》（*The Cultural Creatives: How 50 Million People are Changing the World*）一書中，從1980年代起，他們花十五年與十五萬人進行五百場焦點團體與六十次四至八小時深度訪談的長期文化價值研究，發現了存在一群文化創造者（Cultural Creatives, CCs），人數占美國成人的30%，約五千萬人，已悄悄掀起一場寧靜的革命。因這群人關注生態環境保育與社會責任，同時也關心自己與家人的身心健康，追求心靈成長，他們將這群文化創造者稱為Lohasian（中譯：樂活族）。根據Rinaldi與Testa（2014）於2007年的一項研究發現，除了美國，在亞洲，日本、新加坡與台灣LOHAS族群持續擴散開來，在歐洲LOHAS人口最多的是德國，幾乎三分之一的德國人都奉行LOHAS生活型態。

2005年12月，台灣《康健雜誌》開始報導LOHAS趨勢，並取其諧

音中譯為「樂活」（黃惠如，2005），之後LOHAS也被譯為「樂活主義」或「洛哈思主義」，仍以「樂活」最常被直接使用，「樂活」風潮也快速在台灣傳播。不過，在中文語境中，一般人對「樂活」一詞的理解與原義有所脫落，大眾往往是素樸地望中文而生義，將它解釋為「快樂生活」、「享樂生活」，也不對什麼是「快樂」作哲學意義的深究，也正因此，中文「樂活」一詞屢見於市廛間，除了用於標榜「有機」、「健康」、「養生」類的商品外，也大量被應用於販售能放鬆、快活、享樂的商品上，脫離了LOHAS原本從「文化創造者」產生的脈絡，甚至在性質上可能跟LOHAS所強調的「健康且永續的生活方式」在本質上完全背道而馳。

為了闡明LOHAS的要義，本文將正本清源，回到最初這個概念出現的美國社會背景，以及整個西方從現代時期到後現代時期的社會發展脈絡與歷史條件，探討西方社會如何形塑LOHAS理念的產生。為避免中文語境讀者受限於「樂活」二字的表意而簡化了對LOHAS本質的認識，本文在主文中直接使用LOHAS一詞，暫時懸置中譯，待進展到討論台灣實踐現況時，再使用「樂活」一詞，以利讀者分辨。

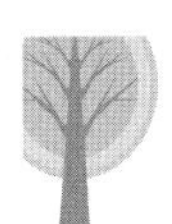

第二節　LOHAS思想衍生的社會歷史脈絡

一、人類生活的「典範轉移」

「典範轉移」（paradigm shift）指的一個時代的觀念或理論起了根本的改變，可說是一種核心的、結構性的質變，它往往會帶動人類思想演化的大浪潮，例如哥白尼發現地球繞著太陽轉，這推翻了在他之前地球是宇宙中心的根本假設，又如「測不準定理」與「混沌現象」的發現扭轉了牛頓機械論的宇宙觀，將人類帶進量子物理的新宇宙觀。

LOHAS被視為人類生活的典範轉移，顯示LOHAS觀點在西方社會歷史發展上具有結構性質變的意義，那麼究竟在LOHAS觀點出現之前人們對生活存在著什麼樣的觀點？在那樣的觀點下社會發展出現了什麼樣的問題，以致於會有LOHAS新思想的產生？LOHAS又對人類生活的基本觀點作出什麼樣結構性的挑戰與轉移呢？

Paul Ray從長期的調查與訪問研究中發現，LOHAS文化早在20世紀二次世界大戰結束之後就已出現並逐漸擴展開來，到了1970年代已成為美國文化的第三支路線。而在LOHAS文化出現之前，美國社會主要是「現代主義」（Modernism）與「傳統主義」（Traditionalism）兩大文化族群的文化戰爭。「現代主義」是美國今日社會主流的意象和世界觀，從19世紀的歐洲帶過來，要知道為何美國社會會有這三支文化路線的演化，我們必須進入西方社會歷史脈絡，一探現代主義到後現代主義的發展過程。

二、西方現代主義與後現代主義的興起

「現代主義」根源自五百多年前歐洲的「理性主義」（Rationalism），盛行於20世紀兩次世界大戰之前。因此，要認識「現代主義」必得要先回到「理性主義」。

歐洲「理性主義」時期橫跨15、16世紀的文藝復興、17、18世紀的啟蒙運動到19世紀中葉之前，在此之前世界的中心是神，而「理性主義」把人的地位升舉到世界的中心，人類改造自然的能力因科技的

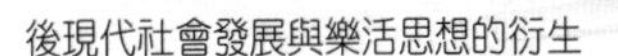

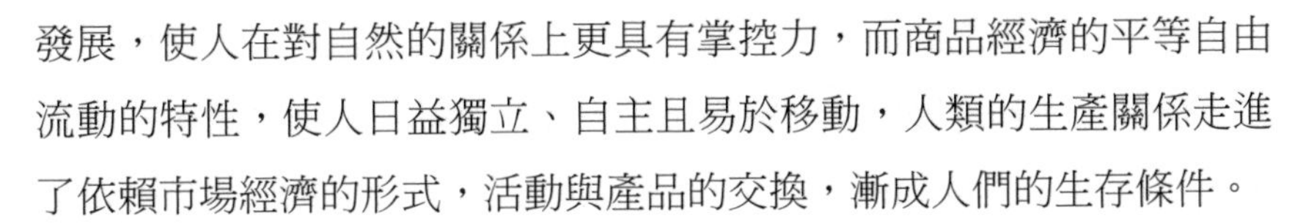

發展，使人在對自然的關係上更具有掌控力，而商品經濟的平等自由流動的特性，使人日益獨立、自主且易於移動，人類的生產關係走進了依賴市場經濟的形式，活動與產品的交換，漸成人們的生存條件。

由於「理性主義」過於強調人的認知面向來片面地表徵人的主體性，當它發展到18、19世紀時便漸漸浮現缺失，最嚴重的問題之一是出現了人類過度凌駕萬物而以自身的利益與價值作為衡量尺度，對自然界予以征服、改造、支配、統治，導致生態的「人類中心主義」（劉放桐，2009）。加上19世紀初歐陸各國社會出現經濟危機與社會階級重組等重大變化，人們普遍對於「理性主義」下的社會秩序失去了信念，哲學家紛紛從基本原理上提出瓦解理性定義和運作體系的學說，包括「浪漫主義」、「非理性主義」、「存在－人本主義」、「馬克思主義」跟「邏輯實證主義」；工業革命之後，「邏輯實證主義」挾其在自然科技領域的成就，強勢地主導了世界的現代化發展。

「邏輯實證主義」又可稱為「實證主義」或「科學主義」，「邏輯實證主義」對原本「理性主義」的反對並不在於反對在「理性」面的強調，而是反對「理性」被看成一種抽象而形上的想像，事實上，「科學主義」認為要將「理性」更加認知化、邏輯化、工具化、技術化、數據化，也就是「理性化」，簡言之，就是假設客觀性存在，以歸納或演繹的邏輯方法取得客觀性知識，這就引導出一個現代主義的邏輯的、重視產量與效能管理的價值觀。

「現代主義」發明了我們當代的世界，也重新塑造人們的需要。20世紀第一次世界大戰之後，世界經濟重心從歐洲移轉至美國，工業化、大量生產與摩天大樓成為這個時期的象徵，將「現代主義」的實現推到顛峰。

Ray指出從好的一面來看，「現代主義」的勝利在於使人從獨裁統治與宗教威權控制中解脫，它的成功之處就是發明一套程序性的文化方法解決人類在歷史上面臨的泰半問題，包括：減少苦工、駕馭各種元素、減少瘟疫和疾病、大量製造與分配、提供爆炸性的人口食宿、創造高效率和生產力強的組織、與日益複雜的社會達成協議、建立更多放諸四海皆準的道德和社會標準。現代化也反映在政治領域，成為實際的法律之前人人平等的政治常規、個人自由、公理、民權（如言論自由、宗教、集會、公平審判），運用於真人實境，實際活出「現代主義」的原則，如爭取民權和早期女權的追求就是經典例證。

但是幾乎「現代主義」所有的解決方法都附帶地留下嚴重的問題，許多是以犧牲那些仍然相信傳統方式的人作為代價而得來的，「現代主義」主要的弊病如下：

(一)犧牲第三世界利益

第三世界陷入絕望並不是因為他們自己的文化不足以解決古老的生存問題，而是因為西方現代化的解決方法使他們的生活方式——甚至生命——陷入危機。

(二)全球化自由競爭財富集中少數

現代化西方本身也有苦難發生，市場全球化已經改變了工作的本質，日益增加的競爭導致西方減薪裁員。到20世紀末，多數人收入縮水，在美國75%的工作群更努力超時工作，但收入未達前25～30%者生活品質不斷下降，必須更努力超時工作才能維持70年代的生活水準；而收入在最底層的40%，即使是夫妻都在工作也不例外地往後掉了二十年。廣大的勞動者與家人的心理及生理壓力達到臨界點，更多時間投入工作，但收獲卻不如從前。

(三)世代斷裂

工業化工作機會帶來經濟移動的同時，瓦解了傳統角色的規範，新世代在不同的世界更為寬鬆的文化約束中成長，漸漸與傳統文化與親屬關係斷裂開來，舊文化經驗改變，形成大規模的失根。

(四)個人主義化

自我利益成為道德原則，個人主義相信成功是個人的能力及努力，大眾媒體不斷傳播個人成功的價值與例子，而失敗貧窮也在此邏輯下被歸為個人性的問題，中上階級的經濟成功者對於社會照顧不願意作出足夠的貢獻。

(五)商品化拜物主義

時間就是金錢，講求時間效能與金錢產值，生活品質次於競爭成功的價值。中上層階級以金錢與獲得物質為樂，過度消費、投資股票賺更多的錢、炫富。

(六)市場接管

「現代主義」樂見自由市場經濟成為進步的引擎，20世紀以來大型企業接管了大部分家庭與社區的工作，包括種植與準備食材、製造房屋與衣服、關懷與教育兒童、娛樂我們自己、建構生活的意義以及傳承傳統。舉凡我們的生活、心靈與本質的中心已經被商品與服務取代了，兩百多年前，亞當．史密斯（Adam Smith）提出市場經濟的時代，那可能一定程度解決當時的問題，但是到了今天市場經濟已全然定義了人的生活，甚至損害心靈。然而「現代主義」者對此深信不疑，不斷用商品銷售管理績效的概念來衡量每一件事，這也包括對教育的評鑑（陳敬旻、趙婷姝譯，2008）。

Max Weber說：「理性化雖然可以達到最大的工作效率，但最終將人帶入冰冷冷的鐵籠。」（王曉等譯，2008）。在現代主義下資本主義的經濟結構主導全球成為新形式的帝國殖民，人與他的生產物、與他的生產工具、與他自身乃至與社會他人及生態環境的關係，一切都被物化為商品，所有價值都被以其可獲益的效能來數據化計量，市場化、商品化、物化的後果，人類的存在呈現疏離感、無意義感，為生產而生產，為了配合體制機械而跟著動，這就是馬克思（Karl H. Marx）所指的「異化」（alienation），其延伸的後果是人與人關係的崩解，視一切為物的侵略戰爭屠殺與生態資源搯奪，引發人類浩劫。

人類在現代主義的引領下經過兩次世界大戰來到20世紀中葉，對現代主義進行全面的批判與解構，被稱為「後現代主義」思潮並形成一股泛文化運動勢力，從初期表現在建築、藝術、文學等領域到現今廣泛地跨越全方位的社會生活，它的興起主要跟下面這些社會歷史條件的出現有關：

1.兩次大戰後的休養生息與反省。
2.對科技理性使人類「異化」的抵制。
3.對人類為萬物中心的批判，生態保護意識抬頭。
4.量子物理混沌科學的發現。
5.心靈解放與回歸自然平衡生活的渴望。
6.東方思想交流與新時代（New Age）思想的崛起。

後現代主義奠基於哲學的語言學轉向與量子物理等發展，否定

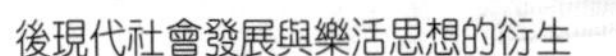

了牛頓機械觀科學對世界持穩定不變的、存在唯一客觀真實的假定，對任何持中心性、理性化、統一性、絕對性的意識形態及霸權結構提出批判與解構。後現代主義相信世界是多元的真實，而真理知識不過是被掌握權力者傳播出來的，是社會建構出來的，都是具有歷史、文化、社會的脈絡，是相對性而非絕對的，所以，後現代主義主張主流強勢族群要對各種差異及少數者予以互為主體性的尊重，共同存在，不同的聲音要有同等的機會被表達與聽見，在地性文化及知識要被珍視，多樣性本身就是價值。

注重多元性的後現代思想並不意圖全面取代現代主義，而是讓世界除了有現代主義「冰冷冷的鐵籠」之外，也有其他不同的價值可以並存。事實上，直到今日，現代主義的效能價值觀仍在資本主義全球化侵襲中位居強勢，但是後現代主義多元並存、互為主體性的新價值為欲擺脫現代主義效能管控生活方式的部分人類社群，打開了「典範轉移」的新道路，在歐洲與美國掀起一股追求返樸歸真、解放生活的運動，在美國的這一支被稱為LOHAS文化創造運動。

三、LOHAS概念發源地——美國社會的歷史背景

(一)現代主義與傳統主義的文化戰爭

根據Ray與Anderson（1988）的分析，美國從獨立建國到從歐洲開始的工業革命之前，傳統基督教倫理維持了鄉村小鎮的社會穩定，然而工業革命後現代主義興起，市場與科技已壓倒了傳統，倒置舊有的生活方式，也瓦解了宗教倫理道德，各種小型文化遭到損壞，不復記憶。20世紀第一次世界大戰之後，世界經濟重心從歐洲移轉至美國，工業化、大量生產與摩天大樓將現代主義的實現推到顛峰。現代

主義成了「屹立不搖」的第一路線主流文化。

1929年美國爆發大蕭條，帶來整個社會的恐慌，「現代主義」的弊病越發突顯，便強化了社會出現對傳統的緬懷與回歸，被稱為「傳統主義」，出現了「傳統派」，許多人從「現代主義」脫離轉向傳統主義，成為社會保守勢力，直到大戰之前拉出了與「現代主義」間的文化戰爭，這是從主流路線的第一次分歧。

美國的傳統派正是企圖從「現代主義」中脫離的第一股逆文化，他們嚮往更簡單、更有品德的舊時光，由鄉村小鎮的基督教基本教義運動所創在美國南北戰爭後出現，組成成員主要為農民、小鎮商人、神職人員等，也和需要政治基礎以掌握權力的富有地主或軍團合作，他們以維持想像具有良善品德的小鎮傳統為己任，拒絕「現代主義」發明的大城市、重工業、鐵路、摩天大樓、大銀行、有限公司與股份公司，反對城市主導局勢的資本家，對抗巨型企業，因為這些壓迫到他們想要的生活方式，吸走了他們的年輕人力，也使得家庭式農牧場經營失利，無法生存，在經濟、社會地位與自我形象上都因「現代主義」而受損，因而導致訴諸於道德上的對抗。

然而，回歸到先前的世代在現實上根本不可能，傳統主義在世界各地都在美化一個幾近遺忘的過去，其政治領袖企圖重新捕捉傳奇的榮耀，但他們所召喚的多是對過去的想像，傳統主義是對全球「現代主義」的反動，但就現實面而言，傳統主義一向都是一個「新」的「傳統主義」。事實上，美國各地的傳統主義者創造族群感以連結與凝聚力量社群，也對都會區內被「現代主義」市場競爭損傷的人給予協助及安慰，這當然是因應現代主義的強勢文化才出現的，並不存在於過往傳統文化中。然而，傳統主義者所創造的身分也使他們拒絕甚至犧牲不同族群的人事物，包括形成極右的民族主義與仇恨攻擊

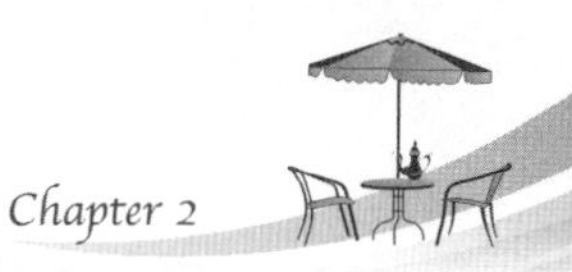

活動。傳統主義從正面作用來看，它要求共同信仰、教規，對價值觀與倫理道德具有強的約束力，但同時，信仰教條框架的威權獨裁以及難以因應複雜的現實世界，甚至因僵化更創造問題，則是它的負面作用。因此，相對於現在主義的「屹立不搖」，傳統主義是一個「往後靠」的文化。

(二)後現代思潮中的第三支路線

20世紀70年代西方思想歷史來到後現代時期，在此之前的美國社會文化戰爭概由屹立於主流地位的現代主義與向後靠的傳統主義所壟斷。直到70年代後，在後現代思潮興起的背景下，鼓舞了既非現代亦非傳統的辯證，走出第三條路線的實踐，悄悄地進行第二次的文化分歧。

在Ray與Anderson長達十五年的研究中，發現存在一支別於現代主義者與傳統主義者，既跳脫物化的現代主義價值觀亦不進入傳統框架的第三族群，稱之為「文化創造者」（CCs）的新路線。文化創造者的最大特色，就是他們在生活中追求自身與家人的健康，重視自然環境的永續發展，並且關懷社會中弱勢族群議題，他們認為所謂成功並不是在工作上賺很多的錢，而是更重視心靈的自我實現人生，具有社會自覺，並能創造一個對於地球永續的美好未來。文化創造者，也就是Ray後來稱之為Lohasian（樂活族）。

> 「想要在現在有的基礎上改變是不可能的，最好是建立新的模式，讓舊有的看來成為多餘。」（Buckminster Fuller，引自Wolf, 2011）

根據Ray的考察，「文化創造者」超越現代主義與傳統主義的價值與邏輯，對地球面臨的迫切問題，開始想像與並嘗試另類的解決之道，成為新社會良知運動的行動主義者。他們對60年代以來多數的新社會運動與文化發明都有深度的投入，「文化創造者」採取文化運動改變人們對現實的看法，不只在個人層面，也在社會與全球層面，他們視自己為療癒者，不斷跨越階級、種族、意識型態、國家的界限、拒絕窮兵黷武與剝削開採，訴求一個永續健全的生態。

Ray與Anderson認為這群「文化創造者」充滿關懷弱勢、尊重多元差異的「女性主義」意識，他們重視來自感受與行動實踐的知識，而非來高懸的理論概念，他們的信念紮根在：

「看到包含一切的大格局，也想和整個體系及全體成員一起工作，在個人層面與全球層面的治療師，切穿社會階級與種族界限，切過意識型態界線，切過國家疆界，拒絕窮兵黷武與剝削開發，尋找長期的健全生態。包括感覺與行動，個人及政治，尋找人道的社會轉型方式，讓文化超越文化戰爭，達到新的生活方式。」（陳敬旻、趙婷姝譯，2008，頁117）

Ray與Anderson在此所指的「女性主義」意識，已不再是現代主義時期爭取女權時的「女性主義」內涵了，在與後現代主義相遇之後，「女性主義」的關懷視野已擴及對一切少數與弱勢處境者都應給予平等的尊重，而且要實踐在日常的關係對待。

「文化創造者」開闢出具進步性的第三條路徑，相較於現代主義派的「屹立不搖」與傳統派的「向後靠」，Ray與Anderson認為LOHAS文化創造則是一個「向前傾」的文化新運動，他們用**圖2-1**（陳敬旻、趙婷姝譯，2008，頁105）表達了美國文化戰爭中這三支不同傾向的次文化途徑。

三種次文化的叉路

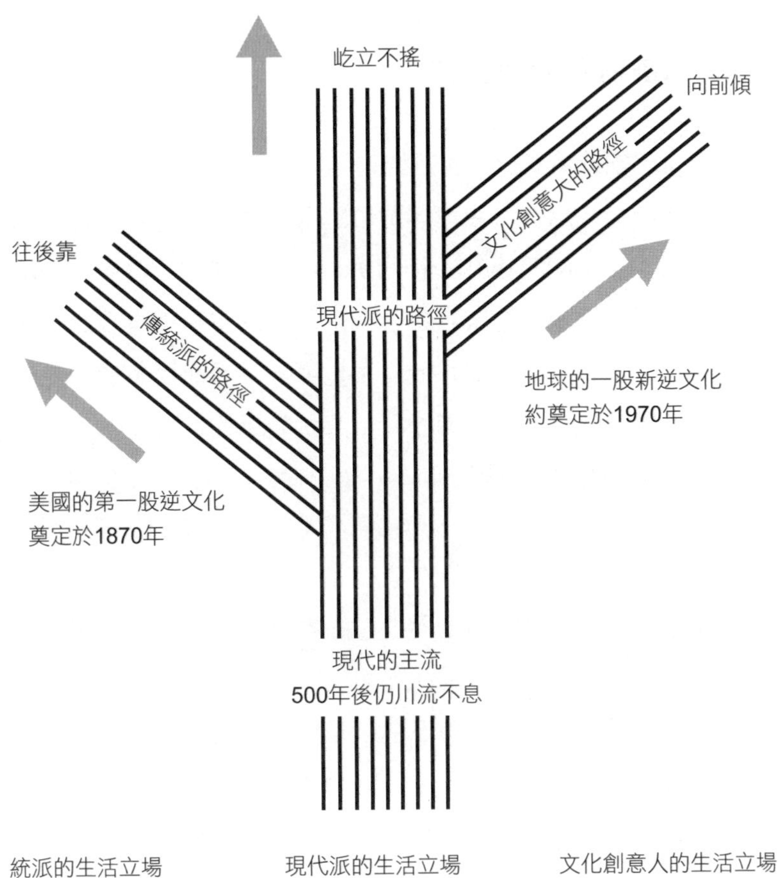

統派的生活立場	現代派的生活立場	文化創意人的生活立場
後靠	屹立不搖	向前傾
絕體系	接受體系	超越體系
絕現代派世俗的世界觀	盡力採用現代派的世界觀	內在脫離現代派唯物的世界觀

圖2-1　美國文化戰爭中的三種次文化分歧

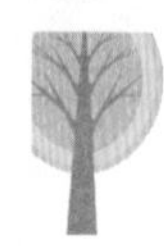

第三節　LOHAS思想內涵及其社會理想

一、文化創造者的價值觀

源自文化創造者的LOHAS思想，是「女性主義世界觀的實踐，是人類紀史上頭一次以女性價值與關懷進入公共引導社會文化變革。」（Ray, 2002）。Ray與Anderson（1988）對LOHAS「健康且永續的生活方式」下了一個簡單的定義：「在生活中同時追求自身健康與環境的永續發展，關心自己、關心他人、也懂得享受簡樸生活的好處與樂趣，將地球環境視為自己的責任。」這個簡單的定義反映了文化創造者根植於女性主義的價值觀。

(一)以生態為中心的意識

從理性主義時期人成為世界中心的地位，倚仗著科技進步來到現代主義時期，人以絕對的優越性支配生態，將人類自己作為中心尺度來衡量自然萬物，那時的生態學是以服務於人自身的需要與效用作為判斷萬物價值的標準。後現代主義與女性主義崛起，對近現代人類自我中心式的生態觀進行批判，強調以生態作為中心的生態觀，所有物種、大地與人都具有平等的價值，且共組一個不可分割的有機整體，認為一個健康的平衡的生態體系應保持多樣性，也被稱為「生態女性主義」（Ecofeminism）。

(二)對地球的覺識與關注

持著「生態女性主義」的文化創造者相信導致壓迫與支配女性的社會心態，也正是直接關聯到導致濫用地球環境的社會心態，所以對

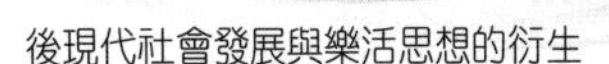

地球上發生的暖化、過度開發、森林消失、空氣汙染、水源汙染、貧窮等問題予以高度關注，反對現代主義與父權主義的「發展」與「進步」觀點而以犧牲生態作為代價，並為守護地球採取必要的社會運動進行對抗。

(三)社會責任與社會關懷

父權就是各種形式與關係中的霸權，不只反映在對女性的壓迫與支配，也反映在對各種少數與弱勢處境者不公義的對待，為使社會公平正義，文化創造者積極參與社會，對任何霸權予以揭露、抵制對抗並負起關懷弱勢與改善處境的社會責任。

(四)對本真（authenticity）的追求

文化創造者不論在個人、事業或政治上，都追求本真，忠於自己、不被扭曲、拒絕被「異化」而疏離了自己。因為唯有主體清明的自己才能不被世俗價值所引導，而能走出具有存在感與意義感的道路。

(五)重視人與人的關係與互助

相對於現代主義與父權意識重視效能與結果，文化創造者及女性主義者則更看重過程與關係，在人與人的關係中追求互為主體性的實踐，重視在社區與社群中的發展協同互助的關係。

(六)追求個人成長與靈性提升

文化創造者重視身心靈的成長，使自己平衡且健康地發展，從小我（self）的整全朝向更智慧的真我（Self）不斷提升。

(七)「婦女議題」的公共性關注

文化創造者重視所謂「婦女議題」的公共性，事實上許多被女性所關切的議題並不僅僅是屬於「婦女的議題」，它們都根著於每日生活，影響所有人的成長與發展，具有高度的公共性，值得被予以政治性的關注。

(八)個人即政治（personal as political）

個體既是體制文化意識形態的政治性運作承載體，也同時是抵制與變革的政治性行動主體，在個人切身相關的日常生活中就是進行社會變革的現場。對於文化創造者而言，LOHAS對健康的生活方式與永續的環境的追求就是視個人生活空間即是政治性表達與實踐的現場。

二、LOHAS思想的體現

從以上八個面向能一窺文化創造者價值觀全景，文化創造者的價值觀落實到LOHAS生活方式的實踐中，然而，提到LOHAS族（Lohasian）的解釋，一般最常被引用的就是Ray與Anderson（1988）所說的「一群人在作消費決策時，會考慮到自己與家人的健康和環境責任。」但這其實僅僅只是表達了文化創造者／LOHAS族價值與內涵的部分，特別是消費意識與行為的面向——在日常生活中會注意生態永續，同時關注自己與地球環境的健康，在必要的消費時，特別留意產品的品質與來源，如拒買大肆砍伐熱帶雨林的木製家具、使用再生材料、偏好有機食物、低碳排量節能車，以減少溫室效應等。然而，除了消費面向之外，詳細考察Ray的研究，LOHAS精神至少反映在下列二十三項行為與立場上：

1.希望地區社會再造。

2.不優先考慮功利。

3.希望成為積極活耀的人。

4.重視婦女、兒童受虐問題。

5.女性進入職場是天經地義的事情。

6.少有經濟壓力問題。

7.喜歡異國文化。

8.不擔心工作的前途。

9.希望身心能同時成長。

10.認為自然是神聖的。

11.是利他主義者。

12.不對政治絕望。

13.優先考慮環境。

14.是理想主義者。

15.對未來保持樂觀態度。

16.思考環境永續的可能性。

17.對於宗教的奧秘有興趣。

18.重視發揮創意的時間。

19.簡樸的生活是美好的。

20.經常思考自己是誰。

21.對於替代醫療有興趣。

22.人際關係很重要。

23.不以錢財或物質上富裕為目標。

另外，從Ray根據文化創造者的特性所整理的一份「文化創造者測量表」（附件一）也看見LOHAS的價值體現的全貌。任何人也都可使用這份量表自我檢核，用來瞭解自己是否也正是個文化創造者，同屬於LOHAS一族。

(三)文化創造／LOHAS的教育發展觀

作為人類生活典範轉移的重要思想，LOHAS對人的教育發展又是怎樣的期許呢？文化創造者對現代主義教育被市場接管提出批判，現代主義者不斷用商品銷售管理績效的邏輯來衡量人與事的價值，這當然包括對教育的評鑑，多數人會聽市場告訴他們做什麼，不斷輔導孩子取得證照將那些職業當作他們未來的生涯，去適應既存的社會，而極少告訴他們如何成為一個真正的人，去實現他們來這個世界的使命跟本質，去創造生命的價值及改變社會創造更好的生活（Ray & Anderson, 1998；陳敬旻、趙婷姝譯，2008），顯然作為美國文化戰爭的第三條路徑，文化創造者的LOHAS思想中對於教育發展不是一個「企業訂單模式」的教育，也不是一個以擁抱證照將那些職業當作未來生涯的教育；換言之，絕不是一種配合市場將人「異化」的教育，而是一個能讓人成為真正的人，實現他來世上的使命與本質的教育。

與最多LOHAS生態村、生態社區結合的華德福教育（Waldorf Education），被稱為「全球成長最快速的教育體系」，目前全世界約有一千所華德福學校及一千四百所華德福幼稚園分布在八十三個國家，並持續增加中（周慧菁，2009），它的創建者Rudolf Steiner說：「我們不應該問『人們需要學會什麼，才能適應目前的社會？』我們應該問『存在於每個人內在的是什麼？在他的內在，有什麼是可以被發展出來的？』（鄧麗君、廖玉儀譯，2008）華德福教育依據「人智學」（Anthroposophy）理念而創，人智學強調，孩子來，是為改造社

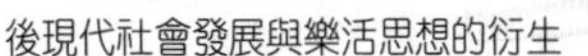

會，不是來適應社會，每個人都應該身心靈全面發展，成為真正自由的人。在華德福教育下，學生認識到自己是整體的一個部分，是大自然中的一部分。個人對群體、對大自然負有責任，並以他本真的方式發展，實現孩子來世上的本質與使命。

華德福教育正是LOHAS教育發展觀的具體實現之一，除此之外，全球各地出現許多解放性的實驗教育，致力於實現孩子的本質，朝向創造性發展而非只是去適應現代主義及資本主義共構弊病叢生的社會體制，這些有機會跳脫績效控管統治，而能在整體的意識中成長的孩子，才可能是引領人類典範轉移的領導者。

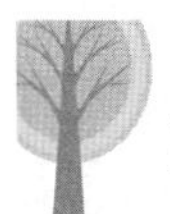

第四節　LOHAS內涵的變異與混淆

堅持著前述文化創造者的LOHAS價值觀念，LOHAS族的生活型態的整體內涵除了健康與環境永續議題之外，更包含了社會公益、人際關係、個人發展等面向，強調社會參與，扶助弱勢，購買公平交易商品，協助縮小城鄉差距，促進整體社會合諧均衡地發展。同時對靈性開放，學習瑜伽、冥想、禪坐等，達到個人心靈上的平靜與滿足（Rinaldi & Testa, 2014）。

LOHAS族喜歡親身去體驗、實踐各種促進地球環境永續發展的工作，他們並不是將環境保護的責任推給社會或是有錢的大企業，而是在日常中落實環保的作為，並將地球永續的發展當成自己的責任。他們讓自己拿起自己身體健康的責任，注重自身的飲食，從食材的選擇及如何烹調料理都喜歡自己來，若有可能更希望能自己種植自己食用，回歸到自給自足的生活狀態。

正因為充分地瞭解只有當環境受到保護時，人類才是受益者，所以，在日常生活的消費也是他們一項重要的實踐。LOHAS族不過度消費，在必要的消費時，會特別考慮生態永續以及對健康的影響，謹慎選擇那些對健康有益、保護環境的商品，留意產品的品質與來源，拒買大肆砍伐熱帶雨林的木製家具，使用再生材料，偏好有機食物，低碳排量節能車等，以減少溫室效應。

然而，按理LOHAS價值觀念與實踐行動有這樣廣且多的面向應該都被LOHAS族群所擁護並實踐，但實際上是如何呢？下面先一探美國的情形，再回看台灣的現況。

一、資本主義框架下的LOHAS

雖然LOHAS價值觀念的體現不只在消費面，但在資本主義美國社會中，消費行為是LOHAS族最易被區辨的外顯行為，為便於分析探討，Ray與Anderson給LOHAS族作了一個易於辨識的界定：「在作消費決策時，會考慮到自己與家人的健康和環境責任的族群。」並以這個界定進行訪談，他們發現從60年代開始，美國的LOHAS族群就以每年1～2%的比例慢慢增加，目前全球超過一億八千萬人身體力行LOHAS生活態度，2000年美國成年人中有26%約五千萬人是實踐LOHAS精神的族群。

在2006年美國加州所舉辦的LOHAS研討會中提及，有30%的美國成人（約六千三百萬人）過著這種生活方式，其市場的產值約有2,289億，其中，永續經濟占764.7億、健康照顧占307億、健康的生活型態占300億、個人成長占106.3億、生態生活占811.9億。LOHAS市場投資人很多都是因為自己身體力行，接觸到LOHAS概念的影響成為了

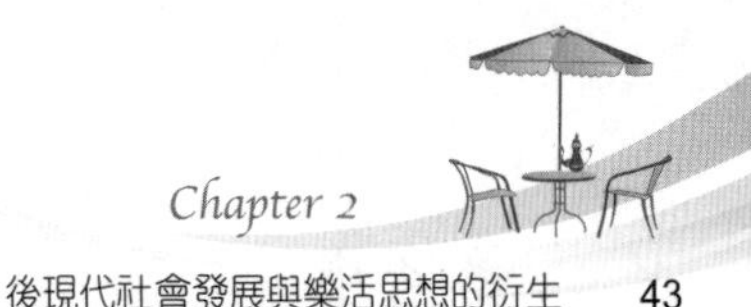

LOHAS族。

不過，對照文化創造者的LOHAS價值觀念與其生活型態的整體內涵，消費責任的實踐只是其中一個面向。但是消費的單一面向很快地在美國的實踐中被過於突顯，就在2006年召開的第十屆LOHAS論壇上，整個焦點已完全從過往對未來生活物質和人類精神需求如何協調的研究討論，移動到消費與如何投資LOHAS市場獲得利益，會場的氛圍接近是綠色和可持續方式的物質消費理念推廣會。包括從豐田到福特，所有嘗試油電混合動力汽車和氫燃料汽車的製造商都走秀上台，有機食品生產商們更是不遺餘力地靠攏，甚至旅行社也針對LOHAS認同者打出綠色的自然之旅。按照美國《商業周刊》的說法，如果把所有跟LOHAS概念掛鉤的產業都統計在一起，一夜之間美國出現了一個接近4,500億美元的超級消費概念市場（中智視野，2008）。由此，可知在美國社會中LOHAS理念的其他面向易被遮蔽，甚至連它本質上反對過度消費的意識也被淹沒在新一波號稱綠色概念的消費流行之下，大眾流行文化對LOHAS的認識被侷限在消費意識與行為上，而沒能有全觀的理解。

美國到現在仍是一個現代主義主導與資本主義盛行的國家，LOHAS一詞既是發源自美國，不可避免地，它仍是鑲嵌在資本主義自由市場競爭的結構之中，安靜無聲的五千萬人延續著文化戰爭的動態過程，然而不同文化間除了獨立對峙、被全然消滅，還可能發生彼此變異、折衝。美國走到2006年後LOHAS在自由市場下看重消費力而輕精神，重市場而輕社會參與，過度聚焦於消費及市場產值，掉落了LOHAS原本自給自足、不過度消費、個人即政治的社會參與、對少數、差異及弱勢者等的關懷，甚至出現LOHAS為名的基金，鼓勵消費與投資，LOHAS的實踐落在資本主義社會中儼然已變質成了另一種新興的消費商品市場，這反映LOHAS文化創造思想在資本主義框架下的折衝與變異。

二、變質為階級化的流行文化

LOHAS文化創造運動目前在美國資本主義社會的階段性變異，原來出現的LOHAS族，卻漸漸轉變成出現了BOBO族（中譯：布波族）。BOBO是Bourgeois Bohemian的縮寫，直譯為「布爾喬亞波希米亞人」是由David Brooks（2000）提出，意指「資產階級又過著不受社會傳統束縛的生活方式的人」。主要指資訊時代中，中上到上層階級的資本主義信仰者，通常是受過高等教育的知識分子，他們不會吝惜購買昂貴的物品，過著健康的生活型態，吃得起有機的健康食物，穿得起有機棉，在生活食衣住行上成為新的階級文化品味，因居於優渥的社會位置，對社會上存在階級落差不見得能敏銳的感受，不同於具有社會意識的LOHAS文化創造者。

從LOHAS思想變質成BOBO族階級品味，是被資本主義結構框限而複製了現代主義階級化之弊的必然現象。現今LOHAS文化創造如何突破資本主義框架而能貫徹思想的實現？抑或消融、妥協在消費市場的流行文化格局中停滯不前？這將取決於社會大眾對自由放任的資本主義市場化的反省。

三、台灣「樂活」的混淆現象

如本章前言所述，因為LOHAS中譯與「樂活」諧音，在台灣通常以中文「樂活」的詮釋回頭來註解LOHAS，甚少正本清源去探究，於

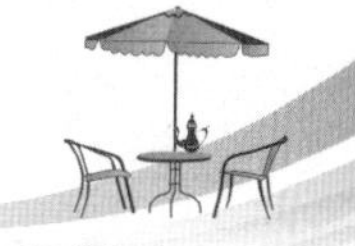

是甚至可能與LOHAS在價值觀與整體內涵上南轅北轍，可說是台灣獨有的「樂活混淆」現象，整理台灣對LOHAS理解上出現的混淆有四：

1.望中文生義，將LOHAS／樂活淺解為「快樂生活」，而對什麼是「快樂」又並未有深度的論述，再被簡化為「快活」，於是只要能短暫輕鬆歡樂的服務業商品都被掛上「樂活」以增加吸引力。
2.將「樂活」當作「樂齡」的同義詞，然而「樂齡」是台灣社會邁入高齡化後本土出現對銀髮族的美稱，事實上「LOHAS／樂活」理念完全與年齡無關，任何年齡族群都可參與「LOHAS／樂活」生活型態的實踐。
3.與美國相似，在資本主義下框架下談「LOHAS／樂活」時，遺落LOHAS原本的社會理想性與立場，加上上述中譯「樂活」被望文生義解為「快樂生活」，甚至更簡化為「快活」時，對於「樂活產業」的想像就可能與原來「LOHAS」主張的生態保護、拒絕過度開發完全違背了，台東「美麗灣渡假村開發案」引發原住民與環保團體強烈抗爭的事件，正是反映「LOHAS／樂活」詮釋權的爭奪實例。
4.也同美國的現況，台灣社會差距不斷拉大，中產階級消失中，掉落了自給自足、不過度消費、社會參與、關懷弱勢、個人即政治等價值觀的「LOHAS／樂活」已成階級品味，當缺乏社會階級意識者未關注公共政策資源分配的結構性問題，卻只是大力鼓吹購買價格更高的有機食物、有機棉等樂活商品時，恰恰與因學童吃不起學校營養午餐而發起多項民間公益募款，形成「何不食肉糜」的強烈對比。

台灣坊間對「LOHAS／樂活」概念的認識也是簡化與混淆地被限縮在消費意識及行為面向上，例如台灣消費者生活型態與市場研究顧問公司「東方線上」於2007年發表之〈台灣樂活族群研究〉中指出，台灣地區13～64歲消費者中有將近34%約五百多萬人是屬於LOHAS生活型態之消費者。東方線上進一步就台灣樂活族特性分為三類：「自在樂活族」、「消費樂活族」、「中庸均衡族」。其中「自在樂活族」較不在意世俗與金錢，而是以自己理想的方式隨性地生活及運動健身；「消費樂活族」是既關心自身及家人的健康變化，也重視環保概念，願意為此消費；而「中庸均衡族」雖不主動追求樂活，但會以自己的方式關心社會及家人。從這三種分類與命名可看出，這是視「LOHAS／樂活」等同於消費行為與意識引以為分類框架的結果，這樣的分類正是反映台灣地區對「LOHAS／樂活」的認識，也是掉落了它在自給自足、反對過度消費、關懷弱勢與社會參與的其他面向。

「LOHAS／樂活」在台灣才一興起就進入混淆，除了語言上的望文生義與錯誤連結外，與台灣社會的後殖民文化特性有關，後殖民的意思是以武力侵略的帝國殖民雖已結束，但伴隨著的文化侵略卻仍殘留而致文化主體性喪失，社會的思想與心態上總是「外國的月亮圓」，易食骨不化地整套挪移植入在地文化。台灣社會在許多制度與文化上仍很容易是一種移植過來的套用，特別美國作為「全球化核心地區」的移植，台灣隔著太平洋在政治、軍事與文化上受到美國影響很多，包括「LOHAS／樂活」概念的傳入也是去脈絡地片面移植，並非在地社會發展的需求，黃樹民（2013）就以「全球化核心地區橫向移植而來的整套觀念與實作」來說明在這種社會文化處境下台灣有機農業產生的困境，台灣社會對於「LOHAS／樂活」認識沒能進入美國「LOHAS／樂活」的社會歷史脈絡去深入理解，而直接取用它目前在美國市場性格下呈顯單一的消費與市場面向價值，看不見它其實正處在美國現代主義與第三支文化創造路線間的折衝與變異的階段性面貌。

當然，「LOHAS／樂活」被狹隘化成消費行為的流行文化，也跟台灣也正是被資本主義經濟結構統治的覆蓋區，充斥迎合市場導向的思維，一拍即合有關。此外，大學相關科系對「LOHAS／樂活」的研究與介紹也普遍缺乏深入西方社會歷史脈絡作全觀的認識，而淪於受媒體引導的狹隘偏解，這自然更循環地助長台灣社會對LOHAS認識的混淆。同時，在市場化結構下，主流的體制教育，特別是高等教育階段，由證照考試引導課程設計與教學，將之當作學生要擁抱的未來生涯，未能回歸教育本質，反將後現代LOHAS對人的發展觀點倒置回現代主義工廠／市場的訂單式教育形態，相較於LOHAS理念的本質，這樣的教育反而是加深「異化」，使人與自己更加疏離的一環，這也正是新一波非主流體制外的實驗教育刻正對抗的議題。

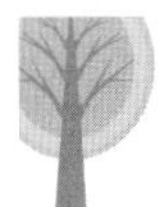

第五節　落實LOHAS理想的社會實驗

上節述及美國文化創造者這一場無聲的LOHAS運動，卻在資本主義社會下漸漸只被強調消費面差異與市場產值利益，並成為階級化的流行文化。相對地，包括歐美在內，仍有少數實踐者持續對此現象進行反省，他們清楚認知到人類以物質和消費作為基礎的文明已走到盡頭，人類需要全面性的變革，以全新的方式來建造新的文明，這樣的反省意謂著必須對資本主義式的LOHAS實踐提出批判與突破，得設法擺脫放任自由的市場競爭經濟模式，去追求與LOHAS本質一致的互助合作社會模式。

目前，儘管為數不算多，但在資本主義歐美，已經出現與市場自由競爭逆勢而行，強調互助合作的社區經濟模式的另類實踐，例如美國佛蒙特州伯靈頓市（Burlington City, Vermont State）以其獨立和活躍的公民參與農業行動聞名，發展在地社區有機生產的支持型農業、土地信託農業、環境教育、休閒、濕地生態保育、替代能源的生產等設計（黃紫翎，2012）。又如英國轉型城鎮計畫的托特尼斯鎮（Totnes），為構建具「韌力」的社區永續生活模式，他們尋找食物—能源—經濟的在地解決方案，發展在地社區支持的共享型農業、社區貨幣等做法，使社區經濟盡量減少被資本主義全球化經濟的連動與依賴（嚴曉輝，2015）。

除了上述這種在地轉型社區互助的路徑之外，「生態村」（ecovillage）與「生態社區」（eco-community）應是更為全面貫徹實踐LOHAS理想的社會實驗方案，默默地被實踐，目前在全球有上千個生態村、生態社區被建立，歐洲已有超過四百多個生態村，最為密集，並在持續擴展中。全球各地的生態村各有不同的型貌，其中歐洲生態村的草根運動可說是全面實踐LOHAS理想的社會實驗。

在歐洲的草根實踐中，「生態村」是一個根據當地環境與傳統條件，為達到人類與自然萬物和諧共存，擺脫資本主義，透過有意識的群體參與行動，合作互助，共同追求自給自足的生活，並使生態環境得以永續，它們嘗試建立一個在經濟、文化、生態、社會等方面相輔相成的人類新社會模式。

Stefan Wolf（2011）在「全新的我們」（A New We）紀錄片中介紹了歐洲包括德、匈、義、法、瑞、葡、西與加那利群島等八個國家十個生態村。當中，規模最大的應屬坐落在義大利北部隱蔽的群山腳

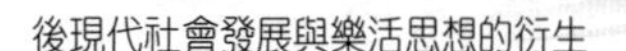

下的達慢活（Damanhur）生態社區，且引以為例一窺LOHAS價值如何在生態村中被全面實踐。

達慢活最初起於1975年由包括創辦人——集哲學家、自然療法師、作家和畫家於一身的Oberto Airaudi（Falco）在內的十二人小團體，共同發起一個以世界和平為遠景的組織，三十多年後的今天，這個全新的社會計畫已擴展成二十五個生態社區的聯盟（Damanhur Eco-community Federation），居民已一千多位，目前土地520公頃，土地為所有居民所共有。

達慢活社區看待人類為地球的子民，每個人都來自神聖的力量，所以人類應該既要對有機的地球予以尊重與保護，也要去喚醒自己的本質融入自然和宇宙的神聖力量。所以，在達慢活，個人的特質受到重視，讓每一個人都能實現潛力活出最好的自己，而同時每一個人都豐富了其他人與整體，個人依據其興趣參與到負有不同使命任務的群體，例如種植生產的社區、研發生態建築的社區、研究永續能源的社區，研究人與植物溝通信息的樹屋村、為聯繫各社區相互交流的社區等，達慢活是鼓勵夢想的地方，社區的發展計畫建立在每個人的成長與支持夢想的實踐上，而每個人也會為了整體提升而改變自己，個人在團體中學習互相支持、與他人一起成長。達慢活的願景是在此艱困的年代中成為人類正面示範的地方，讓人有機會懷抱夢想去實現，創辦人Falco說：

「儘管當今人們普遍地不再抱有夢想與希望，但我們就是要擁有希望……我們要致力於給所有人都有夢想，一個沒有夢想的地方，對我們是沒有意義的……一個人要能向前看，有夢想期待和願望，而且採取行動去實現它，我們的願景對我們而言，是和

夢想的世界相互依存的，古人說世界必須被夢想，如果不被夢想著就會失去它存在的內容。」（引自Wolf, 2011）

達慢活的有機食物與能源供給已達50%的供應率，水源則已達完全自給自足，還有完整的警消、社區幼兒園及高中以下的學校、醫療設施、保險及銀行業務系統、社區貨幣，70%的居民在社區內工作，包括自營綠色建築公司，協助社區外的村莊改造房屋成為生態住宅。他們靠徒手挖掘建造了一個壯觀的藝術地下宮殿，每一宮殿反映人類的發展與神性間的統合，表現出達慢活的具靈性意涵的精神，此地是地球四條能量線（同步線）匯聚之處，聯繫地球與宇宙的能量，輸送思想、夢想與理想，地下宮殿成為地球上最重要的能量中心之一，致力於使人與所有時間、所有神聖力量的合一與合諧，他們沒有特定宗教與教條，而是坦然面對意識演化勇於變革，在那裡有靜心學校支持達慢活的靈性教育，提供每個人選擇自己的靈修途徑，促進個體與群體的提升與成長。社區也設計許多靈性療癒與藝術課程，提供外界參與長短期的參訪與研習。

在達慢活，任何性別、階級與年齡都平等被對待，達慢活的居民除了參與家庭與社區事務，也共同參與聯盟的行政決策，同時也積極地參與地方政治及國內外志工。2005聯合國將達慢活頒布為「全球永續經營的示範社區」（Global Human Settlements Community）（Wolf, 2011；梁又平，2013）。

歐洲的生態村各有特色，除了透過達慢活聯盟一窺堂奧外，較大規模的尚有德國東部的Sieben Linden（七本林登）一百二十人以全德第一個多樓層草桿屋技術聞名，致力於建立提供其他人參考的多樣性的永續生活典範；匈牙利的Krishna Valley（奎師那谷）一百五十人

是一個結合宗教的靈性生態村；葡萄牙南部的Tamera（塔美拉）和平研究村近二百人，是一個為實現「非暴力世界所需的社會、科技經濟和精神基礎」，把和平友愛帶到世界各地的國際教育與研究中心，同時也是一個支持夢想被實踐的地方，依每個人的興趣與本質選擇進入關係問題解決諮詢、永續農耕、太陽能源開發、教育等工作群，共同致力於社會議題、療癒與世界和平，其著名的為和平祈禱文（附件二），內容全然體現了LOHAS價值，已傳頌全球。

數十人規模的生態村有Schloss Tonndorf（童多福堡）七十人，是連結人智學華德福教育的社區，西班牙Matavenero（馬杳芬內羅）七十人，是以生態理念從遠離塵囂被廢棄的房屋中重建的社區，以及瑞士的Schloss Glarisegg（葛拉瑞絲歌堡）三十四人，以成立公司形式建立共同生活社區，提供藝術工作坊、課程與短期居住作為共同經濟來源（http://newwe.jimdo.com）。

此外，發源自歐洲英國現已擴及全球二十多個國家的一百多個「人智學Camphill社區」，特別設計由一般人與身心特殊需要人士共同生活，協助發展潛能的社區型態，這是以Rudolf Steiner的人智學靈性觀及自由、平等、博愛社會三元論理念結合生態村概念的互助社區實踐，一般Camphill社區都會以生機互動（biodynamic）農場為中心，結合藝術治療與華德福教育，部分還設有人智學醫院與人智學銀行，並提供社會人士專業訓練，以幫助特殊需要者發展工作能力，創造健康又自給自足的環境，且擁有支持性的社會關係與靈性生活（camphill.net, 2016）。

1998年聯合國認可生態村為「人類未來永續發展」的一百個理想模式之一。在這個艱困的時代，地球正面對各種極限，人類的生活被現代化與自由競爭擠壓到缺乏有意義的內容，人們正面臨自身創造的難題，而生態村是在人類能力和知識範圍內，有意識地改善我們所處的環境，是公民互助合作降低生態足跡又滿足歸屬感和意義感的一種出路，作為實踐中可持續性的示範，生態村正在擴展中並不斷提供更廣泛改善社會的靈感，生態村將可能是這個時代困境一個重要的解決方案。

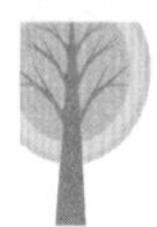

第六節　總結與展望

一、總結

本章進入形成「LOHAS／樂活」思想的社會歷史脈絡，上溯理性主義時期下達當今後現代時期，勾勒「LOHAS／樂活」思想的時代背景及對現代主義與傳統主義之弊的跳脫，一探其作為引領人類生活「向前傾」的文化創造價值觀與內涵；對於當前被過度強調甚至僅只等同於消費型態的簡化，提出正本清源的說明，並指出資本主義市場競爭結構對其價值觀與意涵的窄化，以及跳脫資本主義框限而成為人類困境重要解決方案的具體實踐。綜合各節闡述，本章要義總結如下：

1.「LOHAS／樂活」思想之衍生，是人類進展到後現代時期對現代主義與傳統主義的批判與跳脫，是人類生活典範轉移的第三路線文化創造。
2.此一文化創造的本質是後現代的女性主義世界觀，拒絕任何形式的中心主義霸權，對所有弱勢者、少數者、差異者及生態都予以尊重地對待，故「LOHAS／樂活」的價值包含以生態為中心的意識、對地球的覺識與關注、社會責任與社會關懷、對本真的追求、重視人與人的關係與互助、追求個人成長與靈性提升、婦女議題的公共性關注、個人即政治。

3.「LOHAS／樂活」價值的具體實踐，除了在消費面向外，尚有自給自足、社會參與、關懷弱勢、個人成長等面向，對人類的發展也主張回歸人的本質與潛力朝向使命發展的教育，而非順應資本市場將人異化、工具化的教育。

4.受限於資本主義框架下，「LOHAS／樂活」的價值與實踐被過度簡化其消費面向與市場產值，而缺乏完整內涵與理想的「LOHAS／樂活」，成了一個階級化的、膚淺的消費流行文化。

5.仍然存在一股反省力量，試圖跳脫資本主義框架實踐「LOHAS／樂活」價值與內涵，包括社群／社區共同支持經濟模式的轉型城鎮，以及更全面貫徹理念實踐的生態村／生態社區，已被認為是這個時代人類社會主要問題的重要解決方案。

二、展望：朝向人類社會發展的「第三階段」

「到了那時候，人們可以隨心所欲地上午打獵、下午捕魚、傍晚放牧、晚餐後從事批判，而不必始終做一個獵人、漁夫、牧人或評論家。」（Marx & Engels, 1845）

這段生活刻畫是馬克思指人類發展到「第三社會形態」時會出現的樣貌，人們不再過著被異化地生活著，可以有真正的自由去嘗試與實現自己的可能性，個體的實現與整體的發展相輔相成，共同互助合作且自給自足。馬克思依據人類社會生產方式的不同，提出了人的存在有三種形態，也是人類社會發展的三個過程——第一階段：與自然經濟形態相適應的「人的依賴關係」形態；第二階段：與市場經濟形態相適應的「以物的依賴性為基礎的人的獨立性」形態；第三階段：建立在以個人與他們共同的社會生產能力成為他們的社會財富為基礎的自由個性全面發展形態。準此，人類社會已耽溺在第二階段很長的時間了，正當人們難再以市場經濟解決地球空前困境的此際，LOHAS價值在生態村／生態社區新的社會模式被完全實踐出來，成為永續生活的典範與當前人類社會困境的可能的解決方案，事實上，這個「往前傾」正是「人類生活的典範轉移」朝向人類社會發展的第三個階段的體現。

LOHAS價值與新文化的創造要能被更多人全面地實現，不僅在生活的消費面，更有賴於我們站上關懷弱勢與生態的社會政治立場上，敢於想像資本主義框架外的社會經濟型式。正如塔美拉和平研究村的願景：

> 「希望全人類可以重新發掘群體生活的方式……人類是群居的動物，不是所有事情都必須單打獨鬥，而是互相合作的，數千年來在地球上人類就是群居在一起，父權制在一萬到五千年前的出現，逐漸破壞這樣的型態，為了更易控制人群，今日掌權者控制了大多數的人，如果大部分的人重新學習，生活在互助的社區、部落，那麼我們將重新拿回自己的權力，有一天我們將不需要政府來管理，那麼，我們會需要一些不同的做法。」（引自Wolf, 2011）

這個世界正處於典範轉移的過渡期，新的社會經濟型式已出現在生態村／生態社區「LOHAS／樂活」價值觀的貫徹實踐中，我們確實需要不同的學習，創造群體共同互助生活的新社會模式。

回觀台灣在「LOHAS／樂活」的實踐上，除了第四章所出現的混淆、過於強調消費及市場行銷，以及階級化外，確實也有較為進步的實踐出現，例如小規模的共同合作社與社群支持農業（陳威廷，2014），以及少數在地轉型的「生態村」社區營造方案（如921震災後南投的桃米社區、宜蘭縣十四個休閒農業區等），另外也有結合靈性成長與生態保育的「生態村」（如台南玉井阿南達瑪迦，不過，實際上更接近暫時性研習與體驗中心，而非由居民投入長期承諾生活在其中的社區）。其中，在地轉型「生態村」多以休閒農業及發展生態旅遊為規劃方向，各地發展雖各有特色，然而此類生態村社區營造固然也兼及教育、文化層面的發展，但最主要是出於經濟上如何加強其自然生態的獨特性而更有市場競爭力的意識，與前述歐洲生態村居民的共同發起與參與意識有很大的不同。由於參與意識、思考與經營策略上趨於相近，又受限於規模、財力及人力，台灣在地轉型的生態村若未能在意識上提升到著眼於創造新的經濟與社會模式，則它將很快地在彼此競爭中走向瓶頸。如此，從「LOHAS／樂活」價值實踐的尺度上看，台灣要在自己的社會脈絡中朝向社會發展的「第三階段」，尚有待更多人從資本主義自由競爭經濟型態的生活中覺醒出來，借鏡他山之石借鏡用以參看，回頭面對台灣社會自身的條件與限制，去發展「LOHAS／樂活」價值的實踐與互助社會模式的可能性，這還有很長的路要走。

參考文獻

中智視野（2008）。〈大聲喊出LOHAS〉(n.d.). Retrieved Oct. 21, 2016，http://www.ciicvision.com/contents/841/1503.html

王曉等譯（2005）。Max Weber著（1905）。《新教倫理與資本主義精神》。台北市：左岸文化。

周慧菁（2009）。〈全球成長最快的教育體系——華德福〉。《親子天下雜誌》，4期。

東方線上（2007）。〈台灣樂活族群研究〉，http://www.isurvey.com.tw

梁又平（2013）。〈生態烏托邦的追尋：義大利達慢活社區（Damanhur）見學之旅〉。荒野保護協會，http://gypsy-jyoth.weebly.com/1/post/2013/08/1.html

梁世儁（2008）。〈樂活概念應用於生活用品創意設計之研究〉。大同大學工業設計研究所碩士論文。

陳威廷（2014）。〈尋找台灣有機農業的出路：一個青年農夫的田野行動反思〉。佛光大學樂活生命文化學系碩士論文。

陳敬旻、趙婷姝譯（2008）。Raul H. Ray, & Sherry R. Anderson著（1998）。《文化創造人：5,000萬人如何改變世界》（*The Cultural Creatives: How 50 Million People Are Changing the World*）。台北市：相映文化。

黃惠如（2005）。〈大聲喊LOHAS樂活族〉。《康健雜誌》，86期，https://www.commonhealth.com.tw/article/article.action?id=5051334

黃紫翎（2012）。〈以土為師，以身為度～探尋城鄉連結下的農地信託與支持型公民社群的運作機制〉，http://web3.hakka.gov.tw/public/Attachment/43179274771.pdf

黃樹民（2013）。〈台灣有機農業的發展及其限制：一個技術轉變簡史〉。《台灣人類學刊》，11(1)，9-34。中央研究院民族學研究所。

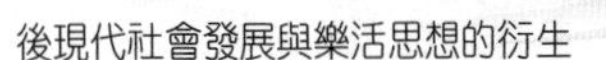

劉放桐（2016）。《現代哲學的變更與後現代主義和西方馬克思主義》。上海：華東師範大學出版社。

鄧麗君、廖玉儀譯（2008）。Frans Carlgren著（1998）。《邁向自由的教育：全球華德福教育報告書》（*Education Towards Freedom: Rudolf Steiner Education: A Survey of the Work of Waldorf Schools Throughout the World*）。台北市：光佑。

嚴曉輝（2015）。〈城市的未來——英國轉型城鎮的思考與啟發〉。《文化研究》，47期。廣東：嶺南大學，http://www.ln.edu.hk/mcsln/47th_issue/criticism_05.shtml

Brooks, D. (2000). *Bobos In Paradise: The New Upper Class and How They Got There*. Simon & Schuster. NY: New York.

Edwards A. R. (2005). *The Sustainability Revolution: Portrait of a Paradigm Shift*. New Society Publishers. Canada: Gabriola Island.

Marx, K. H., & Engels, F. (1845/1965).〈德意志意識型態〉。《馬克思恩格斯全集》第三卷。北京：人民出版社。

Ray, P. H. (2002). The New Political Compass. Yes! Magazine, http://www.yesmagazine.org/issues/art-and-community/the-new-political-compass

Rinaldi, F. R., & Testa, S. (2014). *The Responsible Fashion Company: Integrating Ethics and Aesthetics in the Value Chain*. Greenleaf Publishing. UK: Salta.

Wolf, S. (2011). *A New We-Ecovillages and Ecological Communities in Europe*. L.O.V.E. Productions.

附件一　文化創造者檢測量表

文化創造者檢測量表

下列題目中回答「是」較多者，表示您是一個文化創造者（LOHAS）

1.我熱愛大自然，且擔心自然遭到破壞。

2.我會留意整個地球的問題，且希望看到抑制經濟成長的動向。

3.如果有助於環保或防止地球暖化，我願意多付稅金或購買較貴的產品。

4.我認為擴展、培養人際關係是很重要的。

5.我認為幫助別人、找出別人的特質是很重要的。

6.我會從事一種以上的志工活動。

7.我非常重視自我內在的成長。

8.我認為政治不該與宗教混為一談，但會在此後生活中共重視精神或宗教層面。

9.我認為要促進職場上的男女平等，使更多的女性領導人進入職場或政治領域。

10.我擔心世界上的暴力、女性及兒童的受虐問題。

11.我認為施政及支出的重點要放在兒童教育和健康、地區再造、創造永續的地球環境上。

12.我對於現有以傳統派、現代派為主的政治不滿意，希望能夠找到和以往弱勢中間派不同的新路線。

13.我對於未來的看法比較樂觀，不相信媒體所傳播的憤世嫉俗或悲觀的論調。

14.我希望能夠創造較好而不是較新的生活。

15.我會擔心大企業為了提高利益而採取合理化措施、去破壞環境，或剝削開發中國家。

16.我能夠控制開銷，不浪費。

17.我不喜歡重視功利，擁有奢侈品，或是喜歡在這方面花大錢的文化。

18.我喜歡嘗鮮、陌生地方的人民，也喜歡體驗、學習與自己不同的生活方式。

資料來源：陳敬旻、趙婷姝譯（2008）。《文化創意人：5000萬人如何改變世界》。

附件二　全面實踐LOHAS思想內涵的塔美拉和平祈禱文（中英對照）

Meditation by Sabine Lichtenfels on Global Grace Day 2015（https://www.tamera.org）

Where there was pain, let healing awaken.

Where there was anger, let the power for change emerge.

Where there was fear, let safety and trust grow.

Where there were enemies, let the awakening of mutual compassion begin.

Where there was oppression, let freedom reign.

Where nations were divided, let sympathy for planet earth lead to shared responsibility.

We have come as a reminder:

If we want planet earth to survive, then all the walls of separation must fall, the walls between peoples, between Israel and Palestine, between Europe and Africa, between the Global South and the Global North.

And likewise with the walls that we have erected in our own psyches, the walls between the genders, and the walls between humans and all creatures.

May all displaced people find a home. May the pure indigenous wisdom and source gain recognition and respect.

May the people who are willing to risk their lives for truth and justice receive the protection they need.

May the voice of justice and truth and compassion and solidarity with all beings be heard all over the world, and may it spread and become a powerful movement that stands for the protection for life and planet Earth.

May the seed of peace communities blossom and may the first self-sufficient commu¬nities be a sign and show that it is possible to develop societal systems which reso¬nate with the universal laws of love and compassion, and of truth and abundance of life.

May we become carriers of hope for all who come after us.

May we set visible signs which show that the eternal life will win over all systems of wrong power, of destruction and exploitation.

We have come as a reminder of the original beauty and truth of life:

Every living being has a right to be free and to unfold, a right to love, and a right to genuine truth and trust.

Let us set examples for overcoming violence wherever we are.

Let us stand up for life and for love so that fear can vanish on earth.

Let us form a worldwide circle of power to safeguard all creation.

In the name of all those who had to give their lives, in the name of justice and truth, in the name of all that has skin and fur.

In the name of all creatures, and in the name of GRACE and the movement for a free earth.

May this prayer or something better come true.

Thank you and Amen.

哪裡曾有痛苦，讓療癒在那兒發生。

哪裡曾有憤怒，就讓改變的力量在那兒誕生。

哪裡曾有恐懼，讓庇護及信賴在那裡滋長。

哪裡曾有彼此為敵，就讓無限的悲憫在那兒萌發。

哪裡曾受過壓迫，讓大量的自由在那裡湧入。

哪裡曾有過族群的背離，就讓那兒彼此承擔起對地球的關懷。

我們來，是為了憶起——

如果我們希望讓行星地球繼續存活下去，就必須讓所有一切隔離的圍牆倒下，

那些橫亙在族群間、以色列及巴勒斯坦、歐洲和非洲、所謂第一及第三世界間、以及在我們自己內心所築起的牆、性別之間的牆、人及其他生命之間的牆。

願所有流離失所的人，找到他的家園。

願原住民族純淨的智慧和泉源，得到認同及尊重。

願那些願意為真理和正義獻身的人們，得到他們所需的保護。

願被及所有生命的公正、真理、關懷與團結的聲音，能夠被全世界聽見，且展開一場挺身保護生命及行星地球的強力運動。

願第一個自治社區「和平社區」的種子萌芽，並彰顯出以愛、慈善、真理與豐富生命之宇宙法則，所發展出的社會模式是可行的。

願我們成為所有後來者，心中希望之載體。

願我們得以明顯標誌出——永恆的生命，必會戰勝錯誤的權力、破壞與剝削的系統。

我們來，是為了憶起生命最初的美好和真理——

所有生靈都有獲得自由與發展的權利；有得到平等之愛、之真理、之信任的權利。

讓我們所到之處，都成為超越暴力的榜樣。

讓我們站出來，進入生命與愛之中，因此恐懼從這地球上消失。

讓我們形成一大圈世界性的力量，去保護所有上蒼之創造。

以所有必須奉獻出他生命者之名，
以正義與真理之名，
以所有有皮、有毛者之名，
以所有物種之名，
以恩典及自由地球運動之名，
祈願這個祈禱如是實現，或是更好的。
感謝與阿門。

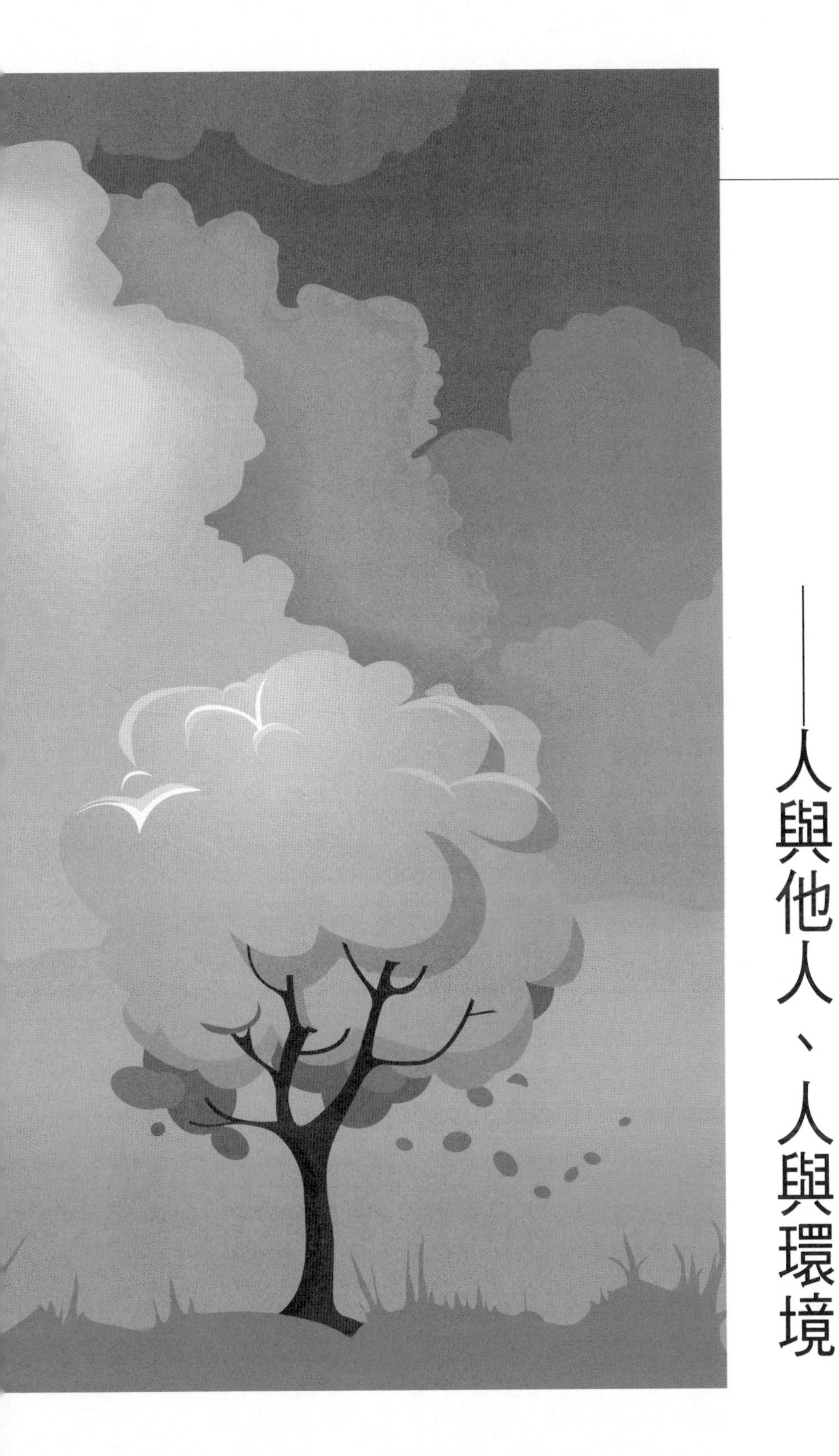

第二篇　樂活觀之學理基礎

——人與他人、人與環境

Chapter 3

樂活觀之憲政意涵——憲法健康權與環境權之探討

何振盛

自從18世紀末工業革命開始以來，人類生產工具與生產方式發生劇烈的改變，機器取代了傳統人力、獸力與自然力等生產工具，生產方式也由古早的家庭手工業轉為工廠的生產線，乃至於全球化的產業鏈。在福特主義與泰勒主義的資本市場引領下，資本家運用新的生產工具與方式，不遺餘力地進行大量生產，並追求高額利潤。不容諱言，人類的物質生活獲得明顯改善，人類的物質文明向前邁進了一大步，然而與此同時，為了滿足人類永無止盡的物質欲望與經濟需求，自然界的大量資源遭到掠奪，環境與生態的浩劫觸目可及。例如氟氯碳化合物是現代科技發展下的人造物質，常用於冰箱及空調冷媒等生活用品，但它卻是造成臭氧層破裂與縮小的元凶，使得太陽的紫外線直接穿透進入地球，加上大量使用化石燃料排出的二氧化碳，共同導致地球溫室效應失衡，地球氣候開始失控。2003年的歐洲熱浪、2006年美國遭到卡崔娜颶風的重創，氣溫的上升造成南北兩極的浮冰融解，不僅僅造成北極熊棲息地遭到破壞以及許多動植物的消失，海平面升高也使得農地縮小、糧食銳減，更迫使許多島國面臨滅國等重大問題。

人類所造成的生態與環境的浩劫，引發許多人認真思索，人類自私自利的後果，終會遭致大自然的反撲，不僅無法獨善其身，甚至會走向亡族滅種的絕境。於是有一群人，他們關心生病的地球，也擔心自己生病，遂發起一種新生活運動。他們吃健康的食品與有機野菜，穿天然材質棉麻衣物，利用二手家用品，騎自行車或步行，練瑜伽健身，聽心靈音樂，注重個人成長，這群人透過消費和衣食住行的生活實踐，希望自己心情愉悅、身體健康、光彩照人，而接受這樣生活方式的人被稱為「樂活族」。樂活族是個跨越地理限制、不分種族、年齡大小限制，滲透到全球以及台灣。隨著樂活觀念逐漸成為未來趨

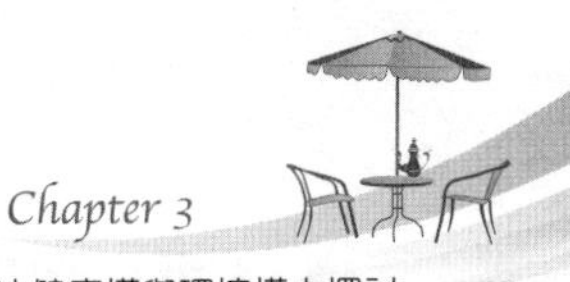

勢，消費者在作消費決策時，不再僅是考慮到自身利益，也開始擔負起家人的健康和環境的責任。質言之，樂活族的生存哲學就是試圖在人與社會、人與生態以及人與環境之間建構一種友善和諧、互助尊重、有責守分、共榮分享、簡約自制的人我關係與生活態度。亦即，樂活族念茲在茲的是生態（Eco）等於個人自我（Ego）。追求個人自我的健康與快樂，其最大極致就是追求生態保護。有鑑於此，本文擬從政治哲學與憲法理論的角度，探討樂活觀的核心概念及其成為憲法保障的原因與必要性，尤其著重在介述健康權與環境權等新人權的觀點。

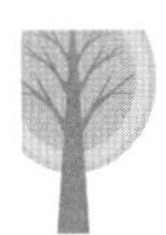

第一節　樂活觀之核心概念與憲法保障之必要

「樂活」（Lifestyles of Health and Sustainability, LOHAS）此名詞最早出現在1998年的書籍《文化創意人：5000萬人如何改變世界》（*The Cultural Creatives: How 50 Million People are Changing the World*），作者是美國社會學家Paul H. Ray以及Sherry R. Anderson，書中對LOHAS族的定義為「一群人在作消費決策時，會考慮到自己與家人的健康和環境責任」（Ray & Anderson, 2000）。根據美國的大型市場調查雜誌《營養產業期刊》調查，目前美國每四人中有一人是樂活族，歐洲國家更是占有其總人口數的三分之一；其預估，十年內歐美有一半的消費者都是樂活族。根據台灣的研究報告更是指出台灣人13～64歲有三成自認自己就是樂活族。隨著樂活族的興起，樂活市場也應運而生。包括持續經濟（再生能源）、健康生活形態（有機食品、健康食品等）、另類療法、個人成長（如瑜伽、健身、心靈成長等）和生態生活（二手用品、環保家具、生態旅遊等）（黃惠如，2011）。這一群人的共同目標在於營造一個「有機生活」，而其實踐樂活的過程就是：Do Good、Feel Good、Look Good（做好事、心情好、有活力）。因此，樂活族的觀念除了著重在健康、永續、慢活、有機等基本信念外，其實踐的外顯特徵則包括全民性、草根性、平等性、互助性、參與性、預防性、受益性、自抑性等性質。

「樂活」這個中文名詞來自英文LOHAS的轉譯，原意是指「健康與永續的生活方式」。傳統的健康定義係指個人生理健康，當代的健康定義則泛指個人身心靈的整合健康，但是這都是屬於狹義的健康定義。廣義的健康定義則屬世界衛生組織憲章中所揭示的「生理、心理與社會」面向上的健康。因此健康的概念不僅侷限在個體層次，更上升至總體層次。另一方面，永續的定義一般指涉生態保育與環境保護，意圖改善人對自然、人對地球的不友善態度，嘗試建構人與萬物共存共榮、平衡發展的可持續性世界。因此，永續的概念不僅站在人的角度思考「發展」議題，也站在自然與地球的角度思考「共生」議題。因為人們意識到永無止境地追求成長，不僅會妨礙個人身心靈的整合健康，也會因過度開發而傷害了自然與地球的健康。所以在某種意義上，「永續」其實是「健康」更廣義的解釋，它是人類在處理個人與社會、個人與生態、個人與環境等關係上的友善態度，其最終目的在創造人與萬物共存共榮的可持續性健康狀態。因此追根究底，樂活觀的核心思想似乎就是「健康」兩字，狹義上是指涉身心靈的個體健康，廣義上是指個人與社會、個人與生態、個人與環境等涉及永續發展的總體健康。因此，健康與永續兩個概念之間，具有一種不可分割的連帶關係，如**圖3-1**所示。

申言之，在Ray與Anderson的界定中，「樂活」原文LOHAS中的

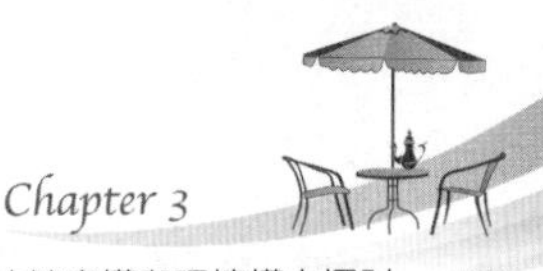

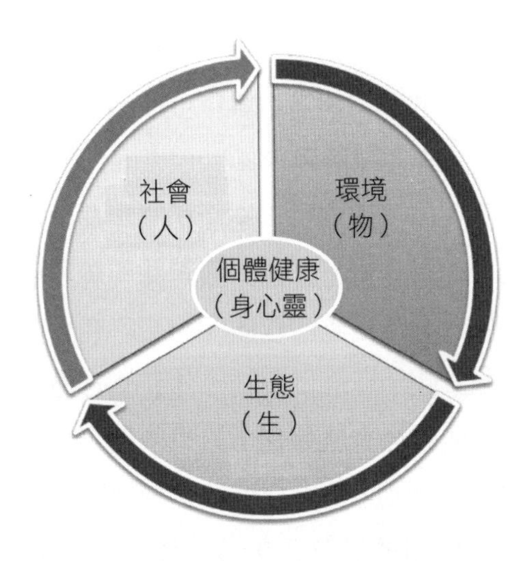

圖3-1　樂活（LOHAS）概念圖：總體健康（永續）

資料來源：筆者自繪。

H是Health，係指「健康的飲食、生活、身心靈的探索與個人成長」。這種健康的生活型態像是近年逐漸被提倡的生機飲食法、營養補充品等；而最近熱門的運動瑜伽，或是中醫、自然療法、個人成長的出版品等，則都是現代人對於身心靈健康的追求。而S是Sustainability，係指「生態永續的精神」，例如可重複使用的能源，或是有機、可回收的產品等。因此，LOHAS在原文中最初指涉的是一種兼顧個體利益與集體利益的可持續性健康生活模式。其背後的生活價值觀不僅與健康議題有關，更擴及較深廣的層面如環境保護、社會問題、個人發展等，乃至於文化與哲學上某種適可而止的生活態度（Lifestyles of Voluntary Simplicity, LOVOS）。然而當我們將LOHAS轉譯為中文「樂活」，不僅兼顧其音義，且因跨文化的轉介，更豐富了它的人文內涵與生命境界。亦即，英文中LOHAS所顯現的意涵是健康與永續的生活

「方式」，而中文中的「樂活」則指出這種生活方式會引領人們達到幸福快樂生活的「目的」，前者是維持生命與生活的中介手段，後者則是揭示生命與生活的理想境界。

儘管樂活族的人口快速成長，樂活相關產業也蓬勃發展，人類的生活型態再一次發生重大變革，然而面對此一新興現象，學術上有系統的研究卻不多見。尤其是政治取向的相關研究，更是少之又少。一般人很難將樂活觀與政治理念做連結，然而倘若檢索古今中外的政治哲學，不難發現樂活觀念處處存在，只是所用名詞與具體內容略有不同。其實政治學家早已注意到，樂活觀念的推廣與樂活事實的創造，對於實現國家存在的目的以及強化統治權的效能，具有極為正面的作用。另一方面，憲法所保障的基本人權，在不同時空條件的形塑之下，也已由自由權利概念轉化為社會權利概念，憲法除了保障一切與自由有關的消極人權之外，也大幅擴充對積極人權的保障，其中包括建構樂活生活所不可或缺的醫療人權、健康權與環境人權。因此若從政治與憲法的角度切入以進行研究，將有助於理解樂活族及其生活方式如何在法律秩序中成為被保障的標的，以及樂活理念如何在統治作用與政策制定過程中得以落實。

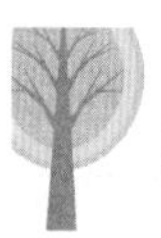

第二節　樂活觀之政治哲學思想基礎

儘管「樂活」此一詞彙與相關概念係晚近來自西方學界，然而在傳統中國文化中卻也早已存在類似觀念與思想。茲分就中西政治哲學思想中主要的「樂活」概念簡要介紹之。

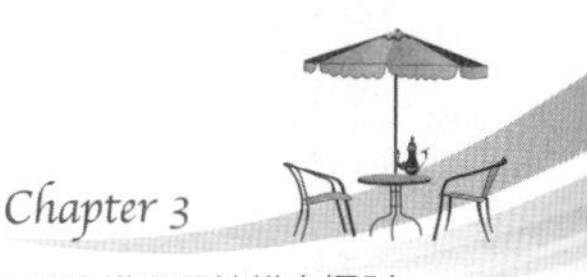

一、中國政治哲學思想中的「樂活觀」

中國傳統文化特別強調「天人合一」的思想，而「天人合一」的思想與樂活觀中的生態永續概念若合符節。在中國文化看來，天、地、人之間並不是各自獨立、相互對立的系統，而是彼此之間有著不可分割的內在聯繫，它們同處於一個充滿生機的生命洪流之中，彼此相生相息、一氣貫通。《周易》就曾提出「夫大人者，與天地合其德，與日月合其明，與四時合其序」的天人和諧思想，說明人的生存發展與天地自然的關係非常密切。因此儒家一直主張，要推己及人、要由人及物，把「仁愛」的精神擴展至宇宙萬物。如孔子提出了「釣而不綱，弋不射宿」（《論語・述而》）的觀點，反對人類對大自然生命的濫捕濫殺，反對破壞生態平衡。道家鼻祖老子提出「人法地，地法天，天法道，道法自然。」（《道德經》）強調人要以尊重自然規律為最高準則，以崇尚自然效法天地作為人生的基本歸宿。莊子也強調人必須遵循自然規律，順應自然，與大自然和諧，以達到「天地與我並生，而萬物與我為一」（《莊子・內篇・齊物論》）的和諧境界。此種「天人合一」思想經過歷代大儒如董仲舒、司馬遷、劉禹錫、柳宗元、程顥、張載、王夫之、朱熹、陸象山、王陽明等人的詮釋與發揚，已成為中國文化中牢不可破的核心思維。

中國傳統文化肯定人與自然界的統一，將人與萬物視為一個和諧統一的整體，此主張與當代樂活觀之生態倫理論述相互呼應。兩者均強調人應當認識自然、尊重自然、保護自然，反對一味地向大自然索取，反對片面地利用自然、征服自然、改造自然。中國文化積極展現「取物限量，取物以時」以及「取之有時，用之有節」的生態倫理思想，就是要求我們把人與自然的關係納入到倫理思考的框架中來，把倫理的道德和義務擴展到動物、植物和我們賴以生存的地球上來。人們要樹立正確的生態保護意識，要善待大自然，減少對資源的無限制的掠奪和對環境的破壞，因為自然界是人類生存的基礎，如果盲目破壞自然，等同摧毀我們自己的生存環境，最終只能導致人類自身的滅亡（王傑，2016）。

在中國的傳統政治思想中，最能說明當代樂活觀的人我關係，莫過於二千五百多年前孔子提出的大同思想，然而其思想源頭係從天人合一的宇宙觀逐步推演到人與人、人與社會群體的和諧關係。

孔子曰：「大道之行也，天下為公。選賢與能，講信修睦，故人不獨親其親，不獨子其子，使老有所終，壯有所用，幼有所長，矜寡孤獨廢疾者，皆有所養。男有分，女有歸。貨惡其棄於地也，不必藏於己；力惡其不出於身也，不必為己。是故謀閉而不興，盜竊亂賊而不作，故外戶而不閉，是謂大同。」（《禮記·禮運篇·大同章》）

此種人我關係所建構的社會，其基本特徵即為人人友愛互助，家家安居樂業，沒有差異，沒有戰爭。這種狀態稱為「世界大同」。其重點在於仁愛心與道德觀的發揚，使國家社會的發展最終讓人人受惠得利，而有別於「城郭溝池以為固，禮義以為紀」的小康境界。先秦這種「人人為我、我為人人」的觀念與當代樂活理念重視友愛互助、關懷他人的理念十分相近。

康有為曾借孔子之名撰寫了著名的《大同書》。孫中山也常以此為其政治理念，在中華民國國歌與國旗歌中，均以建立大同世界為其目標。當代民間又出現了一種新的大同思想，這種新大同思想包含「同等的人生起點，同等的公民待遇，同等的民主和自由權利」；另

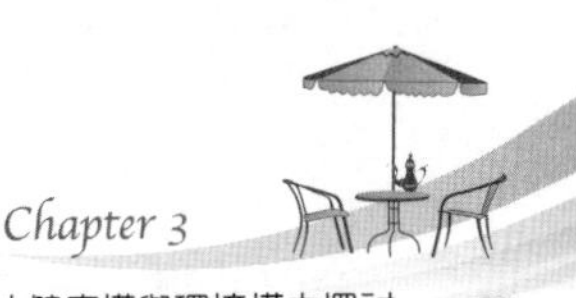

一層涵義是「同齡者同兄妹，年長者同父母，年幼者同兒女」。與古代大同思想不同的是，新大同思想提出了更為具體的要求，提出在平等的基礎上，個體擁有相同的權益與保障，但也遵從相同的倫理與規範。

其次，孟子的民本思想強調「民為貴，社稷次之，君為輕」（《孟子·盡心下》），雖與當代的民主思想仍有差別，但重點是指出統治者必須處處考量人民的利益與福祉，方能長治久安，維持政權的正當性與穩定性。尤其是他與梁惠王的對話，強調「獨樂樂，不若與眾樂樂」以及「老吾老，以及人之老；幼吾幼，以及人之幼」的分享互助觀念與樂活觀的友愛利他概念十分相近。再者，墨子的兼愛思想強調治國之道，必先釐清紛亂之起源，而紛亂之起源，在於人人交相賊，彼此缺乏敬愛、友愛與慈愛。因此只有兼愛交利，才能獲致天下太平。墨子兼愛交利的思想也與樂活族的實踐哲學十分接近。

簡言之，中國傳統政治思想所強調的天人合一、道法自然、推己及人、取用有節、兼愛交利與天下為公等觀念，十分接近當代樂活觀中的永續、互助與節制等觀念，惟其政治思想對於「健康」的意涵以及國家如何提倡與促進全民健康，似未著墨太多。

二、西洋政治哲學思想中的「樂活觀」

在西洋政治哲學中，很容易發現形塑當代樂活觀的重要思想泉源，其中與個體健康相關的部分，十分明顯。柏拉圖在「理想國」中的普通教育特別重視體育與音樂兩種，廣義而言，體育包括衛生飲食與身體鍛鍊，即注意整個身體健康；音樂包括一切解釋人生的藝術，不論語言文字者、聲音表演者或用圖形者，均以陶冶心靈為目的（國立編譯館，1991）。「因此柏拉圖認為，只要實施此種教育就無需醫藥與法律，因為醫藥是療治身體疾病，法律是懲罰精神疾病，但體育教育可使人民身體強健，音樂教育可使人民精神健康，在理想國裡根本用不到醫藥與法律。」（國立編譯館，1991）柏拉圖的教育觀與現代樂活觀重視身心健康的看法，如出一轍。而亞里斯多德在講國家的目的時特別強調：「國家的組成是想使大家能生活，國家的繼續存在是想使大家得到更好的生活。」因此國家的積極作用在使公民養成完善的道德與身體，並使全體公民形成一個道德的團體，以謀幸福的生活（國立編譯館，1991）。

然而何謂幸福？古希臘斯多葛學派認為幸福並非感覺上的興奮或快感，他們認為幸福是一種意志上的滿足狀態，當一個人要求什麼，什麼便存在的時候，那就是他的幸福。假若我們無私無欲，並不要求已有者之外的任何東西，那麼我們就是幸福的；正如中國之所謂「知足者常樂」（國立編譯館，1991）。這個觀點與樂活觀衍生出來的「適可而止」的生活態度（LOVOS）相互呼應。同理，希臘末期的伊比鳩魯學派提倡人生的意義在追求快樂，但其所謂快樂只是「身體上沒有痛苦，精神上沒有牽掛」，所以並不是追求物質上滿足的快樂，而是心理上的「free from fear」，一種無憂無慮的快樂。這種想法與我國莊子的「逍遙」極其相似，都是心理上無牽無掛，不為物役，不為情動，而非今朝有酒今朝醉的快樂。因此伊比鳩魯學派將快樂分為兩種：一是激動的快樂，亦即外在快樂，如榮華富貴、高官厚祿；二是寧靜的快樂，亦即內在快樂，如逍遙自由、無憂無慮（鄒文海，1982）。前者短暫、多變而虛無，後者持久、恆定而真實。當代樂活族所堅信的整合健康觀念，即是透過內心養性節欲、反省自察，以減少煩惱壓力，增強外體免疫能力，從而逍遙自在、身心平衡。

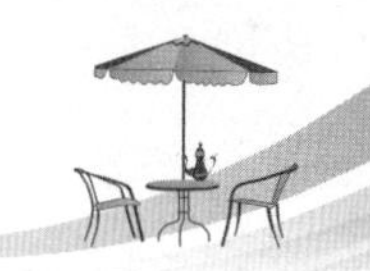

然而上述的觀點如何落實成為一種生活態度與習性？藉由觀念的傳播或者個人的認知學習與修行，固然是根本，但若藉由憲政與法規結構的支撐與保障，其產生的效果必定更快速，其影響更廣泛。邊沁的功利主義學說正符應這套論述，邊沁認為人類行為，取決於趨利避害的動機，法律的合理與否，端視其是否能產生功利與快樂，因此立法者應以「最大多數人的最大快樂」為立法原則。因此，倘若遵循這個原則，作為一套法律的制定者與執行者，國家的存在是正當的，並且能夠為人類幸福做出最大的貢獻（龔人譯，2002）。邊沁的功利學說與亞里斯多德的國家目的論的論述主軸都在謀求人民的幸福，也在論證國家存在的正當性，這點也是當代樂活族思考國家角色所著重的地方。

不容諱言，相對於著重國家角色與憲政架構的功利主義學說，深具理想色彩的無政府主義者，則試圖鼓勵個人之間藉由互助協力的方式，以追求人類全體的進步，並實現基本正義與滿足各種權益。克魯泡特金（Kropotkin）所提出的互助論（Mutual Aid），於五四時期在中國廣為流傳。克魯泡特金認為，互助不僅是動物界，也是人類社會發展的普遍規律。人類依靠互助的本能，毋須借助權威和強制，就能夠建立和諧的社會生活，並在人類互助進化中實現正義、平等、自由等「永恆」的原則和「各盡所能、各取所需」的共產主義社會。事實上，互助論在一定程度上揭示了資本主義的矛盾，對資本主義制度作出了尖銳的批判。當代樂活觀的深刻內涵就是對於資本主義社會競爭本質的反思，同時重新界定人類社會最終目的在於實現精神滿足、和諧共存的群體生活，而非追求永無止境的成長。互助論的基本理念亦復如此。

西洋政治哲學的核心課題就在探討國家如何實現「正義」。作為社會主義者的克魯泡特金認為人類可以藉由互助來實現正義，但是身為新自由主義者的羅爾斯則認為可以透過制度性安排以濟弱扶傾，實現正義。羅爾斯（John Rawls, 1971）的《正義論》（*A Theory of Justice*）正是提出福利自由主義的最重要變形觀點。他的主張有兩個原則：

第一，每一個人都應該有平等的權利，去享有人人享有的一致的、最廣泛的、平等的基本自由權。

第二，對社會和經濟不平等的安排，應能符合地位最不利者的最大利益；以及在公平的、機會均等的條件下，應促使此不平等的安排，連結向所有人開放的公職與職務。羅爾斯提出的「四個階段的順序」就是透過憲政途徑達成其正義原則。第一階段人們接受兩個正義原則的選擇；第二階段召開制憲會議，確定政治結構的正義並選擇一部憲法，設定制度，這個階段主要是確定平等的公民權和各種自由權；第三階段為立法階段，在這個階段正義的第二個原則發揮主要作用；第四階段是具體運用規範的階段，法官和行政官員把制定的規範用於具體的事務，公民則普遍遵循規範。當代樂活族所強調的健康平等權與環境正義，就是冀望藉由制度性安排以濟弱扶傾，而逐漸成為各國憲法與法律所具體保障及規範的重要標的。

簡言之，西洋政治思想所強調的育樂教育觀、國家道德目的論、無憂寧靜的快樂、功利主義、互助論與正義論，除了揭示身心均衡的整合健康觀念外，更指出國家與政府的主要責任在滿足人民的基本生存需求並提供人民追求幸福快樂之最大可能。他們對於快樂生活的內涵與實踐方式的看法容或有所不同，但均強調身心均衡發展的重要性，且與目前流行之樂活觀的特徵如全民性、互助性、參與性、受益性等概念相互呼應。

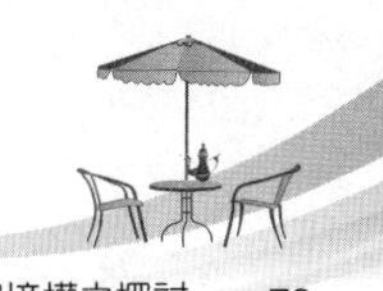

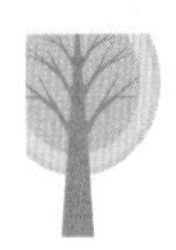

第三節　憲法保障之健康權與環境權

如前所述，「樂活」等同最廣義的健康狀態，而樂活觀就是實現這種健康狀態的觀念，對於為數不少的人而言，一旦樂活觀得以落實，人們將可以享受幸福快樂的生活。然而，人們主觀上可欲的目標，在客觀上因諸多現實條件的制約，未必能夠完全實現。譬如綠能源可以減少汙染，但比傳統電力貴，處於經濟弱勢的族群很難使用這類替代能源；自然栽種的有機農產品可以減少食用者致癌的機率，但因傳統食農使用化肥的耕作習性與收成的考量，其產物仍占市場的大宗。因此要推廣健康的觀念，保障消費者的權益，在一定程度上仍有賴政府制定合宜的法令與政策以作規範，才能獲致成效。誠如Austin Ranney（1966）所言：「政治即是制定政策的過程。」又如Alfred De Grazia（1952）所言：「凡圍繞政府決策中心所發生的事件即是政治現象。」政治的作用在為社會不同的價值作權威性的分配。然而在社會中不同的利益與價值的競逐下，權威性分配的結果也未必滿足抱持特定理念者的期待。因為政治決策受到政治人物的主觀認知、政黨與社團的利益競逐、大眾媒體的輿論壓力以及憲法、法律與制度規範等因素的約制，政策產出的結果往往與理念預設的目標有著落差。同樣地，樂活觀的推廣與實踐、健康環境的創造與發展，勢必與政治決策過程息息相關。由於決策牽涉層面過於廣泛，本文無法一一探討各個面向，擬先聚焦在憲政層次，探討樂活觀的法理依據與憲法保障，並嘗試分析其法制化的背後原因。

就憲法學理的角度而言，樂活觀實與社會安全制度、醫療人權、健康權和環境權有著密不可分的關係。查我國憲法弁言明示：「……

依據孫中山先生創立中華民國之遺教，……制定本憲法，頒行全國，永矢咸遵。」孫氏的民生主義在意識形態立場上偏向社會主義的主張，其相關論述也與上述社會安全制度、健康權、環境權等當代權利概念吻合。

一、民生主義之樂活觀

三民主義總結中山先生的思想精華，然而三民主義的平等精神實則以中國傳統的民本思想為基礎，中山先生明白指出：「三民主義是為人民而設的，是為人民求幸福的。」（孫中山，1981）他並以美國總統林肯所講的「民有」、「民治」、「民享」來比擬民族、民權、民生（孫中山，1981），足證在他心中三民主義是為人民大眾謀利益的，而不是僅為某一階級、團體或政黨謀利益的。而三民主義與民生主義的理論基礎實與現代樂活觀的哲學思想共同分享全民性、平等性、互助性、防禦性、受益性等國家存在目的的特性。

民生主義係以科學為本質，以養民為目的，以均富為原則，以思患預防為方法，以自由安全社會為理想，藉由生產與分配並重、公有與私有並存、工業與農業並進、自由與計畫並行等原則，並運用平均地權、耕者有其田、節制私人資本、發達國家資本等政策措施，以建立一個大同、均富與民享的社會。在中山先生的心目中，國家建設之首要在民生，因此民生主義實為中山先生國家發展學說中最重要的論述。然而中山先生民生主義思想之發軔，實因中國的民生問題與歐美的民生問題有不同的特質，「歐美經濟之患在不均；中國之患在貧」（孫中山，1981）。然而為了思患預防，中山先生在觀察了歐美實業革命後之失業問題與資本主義帶來的貧富差距現象，他的民生主義思

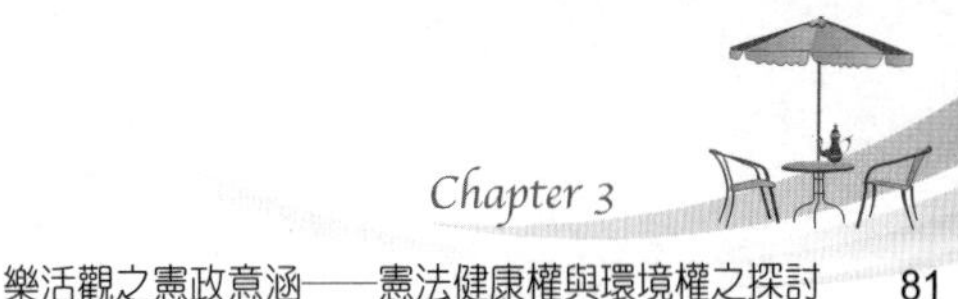

想不僅要解決中國眼前的生產問題，也要解決將來可能出現的分配問題。因此，中山先生說：「我們要將來能夠治國平天下，便先要恢復民族主義和民族地位，用固有的道德和平做基礎，去統一世界，成一個大同之治。」（崔書琴，1974）理想的大同世界是人人有平等經濟權利的世界。大同篇所描述的境界是一種最理想的社會主義的社會。在這個社會裡，人人都有高尚的道德，人人都可以滿足他的經濟需求。證諸中華民國憲法第十三章基本國策中的第三節國民經濟及第四節社會安全，均可看出民生主義的斧痕，也是政府執行社會經濟政策的主要依據。

蔣介石在民生主義育樂兩篇補述的序文中提到：

「我們從總理在民國十三年以前關於民生主義的演講和論著裡，可看出民生問題，除食衣住行之外，還有育和樂。總理說過：『民生主義要做到少年的人有教育，壯年的人有職業，老年的人有養活，全國男女，無論老小，都可享安樂。』所以對於『育幼養老濟災醫病與夫種種公共之需』，乃至『聾啞殘廢院以濟大造之窮，公共花園以供暇時之戲』，都要籌劃辦理，『把中國變成一個安樂國家』，才是民生主義的完成。」

因此民生主義的主要目標是建立一個自由安全的均富社會。

蔣介石在民生主義育樂兩篇補述的第三章〈樂的問題〉提到康樂的意義，他說：

「有健全的國民，才是健全的民族；有健全的民族，才能建設富強的國家。怎樣才是健全的國民呢？第一就是一般國民的身心能夠保持平衡，第二就一般國民的理智與情感能夠保持和諧。……為什麼要身心保持平衡呢？如果一般國民的體力是健康的，而其德性是低劣的，這個民族就是粗野的民族；如果一般國民的德性是良善的，而其體力是薄弱的，這個國家就是衰弱的國家。一定要一般國民的體力健康，德性良善，兩方面保持平衡，這個國家才能富強，立足於國際社會之林。」

蔣介石又說：

「怎樣才算是健康？一個人能夠充分工作，抵抗疲勞，就算是健康。健康不僅是生理的狀態，也是心理的狀態。一個人要在生理和心理上適應他的事業，才算是健康的人。一個人有了健康，才有快樂。所以我們民生主義要解決樂的問題，首先就要保持和增進國民的健康。」

「鄉村人口缺乏醫藥，城市人口缺乏休養，都是民族健康上重大的問題。這一問題不僅是生理衛生的問題，也是心理衛生的問題；不僅是體育的問題，也是智育和德育的問題。」

因此就中華民國憲法的意識形態基礎而言，民生主義所蘊含的樂活觀，雖較偏向健康面向，接近世界衛生組織將「健康」界定為「生理、心理及社會的完適狀況」，但就「樂活」的概念而言，尚未觸及永續發展的核心價值，而這部分涉及更廣義的總體健康概念。儘管如此，隨著時代的演進，我國憲法仍在既有基礎上透過憲法增修條文的方式，將永續發展的環境權概念逐步納入憲法保障的架構之中。

二、憲法保障之健康權

我國憲法本文第155、157條已將民生主義所蘊含之狹義的健康概

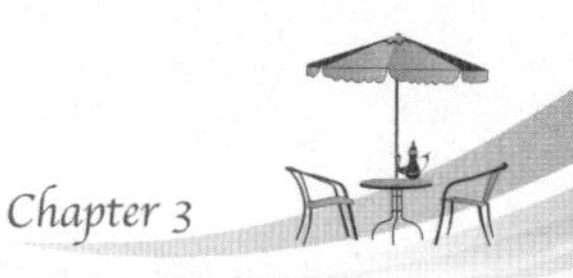

念（亦即個體健康概念）明白揭示，成為憲法保障的重要標的。然而時至1990年代以後，隨著世界憲政潮流的演進，我國方於1991年第二次修憲時將環境權入憲。查憲法增修條文第10條已具體呈現經濟發展與環境生態並重之理念，顯現與樂活觀相容的憲政思想已然成為我國憲法的重要內涵與保障標的。如前所述，樂活觀之核心概念為健康，而健康之定義採廣義解釋，包含個體健康與總體健康（永續）。在晚近憲法學理中，健康被視為一種權利，通常指涉醫療人權與健康權等較狹義的健康概念。此處將先探討狹義的健康概念，後文則將更進一步探討廣義的健康概念，亦即生態環境等永續發展的概念。

醫療人權係由社會基本權演變出來的，20世紀初，人權概念擴及社會基本權後，健康權（health right）與醫療人權（right of health care）就不斷被廣泛討論。荷蘭學者Van der Ven、德國學者Brunner與奧地利學者Tommandl所提出的社會保健權（社會安全權、社會保險權）概念，具體討論人民「最起碼生活要求」之權利——包括生理和心理健康之權利。1919年德國威瑪憲法揭露抽象之「生存權」後，醫療人權也展開更細膩的討論與發展。事實上，健康權之上位權利概念為醫療人權，泛指「人民有要求政府增進國民健康，普遍推行保健事業及健全醫療制度之權利，以維護民眾之尊嚴、私密與健康」（吳全峰、黃文鴻，2007）。

(一)醫療人權的類型

基本上，醫療人權包含兩種類型：

1.核心醫療人權：包括防禦性權利、程序保障、具防禦性質之受益權利。其中防禦性權利包括自由權、平等權、隱私權、知的權利；程序性保障包括投訴及訴訟之權利、醫療政策參與權；具防禦性質之受益權利包括預防接種請求權、孕婦及兒童之健康照護請求權、緊急醫療請求權等。

2.一般醫療人權：包括受益性質之受益權及其他權利。其中受益性質之受益權利包括個人健康維護與促進之基本權、衛生服務請求權、醫療品質權、個人尊嚴權；其他之權利包括健康之工作或生活環境請求權、乾淨空氣與飲水之請求權，適當居住住宅請求權等權利（吳全峰、黃文鴻，2007）。

世界人權宣言第25條所揭示的健康權概念，已將醫療人權的概念從傳統的權利體系獨立出來，其權利內容與健康有關之種種基本需求——包括食物（含乾淨飲水）、居住、衣物等不同面向——已超越傳統狹義對健康之定義，而成為更廣泛之醫療人權概念。1946年WHO憲章的前言，確認「可達到的最高水準」之健康狀態為不分種族、宗教、政治信仰、經濟及社會地位之基本人權，並主張健康之定義為「生理、心理及社會之完適狀態」（health is a state of complete physical, mental and social wellbeing），而非單指疾病之排除（not merely the absence of disease or infirmity），某種程度呼應世界人權宣言中所定義之廣泛醫療人權內涵。目前世界各國已紛紛將醫療人權之內涵納入憲法保障之中，如芬蘭憲法第19條、南非憲法第27條、日本憲法第25條。我國憲法亦有保障國民健康之義務與責任，明定於憲法第155、157條與增修條文第10條第二、五、七、八等項。即令有不少國家（如美國）不將醫療人權視為憲法保障之基本權利，但與醫療人權相關之下位權利概念如健康權等卻仍散見於醫療法規或社會福利法規中。

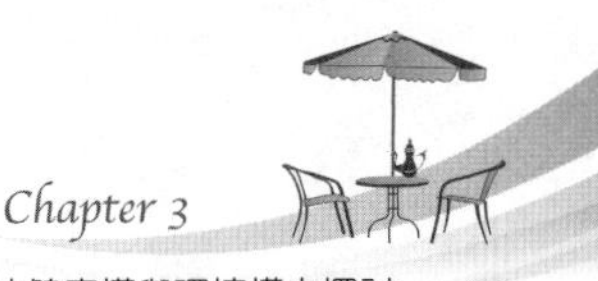

(二)醫療人權的發展階段

醫療人權在台灣的發展，可分為四個階段（吳全峰、黃文鴻、2007）：

1.萌芽階段（倫理）：自日據時代至國民政府遷台，在政經與社會條件限制下，醫療人權法規付之闕如，民眾權益仰賴傳統道德與醫師倫理的約制，欠缺實質保障。

2.發展階段（法制）：自政府遷台至1986年「醫療法」制定實施後，因社會逐漸進步開放，人權意識高漲，憲法保障的醫療人權也因相關醫療法規之制定、不同醫療保險之開辦而加以落實。消基會的成立，也帶動消費者醫療權利意識的提高。

3.法制化階段（權利）：自「醫療法」制定實施至1995年全民健保之開辦，國內醫療人權進入強化階段，醫病關係不再訴諸不具強制力之倫理約制或輿論制裁，而有法律明文保障，全民健保開辦更使得醫療人權獲得更完善之保障。

4.後健保階段：全民健保雖已開辦，但相關法規與制度仍需進一步修正以符合醫療人權之精神，如醫療資訊之公開化與流通、醫療消費權之確立等，以使我國未來健康照護與保險制度更加完善。

(三)健康權的基本內容

健康權作為醫療人權的下位權利概念，按照MBA智庫百科的定義，係指「自然人依法享有的保持身體機能正常和維護健康利益的權利」。而「健康權所體現的根本利益，在於維護人體機能的完善性，進而維持人體的正常生命活動」。健康權包括三項最基本的內容，即健康維護權、勞動能力與健康支配權。其主要意涵如下：

1.健康維護權的首要內容是自然人保持自己健康的權利。這不僅是自然人維護自身生命、提高自己的生活質量、追求體格完美狀態，同時也具有維護社會利益、提高人類生存質量的意義。健康維護權的另一項內容是當自然人健康權受到不法侵害時，享有請求法律保護的權利。

2.勞動能力，首先是指創造物質財富和精神財富的能力。其次，勞動能力是勞動者腦力和體力的總和。自然人享有勞動能力這種人格利益，一是有權保有這種利益，二是有權利用這種勞動能力以滿足自己及社會的需要，三是有權發展這種利益，四是當這種利益受到損害時，有權要求加害人損害賠償。

3.健康支配權，健康權的支配權最主要表現，就是鍛鍊身體，增進健康，提高生活質量。此外，健康權人對健康維護權以及勞動能力的行使，以至於在健康權受到侵害時對法律保護的請求權來說，也都體現了健康權的支配性質。

(四)健康權的標準

至於健康權的標準，是指衡量健康權利的準則。健康權的確立在於使權利主體實現健康利益，健康權標準的確立在於為包括國家在內的義務主體實現健康權利提供一定的準則或監督標準。健康權的標準至少應包括：

1.健康知識應在社會上得到廣泛的普及。

2.初級衛生保健權利能夠獲得保障。

3.公民能夠享有基本的醫療待遇。

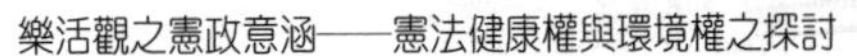

4.特殊群體的健康權利得到有效的保護。特殊群體的健康權至少包括婦女健康權、嬰幼兒健康權、老人健康權、殘疾人健康權等。

5.公共衛生權利得到基本的尊重和保護。

然而，健康權入憲的意義為何？從樂活主義的推廣而言，樂活觀是在實踐過程中逐漸建構的概念，但是這套觀念要成為全民共信的人生哲學與行為準則，仍需制度的保障與政策的激勵。在民主國家中，任何權利透過憲法明文規範，即為國家給予人民該項權利的最高保障，同時也具有引導政府推動相關政策的用意。我國情況即為如此，在台灣實施的全民健康保險制度就是依據全民健康保險法，而全民健康保險法的法源為中華民國憲法增修條文第10條第五項以及中華民國憲法第155條、157條。全民健康保險，一般簡稱為「全民健保」或「健保」，是一種強制性保險的福利政策，也是一種變相的社會保險稅。第二次世界大戰結束後的台灣，原本只有勞工保險（勞保）、農民保險（農保）、公務人員保險（公保）等醫療保險，無法照顧到全體國民。為增進全體國民健康，台灣於1995年3月開始實施全民健康保險，以提供醫療保健服務為主，儘管全民健保的實施，造成政府財政上的極大負擔，也遭致醫療資源浪費的批評。但不容諱言，全民健保的推行，卻也照顧了許多弱勢族群的身體健康，具體彰顯憲法平等權的實質意義。由於全民健保的法源依據十分清楚，且其與樂活觀之核心概念「健康」中之生理面向的關係十分密切，該項制度多年來成為台灣人民身體健康的守護神。

三、憲法保障之環境權

樂活概念的狹義面向是個體健康，指涉個人的身心靈狀態；廣義面向是總體健康，包括社會、環境與生態的永續發展。此處擬從憲法保障的環境權探討廣義的樂活概念所指涉的總體健康意涵。

所謂「環境」有廣義與狹義之別，就廣義而言，指涉生物生存的空間與影響所有生物生存的外在條件；就狹義而言，係指環境法學上所探討的人類自然生存的基礎與空間，包含土壤、空氣、水、生態等環境媒介物，以及人類與這些媒介物之間的關聯性（郭麗珍等主編，2013）。早期我國並無任何法律對於環境概念加以定義、描述與規範，直至1990年代初期，憲法增修條文第10條第二項才將環境權納入憲法保障之中，並明白揭示：「經濟及科學技術發展，應與環境及生態保護兼籌並顧。」此條文雖無法直接看出環境的概念，但在經濟發展與環境保護的法益發生衝突時，直接賦予政府權力並課以責任，來維持兩者發展的平衡。

隨後通過的環境基本法在第2條第一項規定：「本法所稱環境，係指影響人類生存與發展之各種天然資源及經過人為影響之自然因素總稱，包括陽光、空氣、水、土壤、陸地、礦產、森林、野生生物、景觀及遊憩、社會經濟、文化、人文史蹟、自然遺跡及自然生態系統等。」此即所謂環境概念之定義，將人為影響的部分也納入，而環境基本法的目的即在規範人、空間及環境媒介物彼此間的相互作用，亦即藉由營造友善互惠的永續發展環境，從而達到維持與提升總體健康的境界。

環境權作為人類一項基本人權，其所涉及的核心議題即為「環境正義」的維護與實踐。「環境正義」概念在傳統上指涉每一個人應享

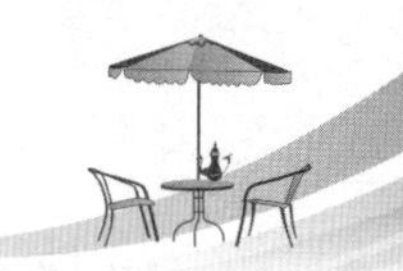

有舒適環境的實體權與公平權，晚近更擴大到可能對與利害關係人相關之環境條件或對健康產生影響的行為作成許可時，其應享有參與決策程序的權利。環境權的成形與要求「環境正義」的聲浪息息相關，美國海洋生物學家Rachel Carson在1962年發表了《寂靜的春天》一書，力陳使用農藥與各種汙染對人類賴以生存的環境與生態系統所造成的嚴重影響，帶動美國民眾環境意識逐漸抬頭，也促使美國政府明令禁用DDT殺蟲劑。自1960年代開始，美國出現各式各樣捍衛「環境正義」的運動，包括1960年代抗議在社區建置垃圾場與汙水處理廠的行動、1970年代抗議化學工廠將有毒物質掩埋於地下導致居民身體罹癌的愛河事件以及1980年代抗議興建多氯聯苯的廢料儲存設施的華倫郡事件等。這些高舉「環境正義」大旗的運動，皆因環境汙染或有毒廢料儲放地點坐落在弱勢族群聚落或社區當中，因此環境正義的基本主張即包括少數民族及弱勢團體免於遭受環境迫害的自由、社會資源的平均分配以及資源的永續利用，以提升人民的生活素質。同時也包括每一個人、每個社會群體對乾淨土地、空氣、水和其他自然環境，皆有平等享用的權利，亦即，環境正義可界定為：「人類不分世代、種族、文化、性別、經濟或社會地位，均同等享有安全、健康以及永續性環境之權利，而且任何人無權破壞或妨礙這種環境權利。」所以環境正義主要在探討如何有效地保護這些環境權利之平等，以維護個人及團體之尊嚴，尊重其特殊性與不同需求，達到自我實現並提升個人及社區之能力（彭國棟，1999）。

由於環境權係主張實現環境正義的基本人權，涉及傳統憲法所保障公民個體的自由權、財產權與平等權等自然權利，因此對於人為衍生之環境上的程序不正義、地理性不正義與社會性不正義，亦必須藉由環境權入憲來凸顯公民總體的共有權利，並強化其應有之保障功能。因此，首先在性質上，環境權應屬具有憲法位階的基本人權之一，行政機關的作為固不得侵犯環境權，司法體系若認為法律違反環境權保障的本旨，更可藉由審判或釋憲時宣告該法違憲。其次，環境權非但具有憲法位階，且是一財產權性質濃厚的實體權，惟因多數學者主張環境權屬於全民所共有之權利，當不同利益或偏好的個人與團體主張不同內容時，勢必產生衝突與矛盾。最後，環境權也具有不可讓渡的性質，此與憲法上其他基本人權性質相符，但因其特殊的共有性，若為不可讓渡，實際上已限制資源運用的方向，而與其共有性發生扞格不入的牴觸（葉俊榮，2010）。然而儘管環境權在憲法法理上的權利屬性，仍有待釐清，但在當今世界法治國家中，環境權已成各國憲法所必須明文保障的基本人權，則是普遍的共識與不爭的事實。

如前所述，1990年代初期我國才透過修憲方式將環境權入憲，然而早在1970年我國即以法律保障的形式，將與環境權有關的觀念法制化，有學者因此稱1970年代為我國公害立法的始端。然而，第一部環境法律的誕生，應屬1972年公布的飲用水管理條例。從彼時至今，我國環境立法可以劃分為：(1)前環保局時代；(2)環保局時代；(3)環保署時代三個階段。在第一階段，正式編制的環保權責單位尚未成立，但幾個重要的環保法律即已制定，包括飲用水管理條例、水汙染防治法、空氣汙染防制法、廢棄物清理法及國家公園法。在第二階段，行政院衛生署下設環境保護局，其重要的立法包括噪音管制法與毒性化學物質管理法。在第三階段，環保單位提升為一級單位，1988年8月行政院環境保護署正式成立，並陸續通過野生動物保育法、環境影響評估法、環境用藥管理法、海洋汙染防治法、資源回收再利用法以及環境基本法等（葉俊榮，2010）。回顧這些重要的環境立法，不僅對於生態環境的永續發展揭示了具體方向，透過獎懲的法制手段，對於

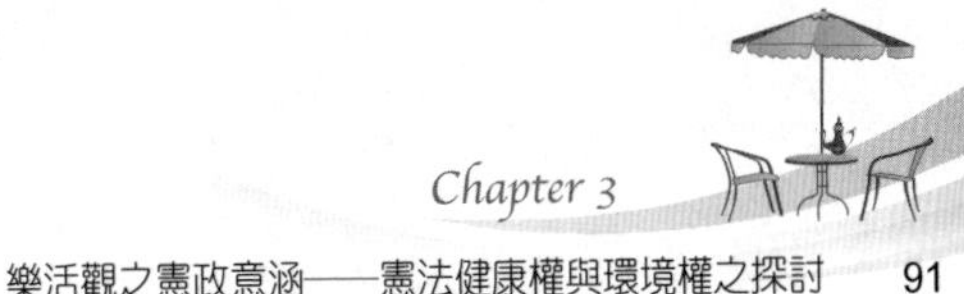

民眾身體健康的維護更具引導作用。因此，就總體健康的層面而言，藉由法制化的過程，我國人民的環境權獲得更多的保障與維護，並因致力於創造一個人文與生態平衡的有機環境，對於個體樂活生活的實踐，也提供了最有力的支撐與奧援。

誠如我國憲法明白揭示「經濟及科學技術發展，應與環境及生態保護兼籌並顧」的理念，因此我國政府的環境政策強調任何經濟的開發，不能超過環境能夠承受的程度，其目標在落實「當代每一個人的環境平等權」及追求「當代與後代之間的平等狀態」，也就是所謂「環境正義」與「世代正義」，以尋求環境永續與經濟發展間適切的平衡點（郭麗珍等主編，2013）。近年來，台灣幾個重大開發案均因顧及環保問題，而出現決策調整的現象。譬如，2006年，台塑集團擬於雲林興建「一貫作業鋼廠」，卒因環評認定對空氣品質與海洋生態有重大影響，而須進行二階評估，導致台塑集團宣布遷至越南興建鑄鐵廠與鋼鐵廠。2008年，「蘇花高」規劃案係回應東部民眾強烈需要一條「安全回家的路」，卻因環保人士擔心大量人潮湧入影響花蓮生態環境的永續發展，因而經過不斷協商，改以各方都能接受的「蘇花改」案來替代。2011年，「國光石化」開發案從最初擬於雲林設廠但未獲環評通過，改於彰化縣大城鄉籌設工業區，仍因環評結果認定對生態與環境將產生重大衝擊，特別影響到中華白海豚等當地保育類海洋生物的生存，最終由政府表明不支持國光石化在彰化的開發案。這一連串政府決策顯示，儘管我國憲法明示「經濟發展與環境保護兼籌並顧」的平衡原則，但在實踐的過程中，民意趨向與環評結果仍以不影響國家社會永續發展為優先與最終的考量。

此外，我國於2010年6月通過環境教育法，是全世界第六個通過類似法規的國家。這個法規責成中央與地方政府成立環境教育基金，結合政府、學校與民間機構推廣環境保護的觀念。行政院復於組織改造規劃案中，擬於2014年初成立「環境資源部」，以整合各部會汙染防治及自然保育工作。在節能減碳方面，2009年通過再生能源發展條例，授予補貼再生能源發電的法源，使能源供應朝無碳化方向調整；配合已修正的能源管理法增加罰則，可強制生產及使用高能源效率的製程、設施與商品。2015年6月立法院三讀通過溫室氣體減量與管理法，對大型碳排放源課以減量的義務，目前並建立碳權抵換交易制度，以降低其成本。目前財政部亦研擬能源稅條例草案，提供消費者經濟誘因，以勵行節能減碳的生活。在資源循環利用方面，我國由過去末端處理方式，改以源頭減量與資源回收為主，提倡以綠色生產、綠色消費、再使用及再生利用等方式，建構零廢棄全回收的資源循環社會。無論是垃圾強制分類、垃圾費隨袋徵收、焚化底渣再利用為道路配料與工程填方，乃至於將焚化廠轉化為地區生質能源中心，均有利於資源的循環利用。減量成果使得台北市提前於2010年宣布達成「資源全回收、垃圾零掩埋、邁向城市永續」的目標（郭麗珍等主編，2013）。至於河川汙染的整治、毒性化學物質的管理、全民綠色消費的推動、健康無毒家庭的成立以及噪音管制的強化等環境議題上，我國近年來已獲得顯著的成果。

然而環境權入憲對於樂活主義的推廣與落實有何意義？如前所述，健康與永續是樂活觀的兩個主要概念，前者指涉個體健康，後者代表總體健康，而環境權是永續發展中不可或缺的核心概念。在憲政理論上，某些價值、利益或團體所以必須特別於憲法中明文保障，甚至以「基本權利」的形式予以保障，乃基於彌補政治結構缺陷的考慮。儘管環境價值在我國已逐漸成為全民重視的基本權利，但在整體政治結構上似仍未能合理且適度地反應環境價值。立法院由於其長期

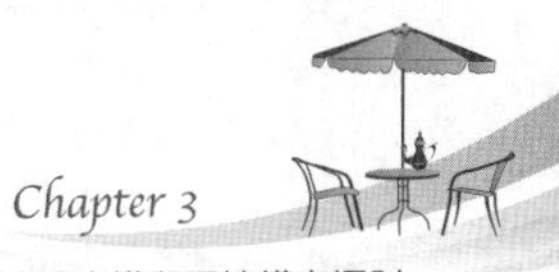

以來就有結構性的代表性缺陷，未能適時適度地反應環境上的關切。法院由於其本身結構上的困難以及國人對司法的信心低落，也未見其能適度地反應環境價值。行政體系中固有專責的環保機關，但在全般的行政體系層級仍低，遇到較高層次的政策決斷時，實權仍有限。在此種結構缺陷的背景下，有必要藉由憲法的高位階作環境價值的「代表強化」（葉俊榮，2010）。況且，基於憲法是人民的權利保障書，環境權明定為人民的基本權利之一，透過最高位階的法律規範，將可責成政府各機關部門，善盡保障與維護人民這項基本權利的義務。

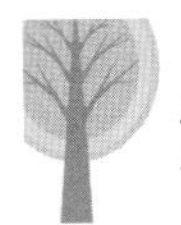

第四節　結語

在政治研究的領域中，「價值分配」一向是公共政策學者最感興趣的課題之一。政治學者David Easton就曾將「政治」界定為「權威性的價值分配」（David Easton, 1953）。然而政治學中所探討的「價值」十分廣泛，包括公平、正義、進步、秩序、自由、民主、效能、認同、幸福、快樂等等，這些價值在觀念中大多是人們渴欲的目標，但在實際生活中卻常呈現衝突矛盾的現象。不同的政治哲學家對於各種價值有不同的偏好，但也經常試圖在論理上找出讓不同價值兼容共存的可能。

綜上所述，「樂活」等同最廣義的健康狀態，而樂活觀就是實現這種健康狀態的觀念，對於為數不少的人而言，一旦樂活觀得以落實，人們將可以享受幸福快樂的生活。然而，人們主觀上可欲的目標，在客觀上因諸多現實條件的制約，未必能夠完全實現。因此要推廣健康的觀念，保障公民基本的與公平的健康權，在一定程度上仍有賴政府制定合宜的法令與政策作規範，才能獲致成效。因此，上述中外政治哲學思想，不僅說明樂活觀念早已受到古今中外政治思想家的重視，樂活觀的兩個主要概念——健康與永續——也在當代憲政思潮中成為各國憲法所欲保障的基本人權，因此樂活觀念的理論化將有助於強化未來各國政府制訂樂活相關政策的論述基礎，俾利推廣樂活觀念並獲致實踐成效。

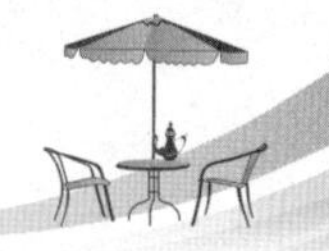

參考文獻

MBA智庫百科，from http://wiki.mbalib.com/zh-tw/%E5%81%A5%E5%BA%B7%E6%9D%83，擷取日期：2016/7/30。

《世界人權宣言》，http://zh.wikipedia.org/wiki/%E4%B8%96%E7%95%8C%E4%BA%BA%E6%9D%83%E5%AE%A3%E8%A8%80，擷取日期：2014/12/23。

《世界衛生組織憲章》，http://www.baike.com/wiki/%E3%80%8A%E4%B8%96%E7%95%8C%E5%8D%AB%E7%94%9F%E7%BB%84%E7%BB%87%E5%AE%AA%E7%AB%A0%E3%80%8B?prd=zhengwenye_left_tongyici，擷取日期：2014/12/23。

《新大同思想》，http://zh.wikipedia.org/wiki/%E5%A4%A7%E5%90%8C_(%E6%80%9D%E6%83%B3，擷取日期：2014/12/22。

王傑（2016）。〈注重生態倫理平衡的天人和諧之學〉。http://big5.china.com.cn/xxsb/txt/2007-04/09/content_8089412.htm。

吳全峰、黃文鴻（2007）。〈醫療人權之發展與權利體系〉。《月旦法學雜誌》，148，128-161。http://idv.sinica.edu.tw/cfw/article/The-Framework-of-the-Right-to-Health-(chines).pdf，擷取日期：2016/7/30。。

孫中山（1981）。〈黨員之奮鬥同於軍人之奮鬥〉。《國父全集》，第二冊，台北市：國民黨黨史會，630。

孫中山，《中國國民黨宣言》，前引書，第一冊，860。

孫中山，《民生主義第二講》，前引書，第一冊，192。

國民黨黨史會編（1981）。《國父全集》，第一冊、第二冊，台北市：國民黨黨史會。

國立編譯館（1991）。《西洋政治思想史》。台北市：正中書局。

崔書琴（1974）。《三民主義新論》。台北市：台灣商務印書館，106-109。

張明貴（2003）。《最新政治學導論》，台北市：商鼎。

郭麗珍等主編（2013）。《環境正義給我的十堂課》。台北市：行政院環境保護署。

陳坤森等譯（2000）。Leon P. Baradat著。《政治意識型態與近代思潮》。台北市：韋伯。

彭國棟（1999）。〈淺談環境正義〉。《自然保育季刊》，28，6。

黃惠如（2011）。〈大聲喊lohas，樂活族〉。《康健雜誌》。http://m.cw.com.tw/article/article.action?id=5005091#sthash.e79TB9F0.dpbs，擷取日期：2014/12/14。

葉永文等譯（2000）。Adam Lent著。《當代新政治思想》。台北市：揚智文化。

葉俊榮（2010）。《環境政策與法律》。台北市：元照。

鄒文海（1982）。《西洋政治思想史稿》。台北市：鄒文海先生獎學基金會。

蔣介石。〈民生主義育樂兩篇補述〉。收錄於《國民黨黨史會編》，前引書，第一冊，263-265。

龔人譯（2002）。Jonathan Wolff著。《政治哲學緒論》。香港：牛津大學出版社，61-62。

Easton, David (1953). *The Political System: An Inquiry into the State of Political Science.* New York: Alfred A. Knopf.

Grazia, A. De (1952). *The Elements of Political Sciences.* New York: Alfred A. Knopf.

Ranney, Austin (1966). *The Governing of Men: An Introduction to Political Science* (Edition, 2, revised). Minnesota: Holt, Rinehart and Winston.

Rawls, John (1971). *A Theory of Justice.* Oxford: Oxford University Press.

Ray, P. H., & Anderson, S. R. (2000). *The Cultural Creatives: How 50 Million People are Changing the World*. New York: Three Rivers Press.

Chapter 4

樂活觀之永續發展倫理基礎——人與環境關係

周鴻騰

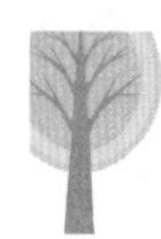

第一節 環境倫理的涵義與發展

一、認識環境倫理的內涵

倫理學（ethics）又稱道德哲學（moral philosophy），是以哲學方法研究道德的一門學問，所以倫理學是哲學的一個分支。因此，倫理學就是將哲學的批判分析的研究方法，應用到倫理道德領域，探討我們日常生活中一般顯而未見、習而不察的道德問題。環境倫理即在探討人類和大自然之間的道德關係，給予系統性和全面性的解釋。而當哲學家開始用倫理學解決環境議題的時候，有兩個基本問題必須面對：(1)在人類和自然環境之間，什麼樣的倫理關係才是正確和適當的？(2)這些關係的哲學基礎是什麼？此外，一個環境倫理學說，基本上都必須包括：(1)解釋這些倫理的規範有哪些？(2)解釋人類必須對誰負起責任？(3)解釋這些責任應如何達成？

倫理，是將人類的信念、態度及價值觀充分表現在人與人之間的道德關係上。而環境倫理則是在此思想形成之初，便試圖將道德關懷的範疇，從人類延伸至自然環境任一種生物上。因此環境倫理思想的特色，就是在根據此道德關懷的範疇，從而發展出西方環境倫理思想的不同觀點及演進過程。

環境倫理學研究的基本內容主要是論證（argument）環境倫理的原理和規範、探索環境道德行為的選擇和環境道德秩序的維護、討論環境倫理道德教學的方法和個人環境道德的培養。經過數十年的發展，環境倫理學的研究出現了不同的流派和學說。例如：西方環境倫理將人與環境關係的演進（即典範轉移）可以簡單的區分為人類中心、生命中心與生態中心等三個層次（**圖4-1**）。

1.人類中心主義的主要信念包括：人是自然的主人和所有人；人類是一切價值的來源，大自然對人類只具工具性價值；人類具有優越特性，超越自然萬物；人類與其他生物無倫理關係。

2.生命中心倫理的信念包括：生命個體應給予道德的考量；主張個體利益平等。

3.生態中心倫理則強調自然世界的內在價值，包括：自然世界具有內在價值，人類應給予道德考量；強調生態系整體的倫理關係；重視環境典範的轉移。

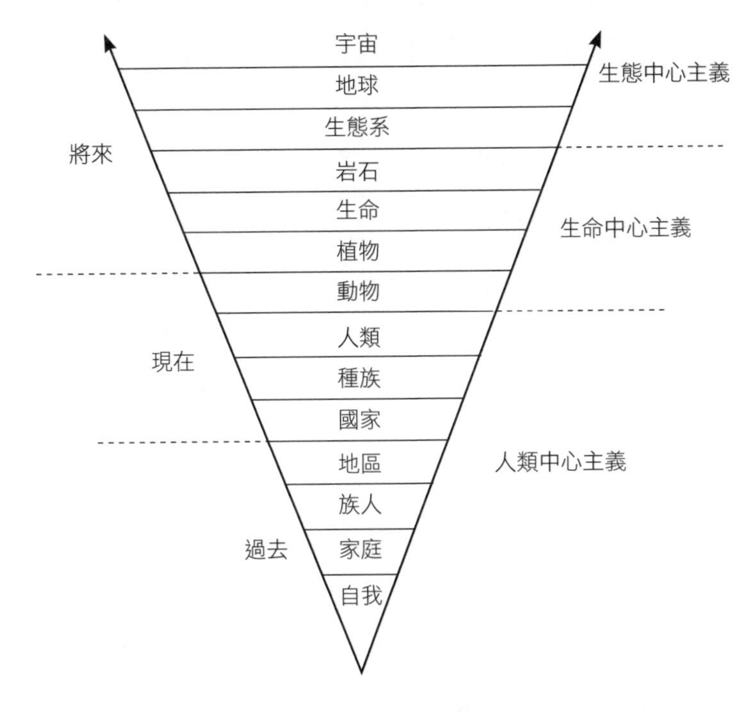

圖4-1　人與環境關係之演進

資料來源：楊冠政（1997）。

二、人類與環境互動的典範轉移

典範轉移（paradigm shift）是由孔恩（Thomas Samuel Kuhn）所提出，其核心概念在於科學並不是由演化而來，我們不會根據過去的發明，來找到新發明的線索，而是要透過全新的創意與思考邏輯進而突破。而在他的《科學革命的結構》（*The Structure of Scientific Revolutions*）一書中提到典範的定義：在科技發展史上，一定某一階段的某些定律是被深信不疑作為知識的基準即為典範，但透過科技的發展過去的典範已經無法解釋新現象的發生，於是必須找出替代的典範，即稱為典範轉移。藉此延伸至人與環境的關係，人類發展演化過程，不同世代與環境、自然環境的關係，也是會隨著科技的轉變，人與自然環境的關係與態度也會產生變化，這也稱為人類的環境典範轉移。

人類與環境互動的發展脈絡，其環境典範轉移有四個階段：

1.第一階段在敬虔純然的年代，人與自然生態環境的關係為絕對依賴。對自然生態環境的態度是恐懼且敬虔。人類對自然之利用與慾望下，發現大自然原來是可以控制的，人類開始知道如何利用自然環境的部分資源。但這時對自然生態環境的態度是尊敬，那是礙於科技技術的限制，因此人與環境還是處於一種平衡狀態。

2.第二階段是處於主流社會典範下狂妄自大的年代，人類大量開採、利用自然生態環境資源。以人類需求為核心，自認於自然環境之上。對自然生態環境是人定勝天的態度，也就產生人類對於大自然的狂妄與自大。

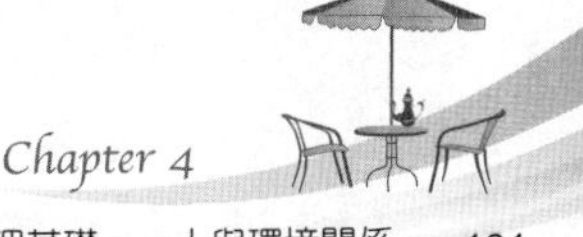

3.第三階段乃是新環境典範的來臨，也是一種矛盾與衝擊的年代。人與自然生態環境的關係是一種矛盾與衝擊，處於享受生活物質與便利，但是自然環境反撲與衝擊，影響人類開始自我反思。與自然生態環境的關係，處於一種尋找開發與自然生態環境平衡點。

4.第四階段則邁向永續發展，人類開始自我反思與自然生態環境的關係，提出永續發展，試圖將人類與自然生態環境間取得一平衡點，既不影響生活品質，又不會對於自然生態環境過度衝擊。對自然生態環境的態度，轉變為相互依存，甚至人類為了自己，對於自然生態環境所造成的衝擊，進行補救的措施。

三、新環境典範的內涵與發展

Dunlap對於人類本身對待自然環境的信念、態度與價值觀提出一個看法，他們認為當時的世界主流社會中呈現出一個普世的世界觀，透過此一世界觀可以瞭解個人或由個人所組成的社會呈現出來的一種整體意義，並形成社會真實的心理影像（a mental image of social reality）進而引導出整體社會的期望（Dunlap & Van Liere, 1978），所以社會環境的一般價值、信念和共享的智慧所組成的社會基本世界觀，稱為「主流社會典範」（Dominant Social Paradigm, DSP）。Dunlap與Van Liere認為傳統的信念、態度與價值如**圖4-2**所示。

1.個人主義。

2.對「資源無限」以及「進步」的信念。

3.執著於追求成長與繁榮。

4.對科學和技術以及「未來將更加繁榮」具有信心。

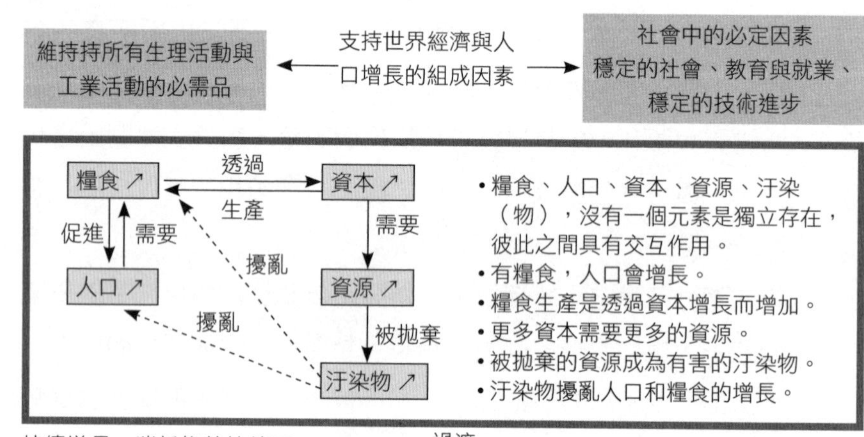

圖4-2　主流典範中人與環境的互動關係

資料來源：周鴻騰整理繪製。

5.採自由放任的經濟型態、政府應放鬆管制以及私有財產制。

6.「大自然」是要被征服的。

1978年兩位社會學家Dunlap和Van Liere提出「新環境典範」（New Environmental Paradigm），並設計量表檢測人們的環境行為與態度，他們認為典範轉移，也就是人們對於環境的思維（ways of thinking）正在轉變，朝向新的方向，著重環境保護、限制工業發展和控制人口成長等議題，此新的環境典範之價值信念歸納如下（引自楊冠政，1999）：

1.大自然的生態平衡是很精緻的，而且很容易遭受破壞。

2.人類的行為干擾到大自然，通常會帶來巨大的災害。

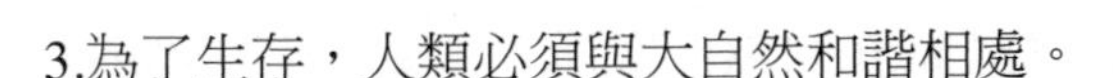

3.為了生存，人類必須與大自然和諧相處。

4.人類已經嚴重地破壞了自然環境。

5.地球上的人口數量，已將達它所能負荷的極限。

6.地球像一艘太空船，它的空間和資源都是有限的。

7.工業社會的發展和成長有一定的限制。

8.為了一個健康的經濟發展，我們必須控制工業成長的速度，以維持一個穩定的經濟狀態。

新環境典範的發展對於人與自然關係有了新的定位，也重新認定環境正義的範圍，並且對於現代文明的內涵有所反思。而這些信念與永續發展所提倡的保育與發展的整合、平等與社會正義、生態完整性的維護等原則不謀而合。

如同許多環境學者所呼籲的「環境問題起源於人的心態」，環境倫理演變，為社會建立新的環境行為規範、信念和價值觀。而永續發展的理念，目前為國際社會所重視，其所呈現的新環境典範，也為當代人類應負起的環境責任提出具體的實踐原則。

然而究竟人類應該以何種信念與態度對待自然呢？其實人類應該關懷環境及各類生物，欣賞和感激自然及其運作系統，進而接納不同文化、關懷弱勢族群與未來世代的生存與發展，所以能積極關切環境、文化、兩性、族群的議題、尊重與澄清環境議題後的不同價值立場，且在與其他生命的互動過程產生衝突時，能選擇具有良善的環境倫道德的判準。

總而言之，為了追求永續發展的目標，我們必須澄清我們的環境信念與態度（張子超，2000）：(1)重新定位人與自然關係：肯定自然本質的價值，釐清人類中心、生命中心與生態中心的環境價值觀；(2)

重新認定環境正義的範圍：除了自然保育外，更要思考弱勢族群與未來世代的關懷；(3)重新定義現代文明的內涵：思考經濟發展與環境保護及科技與人文本質的相互依存關係。

「新環境典範」點出了這一波人與自然間互動關係的新走向：(1)提醒人類對於環境的態度與作為，已漸漸由生態環境的保育擴充至整個社會及政治制度的關切；(2)並對科技及經濟發展，由絕對信賴改變為有條件的接受；(3)就時空而言，從現今的環境保護延伸到關切我們下一代的生活環境，進而求永續的發展；(4)對自然的價值觀則由人類中心的利我想法，轉化為欣賞自然，接受萬物存在本身的價值。

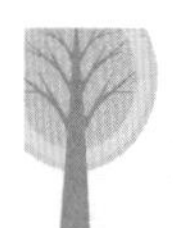

第二節　永續發展的涵義

一、永續發展的歷史進程與涵義

永續發展的想法納入全球議題，可回溯至1972年聯合國在瑞典斯德哥爾摩召開的「人類環境會議」，在當時的環境行動中，已逐漸重視開發中國家與工業國家之間，因環保認知上的差異而產生的爭執，因而將社會經濟正義與環境保護同列為國際會議討論的焦點。1982年由世界自然保護聯盟（IUCN）所起草的《世界自然憲章》（*World Charter for Nature*）中提及：「自然塑造了人類的文化，並影響所有藝術和科學的成就；與自然協調一致的人類生活，將賦予人類在開發創造力和休閒娛樂方面的最佳基礎。」並強調：「人類必須獲得知識，以維持和增強其在自然資源利用方式上的正確能力，這種方式必須確保為當代和後代的利益而保存下珍貴的物種及其組成的生態系

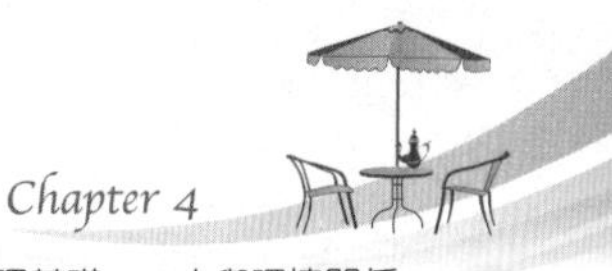

統。」其中內容亦揭櫫了永續發展的概念。

一般認為，「永續發展」一詞被正式提出，是在1987年聯合國「世界環境與發展委員會」（World Commission on Environment and Develop, WCED）所發表的《我們共同的未來》（*Our Common Future*）報告書中，對永續發展的定義是：「能滿足當代的需要，同時不損及未來世代追求其需要之發展。」後續在1991年IUCN、UNEP、WWF出版的《關懷地球——一個永續生存的策略》（*Caring for the Earth: A Strategy for Sustainable Living*）一書中，將永續發展定義為「在自然維生體系可承載的範圍內，改善人類的生活品質」。而在1992年巴西里約熱內盧召開地球高峰會議（The Earth Summit）中通過「二十一世紀議程」（Agenda 21），各國政府同意共同推動永續發展的未來，以謀求「改善並維護人類和生態系的共同福祉」。從這些國際文件中不難看出，永續發展所提的觀點是在自然環境體系可持續的前提下，發展或改善人類的生活才得以實現。

雖然永續發展的詮釋與理解，受到不同國情與社會文化背景而有不同，也因此有不同的標準和實踐方式。然而，我們必須回顧這個名詞的原始意義，才能擬定正確的實施方案。永續一詞在《韋氏辭典》中定義為一種資源的管理策略：「將全部資源中合理的一部分加以收穫，使資源不受破壞，新成長的資源數量足以彌補所收穫的數量。」等同於生態學者所提出的「生態永續性」（ecological sustainability），其說明自然生態和其人類發展程度間的平衡關係，採行合理的資源利用而不使資源枯竭。我國古代即具備永續發展的概念，早在西元前1122年周朝已設山虞林衡之官以管理森林，如《周禮》中「令萬民時斬材有期日」，即在制度上落實永續性；西元前600～300年春秋戰國時期，亦有保護正在懷孕與產卵的鳥獸魚鱉，以及封山育林定期開禁的規定，以利永續利用；儒家思想中，如《孟子·梁惠王》：「不違農時，穀不可勝食也；數罟不入洿池，魚鱉不可勝食也；斧斤以時入山林，材木不可勝用也。」意指人應順應自然萬物的時序，則可使資源不至於枯竭殆盡。

2002年世界永續發展高峰會議針對WEHAB五個議題提出行動方案，而里約+20會議的兩個主題依然侷限於「弱永續性」，自然資本可以人造資本取代，只要開發的人造資本之效益大於被消耗的自然資本之成本便可進行（即便效益與成本的定義仍有待商榷），顯示人類實踐永續發展的腳步遠遠不及環境崩解的速度。有關全球永續發展之進程整理如**表4-1**所示。

自70年代起，由多次的聯合國國際會議的議題，可以清楚地看出人與環境的關係有顯著的改變。首先是1972年的聯合國人類環境會議（UN Conference on the Human Environment）——發表「人類宣言」，促使人類注意環境的問題，啟始了人類與自然環境良性互動的新紀元。

接著在80年代，1983年成立「世界環境與發展委員會」（WCED），關切環境保護與經濟發展兩個議題。就一般而言，貧窮與環境破壞經常是相互伴隨與互為因果，因此這委員會的成立，象徵著人與環境的關係，由僅對自然環境的關懷，擴充到對環境中人類生存與發展的關懷。所以這個委員會在1987年發布了《我們共同的未來》宣言，其目的即是要明白的呼籲全球對自然環境與對弱勢族群的認同與關懷。

到了90年代，1992年聯合國召開的地球高峰會（Earth Summit），更通過了舉世矚目的「二十一世紀議程」，把永續發展的理念規劃為具體的行動方案。希冀各國關注並倡導永續發展的教育理

表4-1 全球永續發展的歷史進程

年份	會議名稱	說明
1962	Rachel Carson	發表《寂靜的春天》，針對人類破壞自然環境的後果提出強而有力的警訊。
1970	聯合國教科文組織	創立「人與生物圈計畫」（Man And Biosphere, MAB），探索合理利用生物圈資源的科學基礎，以改善人與環境的關係。
1972	羅馬俱樂部	提出《成長的極限》，強調只有停止地球人口增加和追求經濟發展才能維護全球平衡。
1972	人類環境會議	在瑞典斯德哥爾摩召開，發表《斯德哥爾摩宣言》，提出7條共同觀點，制定26條共同原則，此為全球認識環境問題的第一個里程碑。
1973	聯合國	成立聯合國環境規劃署（United Nations Environment Programme, UNEP）。
1976	Herman Kahn	提出《第二個2000年》，認為更好的科技會使能源枯竭和汙染問題得到補償，世界經濟還將得到發展。
1980	聯合國第35屆大會	首次使用永續發展一詞，呼籲全世界「必須研究自然的、社會的、生態的、經濟的以及利用自然資源過程中的基本關係，確保全球的永續發展」。
1980	國際自然保育聯盟、聯合國環境規劃署、世界自然基金會	《世界保育策略》強調「人類對生物圈的管理，使生物圈既能滿足當代人的最大持續利益，又能保持其滿足後代人需求與欲望的能力」，但由於當時人們認識上的侷限性，對這項呼籲並未引起足夠的重視。
1981	Julian Simon	發表《沒有極限的成長》，認為雖然人類利用的資源有限，但科學技術的進步卻是無限的。
1983	聯合國第38屆大會	設立世界環境與發展委員會，成員由來自科學、教育、經濟、社會及政治方面的二十二名代表組成，由前挪威首相Gro Harlem Brundtland擔任主席。
1987	聯合國第42屆大會	出版《我們共同的未來》，正式提出「永續發展」的意涵，將永續發展定義為：「滿足當代之需要，而不損及後代滿足其需要的發展機會」。
1991	國際自然保育聯盟、聯合國環境規劃署、世界自然基金會	發表《關懷地球——永續生活策略》，將永續發展定義為：「在不超出維持其生態系統的容受力下改善人類的生活品質」。

(續)表4-1　全球永續發展的歷史進程

年份	會議名稱	說明
1992	聯合國環境與發展大會(又稱地球高峰會;里約會議) 聯合國第47屆大會	發表「里約宣言」、「21世紀議程」、「氣候變化綱要公約」、「生物多樣性公約」及「森林原則的聲明」等五個重要文件;成立CSD。「里約宣言」共計27條基本原則。
1995	國際標準化組織	頒布標準代號為ISO14000的環境管理系統標準。
1996	第二次人類集居地會議(又稱城市高峰會議)	在土耳其伊斯坦堡召開的「城市高峰會議」,針對全球都市危機謀求可行之行動與對策,以促使全球達到健康、安全、平等及永續四大目標。
1997	里約+5、聯合國第19次特別大會	綜合審議環境與發展問題,認為里約會議以來永續發展已深入人心,國際立法穩步發展,但全球環境日益惡化的趨勢尚未扭轉。
2002	世界永續發展高峰會(又稱里約+10會議)	於南非約翰尼斯堡召開,針對五個議題(水資源、能源、健康、農業及生物多樣性)提出具體工作內容及行動方案。會議主要在研商如何提升經濟及社會發展、促進人類生活,同時保護自然環境及資源。大會通過多項行動計畫及千禧年宣言(United Nations Millennium Declaration),強調消滅貧窮與落實地方永續發展等更務實的策略與行動計畫。
2012	聯合國永續發展大會(又稱里約+20會議)	於巴西里約熱內盧召開,會議主題為探討如何在愈來愈擁擠的地球達到「我們要的未來」(The Future We Want),以及如何降低貧窮、促進社會公平並保護生態環境。大會的兩個主題為綠色經濟及永續發展機制,正式會議產出49頁文件,分為6章、283個項目,主要內容為制定各國應合作根除貧窮及推動永續發展計畫的目標,設立全球性高峰論壇隨時跟進各項目標的落實情況,及訂定國際公約規範公海的使用等。

資料來源:周鴻騰整理。

念;強調對未來世代的關懷與對自然環境資源有限性的認知,及對弱勢族群的扶助。

過去四十年,人與環境互動的國際趨勢含括三個向度:(1)就社會正義的向度而言,對原住民、兒童、婦女、與貧窮國家等弱勢族群的關懷與照顧,已成為國際的共識;(2)而環境保育的思潮,則由人類中心主義，擴充至生命中心的觀點，再推進到生態中心的理想；(3)第三個向度則是對人類生存與發展的思考，已跳脫完全以本世代為中心的考量，而能納入大視野的永續發展與未來世代福祉的思維。

回顧1992年「二十一世紀議程」以來，世界各國對永續發展全球行動計畫執行情況的基礎上，肯定「永續發展教育」（ESD）的重要性，強調對人類進行永續發展教育不僅意味著將環境保護列入課程，而且意味著促進經濟目標、社會需要和生態責任之間的平衡發展。會

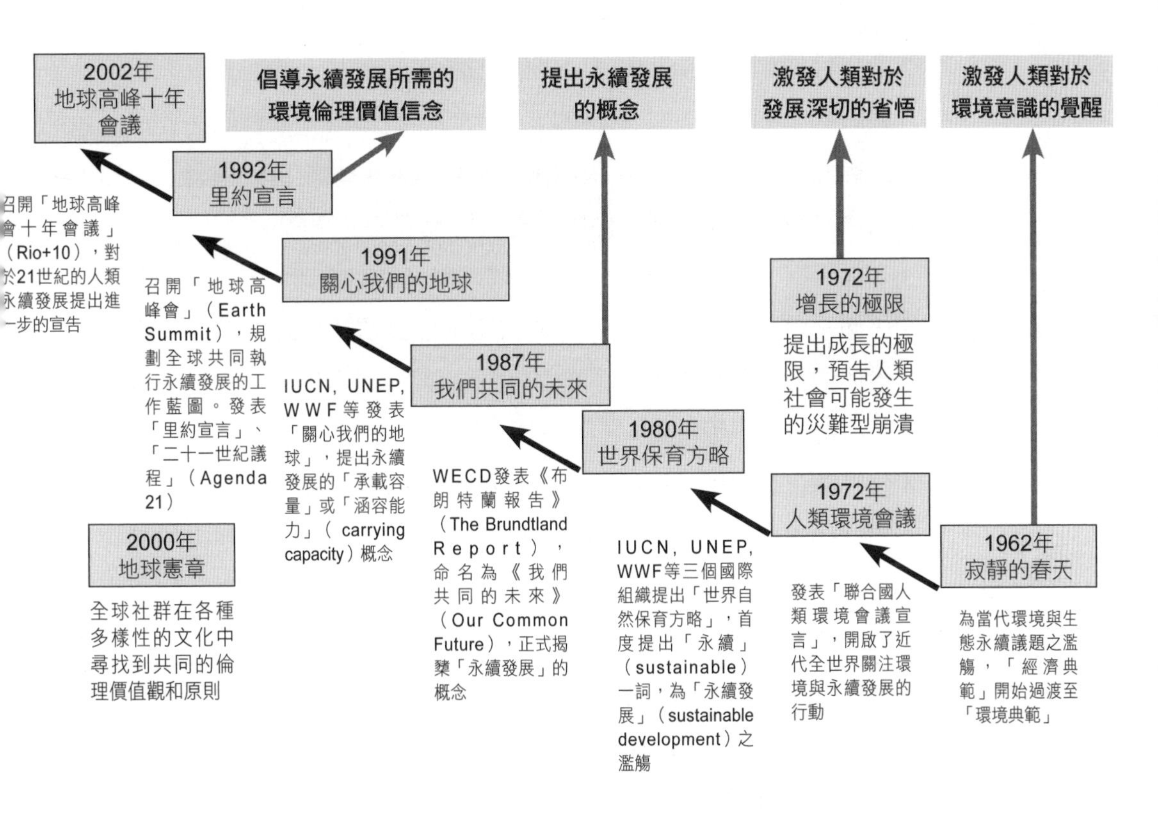

圖4-3　永續發展及其教育的形成過程

資料來源：周鴻騰整理繪製。

議的一系列文件中，主張首先應該變革教育，以便能使「學生掌握在社區永續生活的技能、觀點、價值觀念和知識」。提請出了「聯合國永續發展教育十年計畫」（United Nations Decade of Education for Sustainable Development, DESD），並以2005年作為起始的建議。

永續發展教育中，對於永續發展的原則，界定如下：

1.相互依存原則（Interdependence）：人們是與環境無法切割的一部分。我們是個體、他們的文化、他們的社會和經濟活動以及他們周遭自然連接的一部分。

2.多樣性原則（Diversity）：地球和所有住在其上的居民具有極大歧異度的特色——生物的、文化的、語言的、社會的、經濟的等面向的高歧異度。我們需要瞭解這些形式的每一種對人類生命的品質以及生態系健康的重要性及價值。

3.人權原則（Human rights）：每個人有一個不能剝奪的人權，在信仰、言論、集會以及安全的自由並受到法律保障，並且提供給他們能夠行使這些權利的情境，如獲得基本教育、食物、遮蔽、健康和平等機會。

4.公平與正義原則（Global equity and justice）：這個原則被稱為同世代內的正義（intra-generational equity），強調其他人的權利及需求要被照顧到，以致於在世界上的每個人都獲得一個公平、豐富的生活品質。

5.未來世代權力原則（Rights of future generation）：這個原則被稱為代間正義（inter-generational equity），它強調我們今天的生活選擇總是影響未來世代擁有我們所具有的選擇的能力（capacity）。

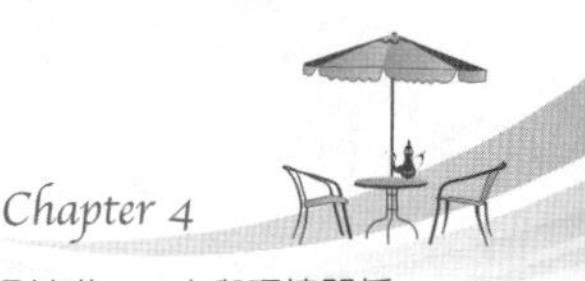

6.保育原則（Conservation）：自然環境包含一些可再生資源以及有限的資源，這些是人類能夠發展滿足他們的需求。我們所做的生活方式的選擇需要尊重這些資源長期的永續性，需要自然保育為了存在價值，不僅是使用價值。

7.經濟活力原則（Economic vitality）：經濟成長依賴動態的經濟活力，在當中每個人有機會和技能去獲得資源，這資源是滿足人們的生活品質需要的，並且是在永續發展的架構內。

8.價值與生活型態選擇原則（Value and lifestyle choice）：價值是反應對人們福祉、經濟活力和環境的關切，這樣的價值是被需要，以確保我們做生活選擇時能為每個人永續未來有所貢獻。

9.民主與公民參與原則（Democracy and civic participation）：人們傾向關懷其他人和環境，當他們有權利、動機和技能去參與會影響到他們生活的決定時。

10.預防原則（Precautionary principle）：永續發展議題是複雜的，與一個議題有關的科學建議經常是不完全或是被切割。在這樣不確定下，需要慎思地行，並覺察可能有無預期結果。

二、永續發展的面向與考量

永續發展乃是對現今的經濟發展正快速破壞生態環境及社會進步的反省，所涵蓋的要點包含社會、經濟、環境等三個面向（**圖4-4**），亦即強調經濟有效、社會公平、生態平衡。在「二十一世紀議程」中更闡述了，永續發展是在不會威脅生態和社會系統之生存能力的前提下，對所有的人提供基本的環境、社會和經濟服務的發展。這個理念形成了一個針對地方與全球經濟改革的行動計畫，其訴求則是不斷

• 強永續性：自然資源或有一些重要元素（critical elements）是無法交換的。
• 弱永續性：允許人造資本漸次取代自然資本，損失之自然資源可與人類生產及資金所得交換。

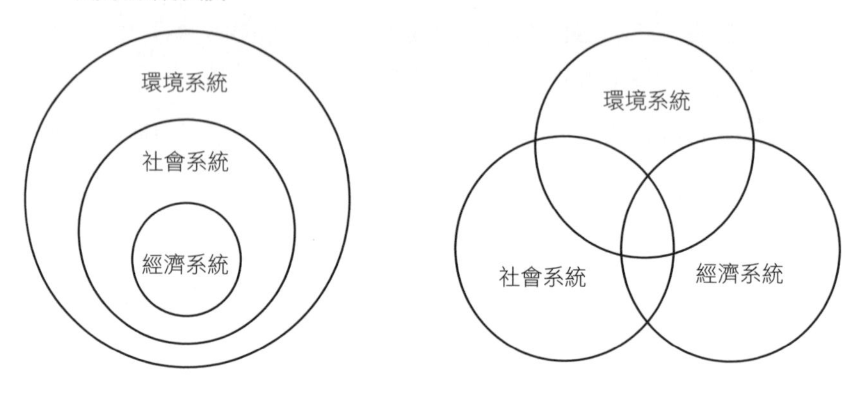

圖4-4　強永續性與弱永續性之區別

進行內部和外部變革，透過三個面向發展過程中，所有利害關係者（stakeholders）的協商，在資源利用中為保育與開發之間的衝突尋找解決之道。

社會與經濟均應含括於環境系統內，因為生態系統如果沒有人類依然可獨立運轉，但是缺少生態系統的人類則無法存活；而經濟系統內的生產與消費係為追求人類最大福祉而產生，故經濟為社會所包容，此亦所謂「同心圓」或「大圈圈中的小圈圈」之論點（李永展，1999）。在此論點之下，永續性的組成架構必須回應三者的階層性，也必須重新建構這三者的關係，其中最重要的觀念即在於永續性必須建構於生態圈之架構下，亦即人類須在環境容受力的限制下，建構公平的社會、促進經濟的效率，以提升人類的生活品質。真正的永續性，我們必須將著力點從「管理資源」轉移到「管理人類」。此三個圈圈又可解讀為「生態、生活、生產」的「三生」（李

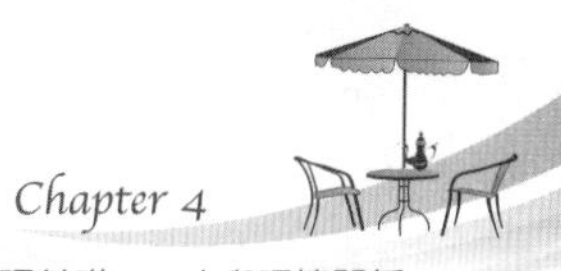

永展，1999）；表面上看來，這個架構以乎仍是以人為中心的思考，但它也體認到生活及生產在長期上必須依賴健康的生態才能存在的事實。然而，如果只有此三項論述，未免流於空談形式，因此，聯合國「二十一世紀議程」中，特別把「體制」（法令制度組織）列於落實永續發展的重要環節，因此，我們可以得到「生態、生活、生產、體制」的「三生一體」的永續發展典範。

承上所述，永續的經濟及社會必須架構在永續的環境與生態體系上，若生態環境不永續也就沒有真正的永續，更談不上永續經濟與永續社會。但如果沒有永續的經濟與社會適度的支援與配合，永續性環境與生態體系對人類的發展也就失去意義。各種不永續發展的模式，諸如：片面以經濟觀點衡量生活水準；缺乏經濟、社會、環境議題的整體考慮；致力追求短期經濟利益；將環境事務視為奢侈品，而忽略此生存基礎乃民眾生存所需；政策規劃多僅由專家從事，無法真正的反映民眾需求（**表4-2**）。上述這些不永續發展的模式，在在都反映出台灣長期以來的失衡發展。如今，台灣在生態環境方面已付出許多慘

表4-2　永續發展與不永續發展之比較

永續發展	不永續的發展
在社會、環境及經濟整體考量基礎上改善生活條件。	僅以經濟觀點為基礎來衡量及提高生活水準。
視經濟、社會與環境議題彼此連結，尋求完整而長遠的策略。	視三議題彼此獨立，認為健康的經濟將自動導致健康的社會與安全的環境。
避免對未來造成危害而在今日採取行動。	努力於改善短期事務，將問題留給未來置身其中的人去處理。
考慮環境與其承載能力，使所有決策能真正支持人類活動。	視環境事務為奢侈，只在負擔得起的情形下去保護它。
在專家與民眾的合作下做規劃，使規劃能符合民眾需要。	只由專家做規劃。

資料來源：European Commission.

痛的代價，如果不儘快以永續發展的目標作為導向，相信台灣未來更需承受不斷累積與惡化的沉重負擔。

永續發展具多元性與整合性的特質，其內涵含括經濟的觀點、環境的立場與社會發展的考量：

1.經濟性的目標：永續發展概念是「滿足當代需求的發展，但不損害後代需求的能力」〔1987年聯合國環境與發展委員會在「我們共同的未來」（Our Common Future）所下的定義〕。
2.社會性的目標：永續發展的定義是「生存於不超越維生系統的負荷力之情況下，改善人類的生活品質」〔1991年IUCN（International Union of Conservation for Nature）、UNEP（United Nations Environment Programmed）和WWF（World Wide Fund for Nature）聯合出版《關懷地球——一個永續生存的策略》〕所提出的定義。
3.環境性的目標：永續發展的定義是「保護和加強環境系統的生產和更新能力」（1991年國際生態學聯合會（INTECOL）和國際生物科學聯合會（International Union of Biological Sciences））聯合召開永續發展討論會，對永續發展的定義。

三、二十一世紀議程：中華民國永續發展策略綱領

配合國際發展的趨勢，也為台灣進入21世紀追求永續發展定位，我國在2000年由行政院院會通過「二十一世紀議程：中華民國永續發展策略綱領」，指出中華民國推動永續發展的四大願景與十項原則，內涵如**圖4-5**、**表4-3**、**表4-4**。

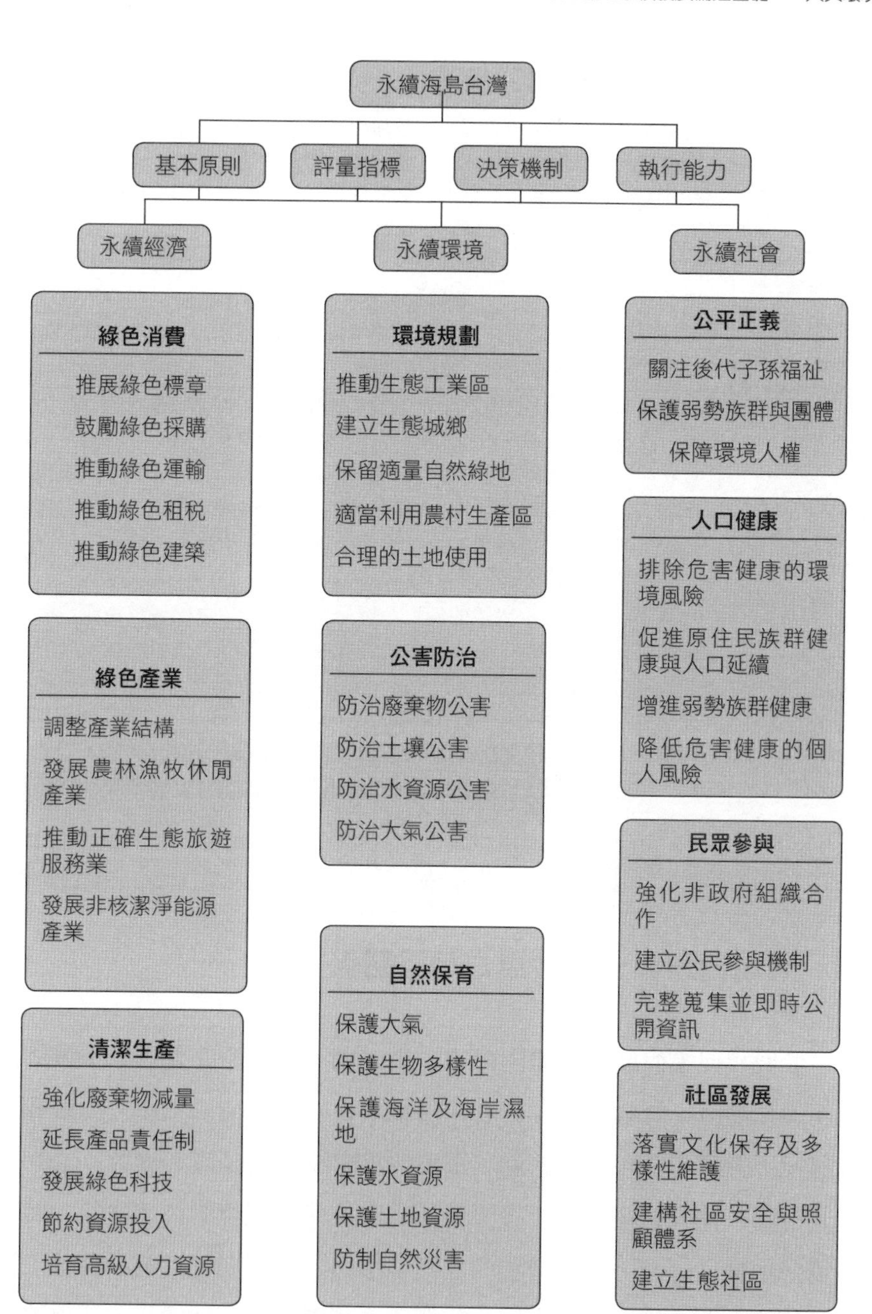

圖4-5　台灣21世紀議程國家永續發展遠景與策略綱領架構圖

表4-3　中華民國推動永續發展的願景

永續的生態	台灣幅員雖不大，生物資源、種類卻相當豐富。全民經由教育及環保意識之提升，在惜用資源以追求必要的滿足物質生活過程中，應充分體認與其他生物共存、共榮的倫理，由俾令台灣生物多樣性所建構的功能網更為強化，人人皆可因而享受到大地生生不息的哺育。
適意的環境	在居住環境方面，生活圈內舉凡：公園、停車場、教育藝文場所、醫療保健體育場及無障礙空間等公共設施期盼能逐趨完備；在自然環境方面，因汙染防治得宜，且生態保育措施充分發揮功效，台灣終能恢復「福爾摩沙——美麗之島」的原有面貌。
安全的社會	「安全無懼」、「生活無虞」、「福利無缺」、「健康無憂」、「文化無際」應是安全和諧社會的寫照。當就業安全制度建立後只要勤勞，人人皆有所用；當福利制度完備後，鰥、寡、孤、獨、廢、疾者，人人皆有所養。當醫療體系健全，文化措施豐富，那麼全體國民之心理健康皆將精進，進而全民能凝聚共識，珍惜所有，並共同維護社會秩序與安寧，享有無虞無懼的日常生活。
開放的經濟	在加入世貿組織後，我國的經濟發展更應追求產業之開放良性競爭；加強科技研發、創新，建立綠色生產技術，形成高科技製造業產業體系，成為東亞的智慧型科技島。另一方面，市場交易應力求公平，政府和民間企業皆能提供以「顧客為導向」的服務，消費者權益得以受到充分保障。此外，網際網路因無遠弗屆，金融、保險、電信、運輸、法律服務、會計服務等事業均當全面國際化，從而提升效率，增進國家競爭力。

四、環境倫理與永續發展之相互關係

環境和促進發展是一體兩面的，是一個不可分割的整體。環境問題與人類經濟、社會活動皆密切相聯繫著，如果人類的生產、消費和發展，不考慮資源和環境的話，那等於沒有物質的基礎。因此，必須溯其根源，在人類經濟社會發展進程中尋找保護環境的最佳途徑，將環境保護納入經濟、社會發展的進程之中。永續發展包括經濟持續、生態持續及社會持續。其中以生態持續為基礎；經濟持續是重要保證

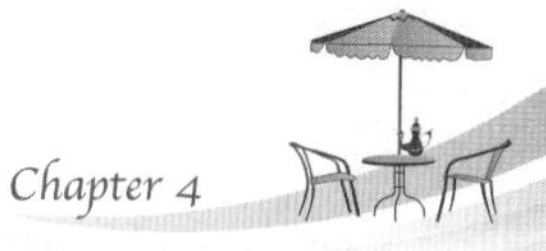

表4-4 中華民國追求永續發展的十項原則

世代公平原則	當代國人有責任維護、確保足夠的資源，供未來世代子孫享用，以求生生不息、永續發展。
環境承載原則	社會及經濟之發展應不超過環境承載力。
平衡考量原則	環境保護與經濟發展應平衡考量。
優先預防原則	可能對環境造成重大的、不可避免的破壞時，為使破壞減至最低，應事先進行環境影響評估並採取有效之預防措施。
社會公義原則	環境資源、社會及經濟分配應符合公平及正義原則。
公開參與原則	永續發展的決策，應彙集社會各層面之期望和意見，經過充分的溝通，在透明化的原則之下，凝聚各方智慧，共同制定。
成本內化原則	以「汙染者有責解決汙染問題」、「受益者付費」為基礎，使用經濟工具，透過市場機能，實現企業與社會其外部成本內部化，合理反應生產成本的目的。
重視科技原則	要以科學精神和方法為基礎，擬定永續發展的相關對策並評估政策風險；透過科技創新，增強兼顧環境保護和經濟發展雙重目標的動力。
系統整合原則	制定永續發展方案，應整體考量生態系統之生生不息；推動永續發展政策，也要整合政府及民間部門，使各盡其責、克竟全功。
國際參與原則	善盡國際社會一份子的責任，以先進國家的經驗為借鏡；有關環保法規之制定，應依循國際規範，對其他開發中國家提供外援，永續發展應列入重點項目。

條件；社會持續是發展的目的。

永續發展和環境倫理所強調的理念之相互關係大致為：樹立新的環境倫理道德觀念，把保護人類世代生存以及不危及其他物種生境作為人類社會的一項基本道德。把人類道德觀念從人與人之間的關係擴展到人與自然的關係，意識到人類利用和改造自然的同時，還對自然負有責任，即人類在發展和完善自我的同時，必須考慮自身的行為對生態系統的影響。必須瞭解人類與自然是和諧共處的，經濟與環境是協調發展的觀念。環境不僅具有經濟上的價值，還具有生態、遺傳、社會、科學、教育、文化、娛樂和美學價值。要改變過去僅僅把環境看成有使用價值而無償占用的行為，以及「產品價值高、原料低價、環境與資源無價」的價值扭曲現象。

Engel（1990）認為環境倫理在永續發展中有助於解決價值的衝突。在研議保育與發展計畫時，常遭逢價值衝突的障礙。最明顯的例子就是衝突存在於資源保育與生態中心主義（ecocentrism）之間。前者強調有效率的、長期的利用資源；而後者強調資源保存的價值存在於自然的本身。對生態中心主義擁戴者言，資源保育反映出人類中心和技術中心的世界觀，而生態中心主義卻被認為過於幻想和憎恨人類。

這種衝突反映在許多聯合國的國際政策宣言中，例如世界自然憲章堅稱要尊重所有生物，不論它對人類有何價值，以及生態系及個體必須妥加管理，以達成和維持最適的持續生產力。同樣的，在「世界自然保育方略」被評論過於強調資源保育，然而它仍推崇尊重其他生物和與自然和諧相處。

倫理在這種衝突中，並不提供正確與錯誤的判斷，也不是僅僅提供超越現實的解決理論，而是要重新界定議題的價值地位。就資源保育與生態保存言，許多具有生態素養的領袖已經宣稱維護資源保育的道德關切就是：保護自然資源是為了世代間分配的公正。因此在這種情形下，不是工具性價值與內在價值間的問題，而是涉及兩種內在價值，即社會正義和生態完整。

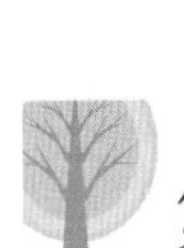

第三節　永續發展的倫理架構

一、《地球憲章》是未來永續生活的倫理架構

《地球憲章》（*Earth Charter*）是全球社群在各種多樣性的文化中尋找到共同的倫理價值觀和原則。《地球憲章》的核心價值觀主要以尊重生命看顧大地、維護生態完整性、促進社會正義經濟公平、促進民主、非暴力、和平等原則來建構永續的世界（Tucker, 2008）。它的歷史源起於1987年聯合國「世界環境與發展委員會」（WCED）所提出的《我們共同的未來》報告書，呼籲草擬新憲章，以期望能指導世界邁向永續發展（世界環境與發展委員會，1987）。歷經十三年的討論，最後於2000年在聯合國教科文組織（UNESCO）巴黎總部的會議上，各國人士協商達到共識並將《地球憲章》定稿，並進一步的正式啟動。

2002年聯合國大會通過將2005～2014年定為「永續發展教育十年」。同年在約翰尼斯堡世界領袖會議上，《地球憲章》得到許多國家元首公開聲明支持。當《地球憲章》被廣泛承認後，即成為落實永續發展的共識聲明。2005年聯合國正式推動「永續發展十年教育計畫」（UN Decade of Education for Sustainable Development 2005-2014），聯合國教科文組織更正式通過以《地球憲章》所揭示的條文，作為永續發展十年教育計畫的倫理架構，以發展出一套全方位的教與學，整合永續發展的原則、價值及行動，目標在改變現有教學取向，透過教育邁向永續發展（ECIIS, 2005）。《地球憲章》的倫理價值觀源自當代科學新知、國際法、世界偉大宗教和哲學傳統的智慧。

也淵源於1990年代聯合國召開的七次高峰會、倫理學的全球運動、過去三十年來無數的非政府組織宣言和人民條約，以及成功建構永續社區的實例的成果（Brenes, 2008）。《地球憲章》清楚傳達全體／普世性責任感（Universal Responsibility）的觀念，同時也闡釋經濟、社會與環境等領域是相互依存的關係（Interconnectedness）。因此，《地球憲章》可以是推動永續未來所須的原則，也可以是獨特且實用的教育架構與教學工具。

我們能理解人類現今正處於地球氣候歷史中關鍵的時刻。這導因於速率暴增的人口，以及從工業革命至今的生產方式與過度消費的價值觀，大量消耗非再生能源以及改變了土地利用方式，導致大氣層中溫室氣體的排放量與濃度持續增加。人為排放溫室氣體具有集熱的能力，導致溫室效應加劇，造成全球平均氣溫與地表溫度上升（全球暖化）。全球暖化會造成全球氣候變遷的現象，包括溫度變化、極端氣候事件、海平面上升、降水改變等。在氣候災難不斷發生之下，人類賴以維生的生態系統與居住的基礎建設受到嚴重破壞，經濟發展的利益未能平等的分享，導致貧富之間的差距不斷增大，造成不公義、貧窮、無知以及暴力衝突到處蔓延，成為許多巨大苦難的根源，全球氣候安全的根基正受到威脅。

然而，氣候變遷可能造成的危險是可以避免的，國際社群為了因應氣候變遷，在《聯合國氣候變遷綱要公約》（*United Nations Framework Convention on Climate Change*, UNFCCC）提出調適（adaptation）與減緩（mitigation）兩種並進的因應策略（IPCC, 2007）。調適是指人類必須開始認真考慮在未來兩百年平均氣溫仍然會持續上升，全球各地激烈氣候現象（如颱風、洪水、乾旱等）的發生也更加頻繁的狀況，有必要調整目前的生活及社會運作方式，以因

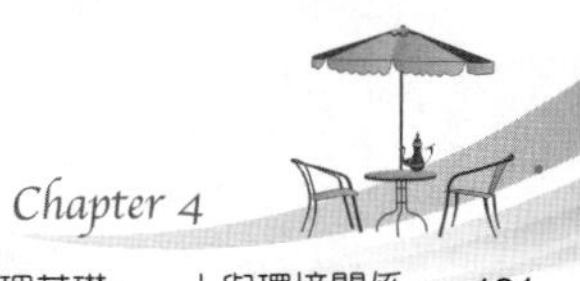

應氣候的威脅與風險（顧洋，2009）。減緩是指減少溫室氣體、增加碳匯而擬定的政策或採取的行動，以降低大氣中溫室氣體的濃度（在兩岸四地稱之為節能減碳或節能減排）。人類行為受其價值觀所引導與左右，每個人的多元面向價值觀會支配每個人的生活型態及其生態環境（楊冠政，1995）。因此，減碳與調適行動不能僅是知識的傳遞、自然體驗與戶外教學，更需要的是一種價值觀教育。

二、《地球憲章》的核心價值觀

《地球憲章》則歷經十三年的討論，對於永續發展的內涵已漸進俱足，也建立了更健全的倫理基礎在現實生活的情境中，《地球憲章》可以是讓人類邁向永續生活的指南或讀本（陳慈美編譯，2007）。或當我們的想法和生活方式必須要作出重大的轉變時，其原則能讓我們反思現實和永續的價值觀，指引我們選擇更好的生活方式（McGrady & Regan, 2008）。

《地球憲章》主要有四個部分的核心價值觀與原則，讓我們瞭解在解決任何一個關鍵性的環境問題時，保護生態、消除貧困、公平的經濟發展、尊重人權、民主與和平是相互依存且不可分割，如圖4-6所示。

這四部分依序是：「尊重生命，看顧大地」、「維護生態系統的完整性」、「促進社會正義、經濟公平」、「促進民主、非暴力、和平」。在每部分的核心價值觀之下，又包含多個重要核心原則與更多細節的次要原則，建構成了完整的教育架構。

第一部分，闡述基本的價值觀，認為所有生命都是相互依存的並都有其自身價值。在有限的資源、負責任的消費、平等和公正以及長

(一)尊重生命，看顧大地

- 體認到所有生命彼此相互依存
- 當自由、知識和權力不斷增長時，推動公眾利益的責任也必須相對增進
- 提供每個人能實現全部潛力的機會
- 不得妨礙未來世代基本需求的滿足

(二)維護生態系統的完整性

- 地球生態系統極為脆弱需要被保護
- 以「預防傷害」措施適用於所有新的開發提案
- 生產一消費一繁衍方式不得超過地球的再生能力（3R生活模式、外部成本內部化）
- 推展生態永續性的研究

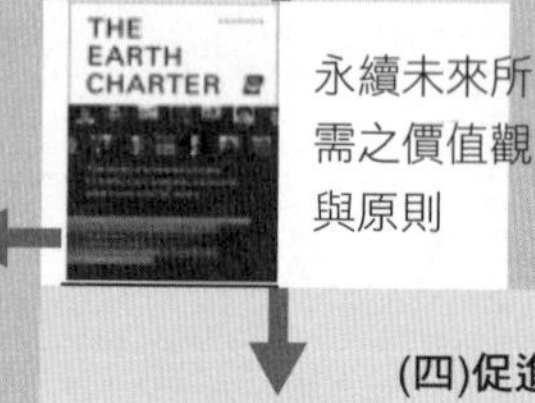

(三)促進社會正義、經濟公平

- 視消除貧窮為倫理、社會、和環境的必要任務
- 確保各層級的經濟活動和機構以平等和永續的方式來推動人類發展
- 確認性別平等和公平，以此作為永續發展的先決條件
- 要照顧原住民和少數民族的權利

(四)促進民主、非暴力、和平

- 加強各層級的民主機制與公民參與
- 提供給所有人永續性生活方式所需的知識、價值、和技巧
- 以尊重和體諒對待所有生命體
- 推動容忍、非暴力、與和平的文化

圖4-6　《地球憲章》的核心價值觀與原則

資料來源：周鴻騰整理繪製。

遠的視野之下，人人都能享有對生態負責，安全而有意義的生活。同時，此部分不僅定義了我們所要追求與創造的永續世界，也將有益於地球人類和生態群落長期繁榮的價值觀、傳統、機構和制度留給我們的後代子孫。

第二部分，談到維護生態的完整性，同時也是貫徹整份檔的主要概念，因為地球生態系統極為脆弱須要被保護，若當人類知識仍不足時，須以「預防傷害」的措施應用於所有新的開發提案。再者，因為人類干涉了生態系統的運作，有時會造成環境承載力增加與恢復力降低，因此必須採用可保護地球的再生能力、人權和社會福利的生產、

消費和繁衍方式作為因應。

第三部分，反映資本主義社會長期發展而來的社會模式，所造成的不平等（階級與貧富差異、不公義）、社會化（過度生產消費合理化）與社會制度中的異化（疏離）狀況（Charon, 2007）。這種情境需促進消除貧窮、公平貿易、性別平等與照顧原住民和少數民族的權利，以維護社會正義與經濟公平。

最後，在第四部分，則談到了加強各級民主機制，提倡公民參與決策，並將永續生活方式所需的知識、價值觀和技能納入正規教育和終身教育。同時也論及動物福利，以尊重和關懷來對待所有的生命體，並促進寬容、非暴力及和平的文化。

三、從《地球憲章》視野來看因應氣候變遷行動

《地球憲章》關鍵的核心價值是「普世性責任感」，亦即我們扮演的角色以及可能造成的影響，並不僅限於地區性的範圍而極有可能是全球性的。表4-5為運用《地球憲章》的視野，系統性思考減碳、調適行動等事實。讓我們可以理解氣候變遷一定會引發全球與在地之間產生許多層面的反應。因此，因應氣候變遷所產生的減碳、調適行動，在社會、經濟、生態、文化、政治層面的相互關聯，是不可能單獨處理而是要全面顧及。

解決全球氣候變遷的根本問題，在於人們的倫理價值觀需要典範轉移，亦即從現在經濟成長為主轉移到一個基於永續發展概念的思維。慶幸的是《地球憲章》提供一個值得關切的思維方式，它是邁向更公義、永續與和平的世界所需的全球倫理中的價值觀與原則，將有助於讓我們覺知「在決定做什麼行動的時候，要思考些什麼」。這也

表4-5　從《地球憲章》視野來看因應氣候變遷行動

由《地球憲章》倫理價值觀與原則發展出的視野	因應氣候變遷的減碳、調適行動的具體事實
我們正處於地球歷史中關鍵的時刻	目前全球大氣中的二氧化碳含量是380 ppm，而由人類活動產生會造成暖化效應的溫室氣體已達到約等同於450ppm的二氧化碳量，並且以每年高於2 ppm的速率在增加中。地球平均氣溫上升2度是最後的底線。
地球提供演化所需的基本條件	自然界中的能量流動、大氣圈移動、水文循環、大氣與地表的溫度變化及生物地質化學循環等，可以使地球系統、生態系統與人類系統保持在平衡的狀態。
當今主流的生產和消費模式是不永續的	舊有的經濟模式過度人口成長，物質主義及消費主義是環境問題的主要根源。過度發展科技（征服自然、人定勝天思維），導致人類過度消耗地球的資源。
我們的價值觀念、組織架構和生活方式都需要有根本的改變	我們要體認到基本的需求得到滿足，而不是物質上擁有更多。改變價值觀以因應氣候變遷。我們必須從提升使用能源的效率著手，揚棄舊有的經濟模式，以儉樸、科學精神與在地生態智慧來過低碳生活。
尊重生命，看顧大地	
所有生命彼此相互依存	人類和其他生物一樣，都是地球上生命社區的成員，所有的物種都是相互依存。全球暖化造成的連鎖效應，將使原本穩定的氣候與長期平衡的生態體系與人類社會造成嚴重的威脅。
自由、知識和權力不斷增長，責任也必須相對增進	富國（或富人）必須自發性的改變生活方式，降低物質需求，減少過度消費，降低資源浪費，才會影響窮國（窮人）的減碳意願。
保障人權和基本的自由 提供每個人能實現他全部潛力的機會	氣候變遷也是人權議題，因為當農業生產遭受到危害、乾旱或是海平面上升，這些基本人權都會逐漸地遭到傷害。因此，富國（或富人）應自我節制，讓窮國（窮人）的發展不會被扼殺，同時也要承認每個人對於基本安全與自由的權利。
維護生態系統的完整性	
地球生態系統極為脆弱，需要被保護	氣候變遷將會導致許多地區的生物多樣性的減少。我們可以透過復育與重建植被以保留（育）現有森林與草原，透過永續農業增加植物根部的碳含量。以及透過廚餘堆肥、綠肥與家畜糞肥增加土壤肥力，並且能增加植物及土壤的碳儲存量。有助於生物多樣性、糧食安全與民生的生計。

（續）表4-5　從《地球憲章》視野來看因應氣候變遷行動

由《地球憲章》倫理價值觀與原則發展出的視野	因應氣候變遷的減碳、調適行動的具體事實
以「預防傷害」作為環境保護的最好方法	預防性調適行動例如：建立預警系統、新建築規範與築堤，以預防氣候變遷造成的災變。而反應性調適例如：提供補償或補助、加強建築規範、濕地復育則是降低氣候變遷造成災變之後所造成的傷害。
生產、消費與繁衍方式不得超過地球的再生能力	倫理消費者傾向購買不傷害環境與社會的產品。例如購買有機產品、公平交易產品、節能燈泡、來自再生能源的電力、回收紙等，以降低製程與運輸的能源消耗。或是採取積極行動，主動發掘那些產品靠剝削童工、破壞生態而獲利，並進一步採取抵制（不購買）行動。
推展生態永續性的研究，將現有的知識公開交流和廣泛應用	原住民族的生態智慧中，他們對待土地並非是「擁有或是征服」的關係，而是「人類屬於大地」與「敬畏、滋養、循環休息」的方式。這反映在原住民的社會規範、獵場與漁區的制度上。因為他們有「環境承載力」的考量，使得永續利用自然資源。
促進社會正義、經濟公平	
貧窮代表著倫理、社會和環境的不公義	受到氣候變遷衝擊最深的都是原本就很貧窮的人；然而，他們卻都不是造成氣候變遷的主要元凶。因為貧窮的人是極度脆弱、容易受影響的族群，他們大多生活在窮苦地方，常受乾旱、水災、暴風雨、海平面上升或沙漠化加劇等威脅。
確保各層級的經濟活動和機構以平等和永續的方式來推動人類發展	碳交易的方式有兩種，第一種稱為「清潔發展機制」，富有的國家除了自己努力減碳，也可以帶技術、資金到開發中國家幫助減碳。第二種碳交易方式是把碳權視為股票的有價商品，訂出價格到公開市場買賣。碳交易在經濟學的理論上是合理可行的，但做法就好像企業贖罪券一樣，若人為因素導致執行不力，是無助於減碳。因此我們要需要發展的是低碳經濟。
確保所有人能擁有接受教育、醫療照顧及經濟機會等權利	氣候變遷可能在許多方面影響人類健康，包括因旱災而起的糧食危機、水患造成的傳染病擴散、生態破壞導致的蚊蟲傳染病遷移等。全球暖化也衝擊飲水安全、環境汙染、營養失調，同時造成慢性病與新興疾病的增加。
性別平等與照顧原住民和少數民族的權利	洪水爆發還蔓延瘧疾、霍亂等疾病，使得婦女必須花更多時間照料病人、花更少時間在農地上耕作，在無法從水災中復原的情況下，許多家庭深陷貧窮和饑荒。

(續)表4-5　從《地球憲章》視野來看因應氣候變遷行動

由《地球憲章》倫理價值觀與原則發展出的視野	因應氣候變遷的減碳、調適行動的具體事實
促進民主、非暴力、和平	
推廣並加強各層級的民主機制與公眾參與的過程	荷蘭的「還地於河」(Room for the River)、英國的「為水留下空間」(Making Space for Water)等方案皆是正視氣候變遷問題而採取的調適策略。政府透過相關利益團體參考模擬情形,召開磋商會議後整合各界意見並凝聚共識,讓每個參與者都能得到清晰的、及時的資訊,以具實質意義的方式參與決策過程。
提供給所有人受永續發展教育的機會	因為氣候變遷是全球關注的議題,環境教育應以氣候變遷、調適、節能減碳為主要實施內容。通過環境教育法,有助於低碳生活、低碳社會的推展。
以尊重和體諒對待所有生命體	保護野生動物以避免於獵殺、設陷及漁撈過程中所使用的方法會導致極度地、延長地或可避免的痛苦。以人道的方式對待生活在人類社會中的同伴動物、農場動物、野生動物、實驗動物與娛樂動物,並保護它們免於受苦。
迎向未來	
自己必須接納並推動憲章所揭示的價值觀和目標。 必須在思想和心靈上有所轉變。 每一個個人、家庭、組織和社區都有各自可以扮演的角色。 在既有的國際合約下履行應有的義務,並支持《地球憲章》條文的實施,以國際法律來規範環境與發展。	

意謂著我們必須在思想和心靈上有所轉變,同時也要對於「全球相互依存」以及「普世性的責任」具有新的體認。透過《地球憲章》的視野,使我們得以系統性思考如何以更低碳、更永續的生活方式,來替代目前仍然過度消耗地球自然資源的生產與消費模式。

調適行動主要目標在於建立人類與生態系統的恢復力以抵抗脆弱度,如同《地球憲章》條文第5、6、9條裡所清楚表達的:在面對賴以維生的生態系統,要保護並恢復地球生態系統的完整性,並以預防傷害作為環境保護的最好方法,當知識仍不足夠時,寧採取謹慎的預

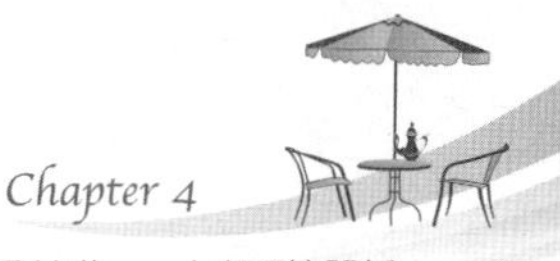

防性措施。在面對人類社會系統，要視消除貧窮為倫理、社會和環境的必要任務，並在國內及國際分配所需的資源，以保障人民享有取得適合飲用的水，乾淨的空氣、安全的食物、無汙染的土壤、住家和安全的衛生設施等之權利。進而透過教育和資源的獲得來培植所有人的能力，以保障其擁有永續的生計，同時對於脆弱地區的貧困者提供社會福利和安全網絡的支援。

節能減碳行動主要目標在減少溫室氣體的排放、增加碳匯、提高能源使用效率以及公平有效的經濟誘因制度。如同《地球憲章》條文第5、7條裡所清楚表達的：對於人類使用環境資源上，礦產及石化燃料等不可再生資源的開採和使用，必須有良好的管理機制，以儘量減低耗損的速度，並要避免造成環境的傷害。對於水、土壤、林產物和海洋生物等可再生資源的使用必須有良好的管理機制，不要超過其再生的速度，以保障生態系的健康。在人類社會的生產和消費過程中，使用的物質要儘量減用、再用及再生使用能源時要以節制和效率為原則。並採用可保護地球的再生能力、人權和社群福祉的生產—消費—繁衍方式，在有限資源的世界中，提倡儉樸、科學精神與在地生態智慧來過低碳生活。

最後，筆者主題回應《地球憲章》序言中所陳述的：「我們的價值觀念、組織架構和生活方式都需要有根本的改變。我們必須體認到，當基本的需求得到滿足之後，人類的發展主要應該著眼於讓生命內涵更豐盛，而不是物質上擁有更多」。個人與群體都可以根基於《地球憲章》中所啟示的倫理價值觀與原則展現影響力，而每個人的努力都算數。

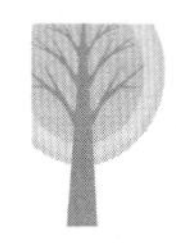

第四節　永續發展教育的意涵及願景

一、永續發展教育定義

「永續發展教育」（Education for Sustainable Development, ESD）或「為永續的教育」（Education for Sustainability，簡稱EfS或EFS）在永續發展的概念倡導下，近年國際間廣泛研究討論。2002年的世界高峰會議的永續發展實行計畫（World Summit on Sustainable Development: Plan for Implementation）中曾對永續發展教育做出以下的解釋：「為永續發展的教育是對我們未來的一項投資……任何一個有遠見的國家應該確保對教育提供足夠的資源，以求日後發展」。聯合國歐洲經濟委員會對於永續發展教育的一項聲明中也指出：「教育」除了是一項人權之外，亦是達到永續發展不可或缺的條件、良好管理的必要工具（Ferreira, Ryan & Tilbury, 2006），由此可見在永續發展過程中教育推展的必要性。

永續發展教育的發展最終是為了永續的未來，DESD永續教育十年的願景在於：「使得世界上的每一個人都有機會受教育及學習，在價值觀、行為及生活型態上都能邁向永續性的未來，並促使社會正向的改變」，為此聯合國永續教育十年計畫訂定四個具體的發展目標：(1)建置網絡作為永續發展教育資源人士的互動及分享平台；(2)提升永續發展教育及學習的整體品質；(3)幫助各國藉由永續發展教育邁向千禧年發展目標（Millennium Development Goals）；(4)提供各國機會合作促使永續教育發展（Mula & Tilbury, 2009）。

從「永續教育十年」領導機構聯合國教科文組織以及各執行機構

的各項推行作為可發現，「永續教育十年」是各國極力推展的共同目標，為調整現有教育計畫的方向、提高公眾的理解和認識和提供相關培訓的重要使命，提高公眾認識和加強各個國際組織的教育活動提供實施框架。

二、永續發展教育的內涵

瞭解永續發展教育的內涵要從永續發展來看。永續發展的概念包含社會、環境和經濟三個領域的平衡發展，各個領域均包括文化的內涵。社會：理解社會的制度及其在變化與發展中的作用；理解民主與參與制度，它使人們有機會發表意見、選擇政府、達成共識和解決分歧。環境：認識環境的資源性和脆弱性，以及人類活動和決策對它的影響，要把環境作為社會與經濟政策制定的因素。經濟：認識經濟增長的侷限性和潛力，及其對社會和環境的影響，要從環境和社會公正出發來評價個人和社會的消費水準。基於以上的三個大方向，永續發展是關注人權、和平和人類安全、性別平等、文化多樣性和不同文化間的理解、健康、愛滋病、政府治理、自然資源、氣候變化、農村發展、永續城市、減災防災、消除貧窮、企業公民責任、市場經濟等議題（引自錢麗霞，2005）。

永續發展教育是「關注於未來及創造在永續未來的能力」的教育，透過教育的力量建立改善生活品質的能力，強調「生活形態的選擇」而非只是意識提升及行為改變，為了發展公民的技能和知識，以處理複雜的議題，相對於個人的改變，更關注於社會上、結構上和制度上的改變，從關注於改變主流典範的價值觀（changing mental models）著手（Ferreira, Ryan & Tilbury, 2006）。

聯合國教科文組織的永續教育十年國際實行計畫中，曾提到ESD有幾項實行上的特徵：(1)永續教育的內容是基於邁向永續發展的原則和價值觀；(2)是為了達到環境、社會、經濟永續三面向的共生共榮；(3)提倡終身學習；(4)是對應地方性並反應當地文化的；(5)是為了回應地區的需求、觀點及發展情況，但必須對於地區及國際性的議題的因果關係有所認知；(6)永續教育包含正規、非正規教育體制；(7)包含環境有其自然演變的永續發展概念；(8)將全球化議題及地方性優先訴諸於教育內容；(9)建立社區本位的決策能力、社會忍受力、環境意識、工作力、生活品質等公民素養；(10)永續教育是跨領域的，非任何一種學術能含括，但相對來說，所有的研究領域皆能對永續教育有所貢獻；(11)以多元的技術及方式推行參與式學習及宏觀思考能力（引自錢麗霞，2005）。

在實際施行方面，永續發展教育有以下的特性：(1)跨學科性和整體性：永續發展學習根植於整個課程體系中，而不是一個單獨的學科；(2)價值驅動：強調永續發展的觀念和原則；(3)批判性思考和解決問題：幫助樹立解決永續發展中遇到的困境和挑戰的信心；(4)多元化教學：文字、藝術、戲劇、辯論、體驗多種教學方法；(5)參與決策：學習者可以參與決定他們將如何學習；(6)應用性：學習與每個人和專業活動相結合；(7)地方性：學習不僅針對全球性問題，也針對地方性問題，並使用學習者最常用的語言（引自錢麗霞，2005）。

Huckle與Sterling所編著的*Education for Sustainability*（1996）一書中，Sterling曾指出為永續的教育基本特性：

(一)背景性（contextual）

邏輯上看來，在「不永續」的現代所產生的當代教育，是無法有效的解決現代造成的危機，因此我們需對現代危機（the crises of modernity）充分的覺醒及參與。因此為永續的教育應該被應用和實行在當地經濟、社會、生態的背景和社區，且必須同時考慮區域、國家、國際及全球的背景。

(二)創新性與建設性（innovative and constructive）

永續教育的目的是在各科學領域（包括科學、倫理、政治、經濟學、設計、心理學）中注入一種新的典範，洞悉人類與環境的永續未來，並尋求方法朝向安全人性化環境友善的永續未來。

(三)集中且鼓勵的（focused and infusive）

主要提供一種藉以延伸至各領域的核心方法，深植社會發展與人類生態學、公平與未來等基礎面向，而非受限於這些面向。

(四)整體性的、人性的面向（holistic and human in scale）

應瞭解各種教育面向的範圍，包括課程教學法、教材架構及社會背景的相互影響力，且必須同時關照學習者及教育者的關係及需要。永續發展教育是學習者中心的全人發展概念，同時也是重建主義的社會導向。

(五)整合性的（integrative）

強調跨領域及科際間的整合，並應瞭解沒有任何一種科目、因素或議題會單獨存在。「科際整合」意指破除分立學科的觀念和傳統，建立新的思考及運作方式，而非只單純的將各學科放在一起。

(六)重視過程導向和培力，而非僅是成果

將教育及學習重新定位成一種生活的本質，因此永續教育是一種「投入」和「積極參與」，強調的是學習而非教導。特別說明的是，行動研究概念中的反思、經驗學習循環及改變模式的操作方式，十分符合永續教育的概念。

(七)批判性的（critical）

體認到沒有教育價值觀是全然的政治中立，所以特別強調意識覺醒及社會批判性。

(八)協調性的（balancing）

主要在二元典範中被分離及扭曲的概念尋求一種新的平衡，個人方面包括：人類的知識與價值、認知與情感的學習、理性與直覺、客觀意識與主觀意識、物質與精神；群體方面則包括：經濟與生態、現在與未來、在地與全球，以及個人與群體。

(九)系統性及連接性的（systemic and connective）

強調關聯性與模式（包括動態模式、回饋模式及因果關係等）；鼓勵參與、覺知並貢獻才智，設計永續的多元系統，包括環境、經濟與社會的系統。

(十)倫理的（ethical）

澄清有關倫理的議題，同時增進對於基本倫理的敏感度，促使個人與團體間緊密連結。換言之，使個人對於參與、弱勢族群、環境、物種及未來世代的想法超脫了現有的範圍，如同Fox所倡導的「跨個

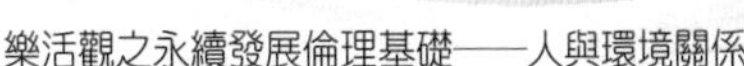

人倫理」（transpersonal ethics），是一種對於生態多元主義的反思。

(十一)有目的的（purposive）

探索、試驗、批判及培養永續的價值觀，擁有明確的意圖，幫助進典範的轉移及改變。

(十二)全面的及終身的（inclusive and lifelong）

對象是沒有選擇性的，而是包含所有地區生活的人類，且延續至終身。

三、永續發展教育的特性

聯合國教科文組織所做的永續教育十年實施綱領中也認為，永續發展教育具有「跨學科性和整體性」、「價值取向」、「批判性思考和解決問題」、「多元化參與決策」、「應用性」和「與地方相關」等特點（UNESCO, 2005），與Sterling的概念大同小異。筆者就其他國際上探討的永續發展教育相關特點討論，整理分析如下：

(一)永續發展教育具有文化適切性和地方相關性

永續發展教育具有一個內在的理念，即：地方相關性和文化適切性。永續發展的三大支柱在於社會環境經濟三方面的平衡發展，而連結這三部分的基礎即是文化（UNESCO, 2005）。這三個領域是透過文化而相互聯繫的，在永續發展的教育過程中，特別需要關注文化多樣性、尊重和寬容、塑造尊重和尊嚴的價值觀念等文化方面的重要問題。

所有永續發展的項目，包括永續發展教育，必須考慮當地的環境、經濟和社會狀況。因此，永續發展教育在世界各地有多種形式。由於每一個地方都有其獨特的環境、社會、經濟狀況和各種問題，所以永續發展教育必須在當地創立而不是從其他地方拷貝來。

(二)永續發展教育是建立價值觀的教育

由於各國家（地區）政治、經濟、文化發展的差異，不同國家實施永續發展的方式與這個國家的人們所擁有價值觀密切相關，而教育能夠使我們理解自己和他人，瞭解自己與更廣闊的自然環境和社會環境的聯繫；瞭解自己的價值觀和所處社會的價值觀，以及世界上其他人的價值觀。

基於此考慮，永續教育十年國際實施計畫（UNESCO, 2005）指出，永續發展教育基本上是關於價值觀的教育，以「尊重」為其核心：尊重他人（包括當代的人以及後代的人）、尊重差異性與多樣性、尊重環境，以及尊重我們居住的星球上的資源。因此永續教育是要傳遞尊重人權、尊重代間責任的教育；是尊重和關心大社區生活的多樣性，包括保護與恢復地球生態系統；尊重文化多樣性，承諾在地方和全球建設寬容、非暴力、和平文化等方面的內容，其目的是要「提供人們機會，讓他們接受某種價值觀，並發展知識和技能，以便促使他們從當地或全球角度做出個體和團體的決策」（UNESCO, 2005），這是每個國家、團體及個人都必須學會的技能，建立自我價值觀，並根據永續的觀念對作出決斷及行為。

四、永續發展教育十年推行策略

永續發展教育十年推行策略提出七點推行方向（UNESCO, 2005）：

(一)傳播理念，宣導永續發展教育

要想使聯合國永續發展教育十年取得成功，首先需要有永續發展未來的觀念，而掌握這一觀念就需要廣泛宣傳，宣導永續發展教育。「DESD永續發展教育的十年計畫」提出，應透過開展各級各類的宣傳活動，讓與之相關的所有方面都參與進來。各國政府和公民社會應堅持長期對話，在對話中通報各種問題，透過交流、討論和相互學習形成共同的議程。另外，發揮媒體宣傳永續的未來發展方面的作用，透過傳播資訊和知識，提高公眾的認識，轉變公眾的態度，動員各界支持，乃至影響政策的制定。

(二)形成磋商機制，提高公眾自覺參與度

聯合國教科文組織充分認識到，開展國際性的討論有助於進一步推動全球永續發展教育的勢頭；只有透過磋商和普遍參與各國各地區永續發展教育遠景規劃、政策與計畫的制定與實施，才有可能使相關方面形成主人翁的態度。為此，「DESD永續發展教育的十年計畫」提出，各國在推進「永續發展教育的十年」活動時，需要形成國家、地區和國際的磋商機制。各國政府需要啟動公眾參與進程和建立廣泛聽取各有關方面意見的論壇，負有特殊責任，以達到透過公眾參與不僅改進政府決策的品質，而且也有效解決了相關各方的利益衝突，建立起對公共機構的信任和使公眾更加知情。

(三)建立夥伴聯繫網路，協同開展永續發展教育

聯合國在制定「DESD永續發展教育的十年計畫」時，充分考慮到永續發展教育是跨部門的活動，需要廣大機構共同來參與。聯合國永續發展教育十年的活動能否取得成效，取決於各方面之間形成的夥伴關係、網路和聯盟是否強大和具有包容性。從「永續發展教育的十年」一開始，就需要謀求與各種倡議、計畫、團體和網路的聯合，宣傳、規劃和實施永續發展教育。國家政府應起著中央協調作用，劃撥資源，注意聯繫本國人民。公民社會網與基層相連，使永續教育的資訊傳播到當地的各個層面並使正規機構瞭解情況。建立夥伴關係和網路的目的在於定期和系統地交流有關永續發展教育的經驗和資訊。這將是各級，特別是地區和國際兩級十年協調工作的一個基本特點。瞭解世界各地的其他人在做什麼，是學習和創新的一個巨大源泉，而且往往也是長期堅持不懈的一種激勵和推動力量。

(四)建立互學、培訓的機制，加強能力建構

聯合國永續發展教育十年活動需要有各種能力，即參與活動的合作夥伴和網路需要擁有使十年活動取得成功必要技能和知識；和有效地共用、運用這種技能和知識的能力。來自永續發展教育的各個領域（如環境教育、人口教育和消費者教育等）的夥伴，需要擁有永續發展教育所需要的能力、技能（如戰略規劃、網路建設、材料編制和評估），十年活動是建設相互學習機制的一個好時機。「DESD永續發展教育的十年計畫」在能力建設和培訓方面特別關注師範教育工作者的職前和在職培訓。經過課堂上長期的教學，全世界六千萬教師在千百萬兒童的心田裡撒下了知識的種子，造就了他們的世界觀。如果職前和在職培訓使教師們瞭解如何將永續發展教育問題納入課程，那

麼下一代就將能夠建設一個更加永續的世界。

(五)研究與創新

「DESD永續發展教育的十年計畫」特別強調，運用在教育研究中所獲得的知識和先進的經驗來引導永續發展教育，教育就能在十年活動的初期階段迅速取得進展，並確保有更高的品質。聯合國永續發展教育十年鼓勵各國應將最新資訊和研究成果納入學校課程。聯合國永續發展教育十年活動需要為研發工作提供資訊。許多研發項目是解決基礎教育、高等教育、培訓、提高公眾認識、媒體等方面的問題所必需的。創新，歸根結柢是聯合國永續發展教育十年的宗旨。「永續發展教育的十年」是在各種千變萬化的形勢下開展的教育。這需要把永續發展教育納入眾多不同的學習環境。原有制定的一些方案與方法可幫助各界制定切合本地情況、與本地文化相適應的永續發展教育計畫，例如：國際地方環境行動理事會（ICLEI）用來協助世界各地的社區，確定當地的社區永續性目的程式；「永續發展教育工具包」（ESD Tool Kit）中所使用的相關永續發展教育方法，可以為當地調整教育方向提供參考，使各地區結合當地情況，選用文化上相宜的方式處理永續性問題。

(六)通訊資訊技術運用

「DESD永續發展教育的十年計畫」將資訊和傳播技術（ICTs）視為「永續發展教育的十年」等一切大型國際行動的命脈。提倡「永續發展教育的十年」將最大限度地利用資訊和傳播技術，作為遠端聯繫合作夥伴、存儲資料和快速交流資訊的手段，充分發揮資訊和傳播技術對永續發展教育的作用，達到利用資訊和傳播技術進行循環經濟、節約自然資源的教育，利用資訊和傳播技術提供新的學習模式和學習空間，利用資訊和傳播技術建立全球永續發展領域的對話場所和培養終身學習的技能的目的。

(七)永續發展教育手冊

在學校推行方面，《永續發展教育手冊》（*The Education for Sustainable Development Toolkit*），描述了為致力於永續發展而重新調整課程的方法（McKeown et al., 2002），強調永續發展而重新進行調整的正規課程中全面地強調知識、技能、視野、價值觀和問題，及其相互間關係。簡單增加一些課程內容並不適用於大多數學校，因為它們已經有完整的課程。決定哪些內容不納入課程，即判斷哪些內容無益於永續性或者已經陳舊是課程調整過程的一部分。讓我們更加瞭解為強調永續性而重新進行調整的教育的五個組成部分：

◆知識

永續發展包括環境、經濟和社會的永續發展。因此人們需要透過自然科學、社會科學和人文科學的基礎知識來理解永續發展的原則、實施方式、所涉及的價值觀及實施的結果。傳統學科的知識是支持永續發展教育的。

◆問題

永續發展教育很大程度上關注對地球永續性帶來威脅的社會、經濟和環境問題，諸多關鍵問題已在里約熱內盧召開的地球高峰會上被明確並且出現在「二十一世紀議程」中，理解和回答這些問題切中永續發展教育的核心，本地的相關問題則應被納入任何一個為強調永續性而開展的教育專案中。

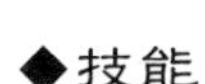

◆技能

為了取得成功，永續發展教育必須不僅侷限於講授地方性和全球性問題。永續發展教育必須為人們提供實際的技能，使人們離開學校後能夠繼續學習，擁有一個永續性的人生，過著永續性的生活。這些技能會因各種社區條件而有所不同。要注意的是，這些技能屬於永續發展的三個領域（環境、經濟、社會）中的一個或更多領域。此外，學生需要學習能夠幫助他們管理當地環境並與之形成互動的技能。

◆視野

永續發展教育本身傳遞著各種視野，這些視野對於在全球背景下理解地方性和全球性問題是十分重要的。每一個問題既有其歷史也有其將來。洞察問題的根源並且基於不同情境預測可能的未來屬於永續發展教育的一部分，這包括明白許多全球性問題是相互聯繫的等等。培養從各利益相關者的角度考慮問題的能力對於永續發展教育至關重要。從自己之外的其他觀點看問題能夠在國內以及國際間達成理解，這一理解對於創造合作的氛圍使可持續發展得到鞏固是極為重要的。

◆價值觀

價值觀也是永續發展教育的有機組成。在有的文化中，學校公開傳授價值觀；不過，在其他文化中，價值觀即使沒有被公開傳授，也被模仿，解釋、分析或者討論。在這兩種情況中，對價值觀的理解都是瞭解自我的世界觀以及明白他人看法的最重要部分。理解自我、所生活的社會以及世界上其他人的價值觀是為永續性未來而實施的教育的最重要的內容。

參考文獻

王之佳、柯金良等譯（1997）。世界環境與發展委員會著（1987）。《我們共同的未來》。長春：吉林人民出版社。

王順美（2004）。〈環境教育領域中的對話〉。《環境教育研究》，1(2)，47-69。

王順美（2016）。〈台灣永續發展教育現況探討及行動策略之芻議〉。《環境教育研究》，12(1)，111-139。

行政院國家永續發展委員會秘書處（2015）。〈聯合國永續發展議程之研訂〉。《永續發展電子報》（第9期），http://nsdn.epa.gov.tw/Files/Newsletter/9Newsletter.pdf

李永展（1999）。《永續發展：大地反撲的省思》。台北：巨流。

張子超（2000）。《新環境典範內涵的研究——台灣環保人士的環境態度》（*Value Education and Citizenship Education in the New Century–International Conference*）。香港。

陳慈美編譯（2007）。李奧波等著。《從土地倫理到地球憲章》。台北市：生態關懷者協會。

楊冠政（1995）。〈環境價值教育的理論基礎〉。《環境教育季刊》，8，3-14。

楊冠政（1997）。《環境教育》。台北市：明文。

楊冠政（1999）。〈邁向全球化的環境倫理〉。《哲學雜誌》，30，4-32。

鄭益明、李根芳、陳洪淑等譯（2009）。Christopher Flavin等著。《2009世界現況：進入暖化的世界》。台北市：看守台灣研究中心看守台灣協會。

錢麗霞（2005）。「教育促進可持續發展十年」的推進戰略。載於錢麗霞（主編），《教育促進可持續發展——國際研究與實踐的趨勢》，頁8-21。北京：教育科學出版社。

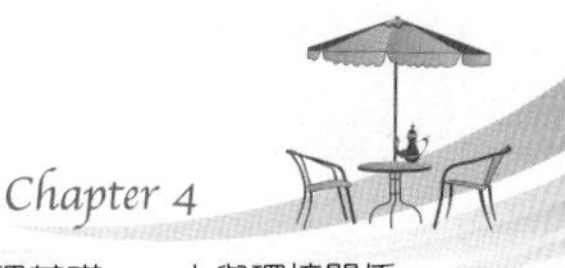

顧洋（2009）。〈「後全球暖化」時代——因應地球暖化調適策略之發展〉。《能源報導》，3，5-8。

Brenes, A. (2008). Education for Sustainable Development based on the Earth Charter. In Factis Pax. *Journal of Peace Education and Social Justice, 2*(1), 1-29.

Charon, J. M. (2007).*Ten Questions: A Sociological Perspective* (6th Edition). Stamford, Conn: Wadsworth/Thomson.

Delors, J. (1996). Learning: The Treasure Within. Report to UNESCO of the International Commission on Education for the Twenty-first Century. UNESCO, Paris. Retreat from Earth Charter International Secretariat (2008). *Earth Charter Brochure*.

Dunlap, R. E., & Van Liere, K. D. (1978). The new environmental paradigm. *The Journal of Environmental Education, 9*(4), 10-19.

ECI (Earth Charter Initiative) (2007). *The Earth Charter*.

ECIIS (Earth Charter International Initiative Secretariat) (2005). *Bringing Sustainability into the Classroom: An Earth Charter Guidebook for Teachers*.

Engel, J. R. (1990). Introduction: The ethics of sustainable development. *Ethics of Environment and Development: Global Challenge, International Response,* 1-23.

Ferreira, J. A., Ryan, L., & Tilbury, D. (2006). *Whole-school Approaches to Sustainability: A Review of Models for Professional Development in Pre-service Teacher Education*. North Ryde, N.S.W. : Australian Research Institute in Education for Sustainability, Macquarie University.

Gardner, G. T., & Stern, P. C. (2002). *Environmental Problems and Human Behavior*. Boston: Allyn and Bacon.

Gough, A. (1997). Education and the environment: Policy, trends and the problems of marginalisation. Melbourne: Australian Council for Educational

Research. http://www.unesco.org/delors/delors_e.pdf.

Hungerford, H. R., & Tomera, A. (1985). *Science Methods for the Elementary School*. Champaign: Stipes Publishing Co., IL.

IPCC (2007). *Climate Change 2007- Impacts, Adaptation and Vulnerability: Contribution of Working Group II to the Fourth Assessment Report of the Intergovernmental Panel on Climate Change*. Cambridge, UK: Cambridge University Press.

IPCC (2007). *Climate Change 2007- The Physical Science Basis: Contribution of Working Group I to the Fourth Assessment Report of the Intergovernmental Panel on Climate Change*. Cambridge, UK: Cambridge University Press.

Marcinkowski, T. J. (1988). An Analysis of Correlates and Predictors of Responsible Environmental Behavior (Unpublished PhD dissertation). Carbondale: Southern Illinois University.

McGrady, A. G., & Regan, E. (2008). Ethics in a global world: the Earth Charter and religious education. *British Journal of Religious Education, 30*(2), 165-170.

McKeown, R., Hopkins, C. A., Rizi, R., & Chrystalbridge, M. (2002). *Education for Sustainable Development Toolkit*. Knoxville: Energy, Environment and Resources Center, University of Tennessee.

Mula, I., & Tilbury, D. (2009). A United Nations Decade of Education for Sustainable Development (2005-14) What Difference will it Make? *Journal of Education for Sustainable Development, 3*(1), 87-97.

NAAEE (2011). *Assessing Environmental Literacy. A Proposed Framework for the Programe for International Student*. Washington DC: NAAEE.

Palmer, J. (1998). *Environmental Education in the 21st Century: Theory, Practice, Progress and Promise*. London, UK: Routledge.

Roth, C. E. (1990). Environmental Literacy: Its Roots, Evolution and Directions in the 1990's. *Journal of Environmental Education, 35*(1), 15-21.

Sauvé, L. (1996). Environmental education and sustainable development: a further appraisal. *Canadian Journal of Environmental Education, 1*(1), 1-7.

Stapp, W. B., & Cox, D. A. (1974). *Environmental Education Activities Manual, V.4: Upper Elementary Activities*.

Tucker, M. E. (2008). World religions, the earth charter, and sustainability. *Worldviews: Global Religions, Culture, and Ecology, 12*(2), 115-128.

UNESCO (1976). *The Belgrade Charter: A Global Framework for Environmental Education*. ERIC: EJ.134060.

UNESCO (1977). *Intergovernmental Conference on Environmental Education.* Tbilisi (USSR): Final Report.

UNESCO (1978). Framework for Environmental Education: Declaration of the Tbilisi Intergovernmental Conference on Environmental Education. *Final Report Intergovernmental Conference on Environmental Education*. Paris: UNESCO ED/MD/49. 23-29.

UNESCO, D. (2005). Decade of Education for Sustainable Development. *International Implementation Scheme*. UNESCO, Paris.

UNESCO (2014). *Roadmap for Implementing the Global Action Programme on Education for Sustainable Development*. Paris: UNESCO.

UNESCO-UNEP. (1975). The Belgrade Charter. *Environmental Education Newsletter, 1*(1), 1-2.

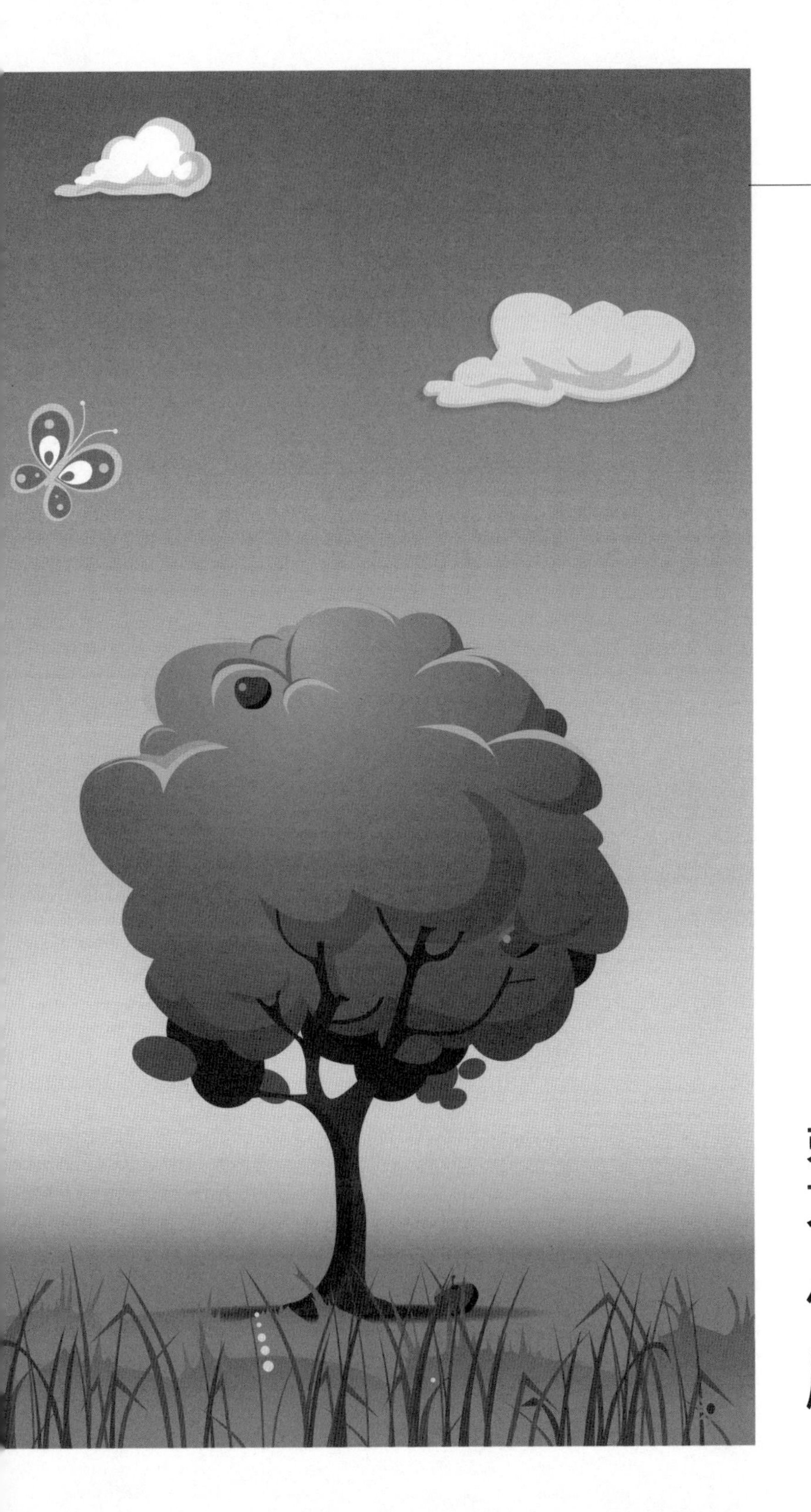

第三篇　樂活觀之個體實踐
——整合健康

Chapter 5

全人健康療癒與生命能量系統

王琮賢、黃孔良

樂活（LOHAS）時代的來臨，一方面人類開始思考如何以健康且永續的型態生活（Lifestyles of Health and Sustainability）；二方面在快速變遷的時代，人類必須面對許多的競爭壓力，追求純淨、平衡的生活，以及身心靈上的成長需求與日俱增。

電腦、手機使得資訊流通變得極為快速，成為現代人不可或缺的生活幫手，科技伴隨而來的輻射和電磁波，使得人體原有的規律、秩序變得混亂。人與人之間的互動逐漸變得「速食化」，當對於生活節奏的要求明顯增加的同時，人際之間沒有足夠的時間去互相瞭解、連結，即時通訊的便利反而使得社會失去原有的關愛、信任與包容。社會、經濟蓬勃發展的同時，卻有越來越多的人感到孤獨、疲憊和不堪負荷，「生命力」就在無止盡的慾望當中逐漸消逝。作為現代人類的存在，既愈來愈趨向易迷失真實的我，也易遺忘了自己是誰。

唯有人們開始領悟健康狀態與生命結構關係上的多面性以及作為存在的本質，生命體將在轉瞬之間有開始改變的機會，並且獲得對生命自由的體認。本章節將自能量的觀點探討全人健康療癒與生命能量系統之間的關聯，藉此首先於第一節闡述全人健康概念與生命結構整體觀之後，第二節再提到生命能量的概念、能量的內涵與運作模式，其次於第三節整理、說明能量中心的概述及其功能，最後於第四節總結全人健康療癒對健康促進的整體觀，以從中掌握全人健康療癒在各生命結構當中的關係以及能量場、能量通道（經脈、能量中心）和其他精微體為何能夠運用在身心靈全人健康療癒上。

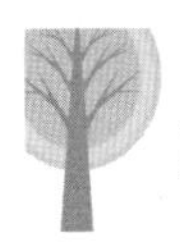

第一節 全人健康與生命結構

我的智慧來自於那最高的能量，我向那在你身上最高的能量致敬，讓我們一起努力，融合在完全合一中，在愛中。——甘地（Mahatma Gandhi）

一、全人健康概念

1986年WHO在《渥太華憲章》中提到：「將健康看做是日常生活的資源，而不是生活的目標。健康是一個積極的概念，它不僅僅是個人身體素質的體現，也是社會和個人的資源。」沒有疾病的強健，充其量只是「生理」或「身體」上的良好狀態，並不能達到整體性的全人健康，因此，WHO也反覆強調健康不僅是衛生或者醫療，在情感與心理層面、在工作與社會層面、在生活品質的層面也都同樣的重要（王宗曦，2013）。

另外，許多學者將靈性成長也同時納入全人健康的範疇中，而發展出生理、心理與靈性的整體健康概念，稱之為全人健康。全人健康之父的鄧恩（Halbert Dunn）對於全人健康下的定義是：「個人所存在環境中，盡自己最大的潛能去生活，讓自己的身體（body）、心智（mind）與靈性（spirit）統合為一」（洪于婷、黃永賢、林麗華等，2010；陳錫錡，2009）。自此之後，全人健康不僅包含生理、心理與社會的面向，也增加靈性、職業與環境的維度。人作為生命整體的存在，健康是生命的內在屬性或狀態，也是生命系統與環境之間相互作用或行為所展現的平衡性質，現代人對於健康的重視，實質上是對於生命本身的重視（劉遠明，2006），更重要的是對全人健康概念的實踐（黃孔良、楊金倉、趙唯凱，2011；劉遠明，2006）。

疾病則來自於人失去秩序、和諧的信號，打亂習以為常的生活，迫使自身重新省思並與內在連結。疾病並非只是肉體上「得到」（get）了什麼病症，而也是反映了意識層面上「失去」（lack）了什麼？倘若沒有缺少什麼的話，那就是健康與完整的，因此「一個人擁有的東西（症狀）是其缺乏的表現」（Dethlefsen, 1997），而療癒的目標，正是找回那失去的使得我們變得完整。

二、生命結構整體觀

從許多古老的教導當中，可以看到依據不同層次的「精微體」（subtle body）有不同類型、層次結構的身體。所有宗教的大修行者皆提過、見過或經驗到人類周圍的光場。根據印度教神聖的《薄伽梵歌》（*Bhagavad Gita*）第十三章第六節描述，精微體是由五大元素、自我、心智及心靈所組成的（Dāsa, 2015）。東方丹道煉丹即是以爐鼎、硃砂和火候來煉化精微體；瑜伽士則透過太陽（Prana）、月亮（Rayu）、智慧（Sattva）三個主要媒介修煉；煉金師同樣是以象徵熱與火的太陽、象徵冷與水的月亮及象徵智慧與知識的水星能量來煉化精微體（Cāse, 2009）。

能量或氣是以振幅和頻率的形態產生，通常被定義為用來完成工作、目標或創造的動力源，透過振盪攜帶著可儲存或應用的信息，而一切生命是由振盪和信息構成的（Dale, 2009）。在現代氣科學的跨領域研究當中，黃孔良則自身心靈的多相結構當中，將人依照全人生命結構區分為：物質、身體、心理、意識元、生物能、信息及本體七個面向、層次的生命系統（黃孔良、楊金倉、趙唯凱，2011；黃孔良、黃文聰、楊金倉，2011）：

1.物質：物理學上之物質與能量。

2.身體：生物之生理層面。

3.心理：心理（腦功能）上之認知、情感、意志。

4.意識元：意識之覺察、觀照。

5.生物能：生物體內之氣能量的運行。

6.信息：較生物能更精微之量子波動場。

7.本體：自性、本性之層面。

若藉由物質能量與精微能量作一對比性的定義，從George（1980）可以得知：物質能量顯現於時空架構裡，帶有電性與正質量。它運行的速度低於光速，能夠引發重力。這意味著可以看到它。精微能量則占據另一非物質時空結構，而且帶有反質量。它的運行速度可高於光速，且具磁性，它能夠引發浮力，意味著無法看見它，但可以察覺到它超常的效應。物理學家Willian Tiller自根據精微自物質的密度，由密而疏地將生命結構區分為（Dale, 2009）：

1.肉體：即物質的身體，是由電組成的正極時空領域。

2.乙太體：又稱能量體，於肉體之上，具磁性的負極時空領域。

3.星光體：為肉體及心靈間的交叉點，不受時間、空間的限制。

4.心智體：處理思想、想法和信仰。

5.靈魂體：存在於靈性層次，保留存有的最高理想。

6.神性體：為靈魂連結宇宙能量之層次，即人之本性。

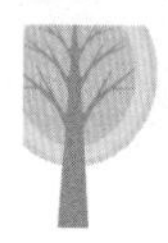

第二節　生命能量的內涵與運作

在這宇宙大空中，我們稱自己為人類，但說穿了只是在這時空中非常有限的、微小的一部分，我們經歷著自己的思想和情感，宛如單獨經歷著自己的知覺，而這其實只是光學上的一種幻覺罷了。　——愛因斯坦（Albert Einstein）

一、生命能量的概念

生命能量的概念存在於東西方各個文明、時期。生物能量在中國稱之為氣（chi）、印度稱為普拉那（prana）是指維持身體活力和健康的生命能量（life energy）或生命氣息（breath of life），古希臘則稱生命能量為神或靈魂（pneuma）；美拉尼西亞（Melanesia）及玻里尼西亞（Polynesia）所稱的馬那（mana）以及希伯來文化所稱的生命之息（ruah）（Dale, 2009; Choa, 2004）。

普拉那由於常藉由呼吸來調節、改變或活絡，因此也被稱為生命之火或靈氣（Reiki），指的是充斥於宇宙、天地和萬物之間的能量（Robishaw, 2015）。在原始信仰、古埃及、中國、印度、西藏當中，古埃及傳遞到古希臘—羅馬、基督秘教、蘇菲教派和各地民間巫術都能看到生命能量的運用。

在密契主義當中，能量或阿卡夏（Akasha），是一種精微物質，介於物質與反物質之間的一種基本粒子，類似佛經上所說的微塵，是構成所有物質世界的基本單位，也有以乙太（Ether）形容，同時阿卡夏在特定文化如印度也被稱之為第五元素（Robishaw, 2015）。

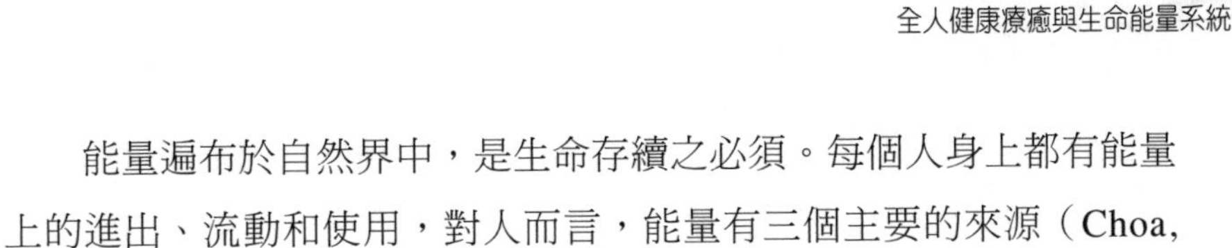

能量遍布於自然界中，是生命存續之必須。每個人身上都有能量上的進出、流動和使用，對人而言，能量有三個主要的來源（Choa, 2004）：

1.太陽普拉那（solar prana）：來自於太陽的生命能，它使整個身體充滿活力並促進健康。
2.空氣普拉那（air prana）：空氣生命微粒子（air vitality globule）是透過呼吸同時將能量吸入到肺部，同時也透過稱為脈輪（chakras）的能量中心吸收。經過訓練，也能夠以皮膚的毛孔來吸收空氣生命能。
3.大地普拉那（ground prana）：大地生命微粒子（ground vitality globule）主要透過腳底和尾椎吸入體內，通常在不自覺的狀態下進行著。

《黃帝內經》作為現存最早即認為生命的一切是由能量生成的經典，在《素問・陰陽應象大論》談到：「陰陽者，天地之道也，萬物之綱紀……。故積陽為天，積陰為地。陰靜陽躁，陽生陰長，陽殺陰藏，陽化氣，陰成形……。故清陽為天，濁陰為地；地氣上為雲，天氣下為雨；雨出地氣，雲出天氣。」中國傳統認為陰陽互相作用為自然界的運動定律，萬事萬物的綱紀，清陽之氣上升為天，濁陰之氣下降為地，空氣中的能量即為「天氣」；大地所凝聚的能量為「地氣」，而地面上的水氣上升形成雲，雲霧之氣凝聚又再下降成雨，此為陽極生陰；陰極生陽之循環宇宙能量觀（王琮賢，2016）。

人類的感官裡，肉眼可看見的可見光波長為400～750μm（奈米），不可見波長750～1,400μm在自然界中即稱之為紅外線；3,000μm以上則稱為遠紅外線，因此我們看不見那些肉眼所無法見到的東西，但這不代表不存在（Dale, 2009）。即使一個人未察覺到能量的存在，能量仍會自動的在體內流動，能量的存在，使身上的細胞、組織能夠同步協調的運轉，以維持健康（Choa, 2004）。光具有與質子和電子類似的等離子結構，這種結構是由不同的磁場強度組成的複合體，而光與質子電子的不同之處在於，光是一種雙螺旋圓柱體形狀的，具有動態複合磁場強度的等離子體結構的，物質磁場組混合物，而不是像中子的等離子體那樣的，動態球面形的物質磁場組混合物結構（Keshe, 2011）。

光的射線，具有自己的磁引力場，所以擁有它自己的引力，品質和磁場，並且因為光的動態多樣性，光的等離子體具有動量，所以，光可以將這種動量，作為能量，傳給其他光之射線，以及其他有形或無形的存在體（Keshe, 2011）。

二、乙太體（能量體）

人體的周圍有氣場圍繞著，並呈現一層發亮的「雲」，是相當古老的觀念，在基督教的藝術作品尚未普遍接納這個觀念之前，多數人尚不相信一般人有氣場之前，古埃及、古印度、佛教、道教、古希臘和古羅馬的宗教藝術圖像裡已經廣泛可見發亮的身體（luminous body），而且每個人的氣場所呈現的色彩和特質都不相同，它反映出此人之健康、情緒和精神特質（Kilner, 2011）。

「生物原生質體」（bioplasmic）此一詞彙是由俄羅斯與前蘇聯的科學家所定義，bio-為生物的詞源；plasmic則指的是物質的第四種狀態，plasmic為一種帶正電或負電的「離子態」（plasma），又稱為「電漿體」（Choa, 2004）。離子態具有很高的電導率，與電磁場存

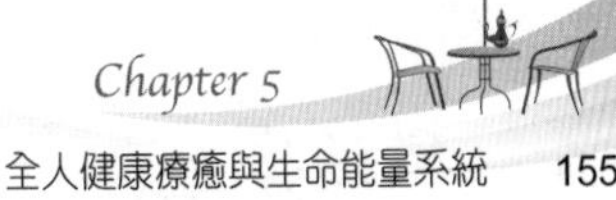

在極強的耦合作用，可以觀察到生物原生質體是相互穿透與圍繞著物質肉體，就像發著光的物質身體一樣，以較簡單的術語即稱之為「能量體」（energy body）或「乙太體」（etheric body）。乙太體圍繞、貫穿體約10～12公分，形成一個肉眼不可見的環形結構，而被稱為「內氣場」（inner aura）（Choa, 2004）。

乙太體是由成形物質磁場（matter mafs）、主源物質磁場（antimatter mafs）和過渡物質磁場（dark matter mafs）由不同的等離子磁場構成的，也同時與「場強」相關，而且這三種磁場就是任何有形的磁性等離子體的三個主要構成組件（Keshe, 2011）。能量體是依據一個人肉體的模型形成和延伸，使物質肉體保持一定的結構、形狀和樣貌，並且能夠吸引、分配或供給能量，因此也可以稱為能量體，讓生物能量進出、循環，一旦沒有生物能量，人類會立刻死亡（Choa, 2010）。當能量體產生疾病時，它可能由於局部或者整體的乙太能量出現氣盛或氣虛的現象，某些人可能少於5公分；也有可能患部的四周出現氣盛，甚至到18公分或更厚，也因此，許多快速或神奇的能量療癒實則是因為人體的「自行康復定律」（Law of Self-Recovery）及「生命能量的定律」（Law of Life Energy）所生，透過生命能的流動以提高身體自我的修復（Choa, 2004）。

三、能量的運作模式

萬物以振動的方式存在著，當波或粒子處於規律的運動方式時，進行搖擺或振盪時，即會產生場，而又會創造更多的場。當波彼此重疊時，一個場即會影響另一個物體，並影響自身。所有的療癒都來自於頻率的振動，透過振動以傳遞信息（Dale, 2009）。因此，當個體在能量上處於和諧、和音的振動時，身心必然是和諧且健康的；反之，當能量振動是混亂的、不和諧的，必然會產生某些症狀。

能量的運作有其方向，能量體是能量的聚合點，在任何時刻皆有能量的流進與流出。其中，水平／橫向（horizontal）與垂直／直向（vertical）為主要的兩個層面，橫向與行動、關係的連結有關，能量從自身向外投射、給予，也接收他人或環境的投射、影響，是內在世界與外在世界的交會；直向則與意識的層面相關，是能量流經的核心通道，向上是意識的擴展，向下則是能量的凝聚與落實（接地）（Jaffe et al., 2013）。

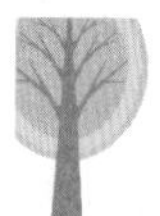

第三節　能量中心的概述及其功能

香麝鹿尋遍了全世界，就為了尋找那氣味的來源，卻不知那氣味就在牠自己身上。

——拉瑪克里斯納（Ramakrishna）

一、能量中心概述

能量中心在印度稱為脈輪（chakra）、卡巴拉稱質點（sephiroth）、馬雅稱查克拉（chacla）、印加稱為光輪（ojos de luz）或光井（pukios），而在中國則稱為關竅或腧穴（Dale, 2009；王琮賢、黃孔良，2015）。

「脈」在梵文為「nadi」，意思是「流動」，在經文《梨俱吠

陀》則是「溪流」之意。瑜伽《奧義書》及西藏傳統皆認為人體有七萬二千條經脈，當能量透過脈來傳輸全身，形成能量的通道或傳遞系統，並能夠轉換成不同類型的能量。在學界有認為經脈和神經系統無關，尤其脊髓和神經系統的細胞，是源於不同的幹細胞（Alan, 2002）；亦有認為經脈和神經系統具有相互關係，影響交感、副交感神經作用（劉香君，2007；許晉維，2013）。然而，不論何種看法皆同意「脈」與神經、血管、腺體、肌肉和筋骨具有互相協調的作用（Glassey, 2000; 李少波，2010）。Glassey（2000）在《神經、子午線和脈輪系統以及腦脊髓液之連結》比喻神經系統控制、調節其他系統，如同地球表面的「溪流」，而穴位則是地球表面之下的「泉水」。脈輪及其經脈則位於更深的層面，如同地球的「含水層」。因此，人體的脈輪和經脈如同川流不息的能量通道，透過能量振動從體內擴散至體外，並且吸收外界的信息進入體內。

明朝的李時珍在《奇經八脈考》中提到有八條經脈不同於十二正經脈，既不直接與臟腑對應，也沒有表裡配合之關係，它們「別道奇行」，又稱為「奇經」，因奇經八脈中的任脈和督脈為重要腧穴的通道，故與十二經全稱為「十四經」。

奇經八脈相對於十二經脈對氣血有著蓄積和滲灌的調節作用，猶如能量上「儲蓄」之水庫（王琮賢，2016）。此外，能量中心作為位於任督二脈上的主要穴位，對於乙太體具有非常重要的調節作用（Choa, 2005b）。主要能量中心與次要能量中心不僅在生理上對重要器官調節與補充能量，也影響個體的情緒、心理與靈性狀態（Choa, 1999, 2001）。

在東方的丹道修煉亦特別重視任督二脈上的「三關三田」，任脈上的三田、督脈上的三竅最為重要，三田是指上、中、下三丹田，是產藥起火之關竅；三關則是尾閭、夾脊、玉枕三關，是精氣流溢之處（郝勤，2004）。而猶太神祕主義卡巴拉（Qabalah）的能量系統中，以質點作為能量中心在生命之樹的對應，過去只有少數卡巴拉師知曉其存在（王琮賢，2016）。本節以十二脈輪的系統簡要呈列，用以含括道家之關竅、印度之脈輪與卡巴拉之質點在能量中心的對應，並於其中做精要的比較。

二、冠輪（Crown Chakra）

冠輪位於頭頂中央，兩耳直上連線的中點，對應DU（GV）20督脈百會（Choa, 1995, 2003）。冠輪又分為內外兩層，內層主要由十二個金色的瓣所組成；外層則有九百六十瓣，包含淡紫色、藍色、黃色、綠色、橙色和紅色色光（Choa, 2003）。意識種子位於其中央，記錄過往的意識模式（Choa, 1995）。冠輪為較高宇宙意識的聖殿、高層直覺的中心以及純粹的知曉，提供能量給松果腺、大腦和全身（Choa, 2003; Dale, 2009; Judith, 1987）。

道家多稱為百會，意為百脈交會之處，為先天之炁的進入點；而在梵文中稱冠輪為Sahasrara Chakra；南印度泰米爾語則稱之為Poottellu varmam（Choa, 2003）。在卡巴拉對應王冠（Kether）此一質點，接收無限的靈性能量（先天之炁），以進入純淨與純粹的領域，神聖之所在，以達到自我了悟，走向聖性合一（Choa, 2001; Dale, 2009；王琮賢、黃孔良，2015）。

三、額輪（Forehead Chakra）

額輪位於前額的中心，對應DU（GV）24督脈神庭穴（Choa,

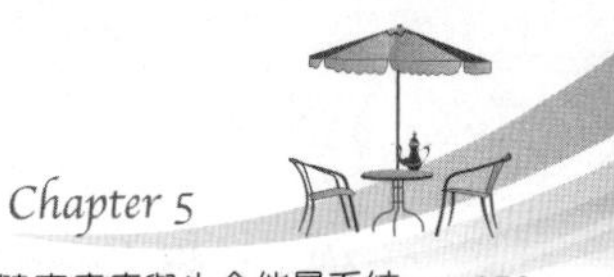

2003）。額輪共有一百四十四個瓣，分成十二個區域，每區各有十二個瓣，包含了紫光、藍光、紅光、橙光、黃光及少量綠光（Choa, 1995, 2004）。相較於冠輪，額輪是較低的自性、神性，內在的直覺、洞見的中心，並控制松果腺和神經系統（Choa, 2003; Dale, 2009; Judith, 1987）。

在道家稱前額輪為神庭或天庭，即神聖的大廳、神聖能量的匯聚，在丹家則多稱為泥丸宮、性根，作為煉神還虛之處所，此外，在丹家又稱松果體為機台（來靜師父，1994；清河新藏，2015）。梵文稱之為Lalaata chakra。南印度泰米爾語則稱為Kumbidu kaala varmam（Choa, 2003）。在卡巴拉對應智慧（Chokmah），能夠超越幻象、看見真理，並且喚醒內在的天賦與才能，獲得啟示與洞見（Choa, 2001; Dale, 2009；王琮賢、黃孔良，2015）。

四、眉心輪（Ajna Chakra）

眉心輪位於兩眉之間，對應M-HN3印堂（經外奇穴）（Choa, 1995, 2003）。眉心輪共有九十六瓣，分成兩區，每區四十八個瓣，有些人一區為淺黃色，另一區為淺紫色；也有些人一區為淺綠色，另一區為淺紫色，同時，眉心輪的色光會因人而異且隨著個人的心理狀態而發生改變（Choa, 1995）。眉心輪是高層（抽象）心智思考、感官系統、記憶的儲存，決策與控制的中心，與腦下垂體有關（Choa, 2003; Dale, 2009; Judith, 1987）。

在道家眉心輪對應為印堂，意為印記的會堂，丹家則多稱為祖竅或靈台——靈之居所（來靜師父，1994；清河新藏，2015）。在梵文即稱為Ajna chakra。南印度泰米爾語則稱為Thilardha varmam（Choa,

2003）。在卡巴拉眉心輪對應理解（Binah），以高度的心智能力和聰明才智展現意志力，理解更高層次的意涵與意義，並將抽象的想法具體化（Choa, 2001; Dale, 2009；王琮賢、黃孔良，2015）。

五、喉輪（Throat Chakra）

喉輪位於喉結上方處，對應RN（CV）23任脈廉泉穴（Choa, 1995, 2003）。喉輪有十六個瓣，主要為藍色色光，和一些綠色、紫色色光（Choa, 1995）。喉輪作為知識的表達、溝通和高階創造力的中心，通往更高世界的橋梁，與甲狀腺、喉嚨及淋巴系統相關（Choa, 2003; Dale, 2009; Judith, 1987）。

在道家喉輪與之對應的是廉泉，意為「水氣收聚的中心或純淨之流水」。梵文稱喉輪為Vishuddhi chakra；在南印度泰米爾語則稱為Ottu varmam（Choa, 2003）。在卡巴拉喉輪與知識（Daath）相對應，為隱藏的質點、潛能之所在，在創造當中做出各種決定與判斷，透過與更高的創造力連結，展現內在真實的渴望（Choa, 2001; Dale, 2009；王琮賢、黃孔良，2015）。

六、心輪（Heart Chakra）

前心輪位於心臟前方、胸部的中央；後心輪則位於心臟的後方，前心輪對應RN（CV）18任脈玉堂穴、RN（CV）17任脈膻中穴；後心輪對應DU（GV）10督脈靈台穴、DU（GV）10督脈神道穴（Choa, 2003）。心輪擁有十二個瓣，前心輪中含有金色與粉紅色色光；後心輪中含有金色、紅色、橙色、黃色色光。根據靈視力的觀察，心輪－

慈悲（Chesed）是冠輪——王冠（Kether）較低層的對應，冠輪擁有九百六十外在花瓣和十二個內在金色花瓣，而心輪的十二個金瓣正是冠輪十二內在金瓣的反射，因此，冠輪無法在心輪發展之前啟動。生命種子位於其中央，記錄過往的生命模式（Choa, 2003）。心輪是生命紀錄之所在、神聖藍圖的路徑，更是高階情緒、照耀他人的中心，生理上與心臟、肺臟和胸腺有關（Choa, 2003; Dale, 2009; Judith, 1987）。

在道家稱前心輪為玉堂和膻中，意為玉（涼性水氣）的門廳及吸熱脹散而變化熱燥之氣，又稱為元關、氣府，為煉氣化神之處（來靜師父，1994；清河新藏，2015）；後心輪為神道與靈台，意為神聖（陽氣上行）的通道及神靈（元神）停駐之所（來靜師父，1994）。梵文當中稱心輪為Anahata chakra。南印度的泰米爾語稱前心輪Kadhir；後心輪則稱為Mel kaala varmam。在卡巴拉當中，心輪對應慈悲（Chesed），是人性光輝的顯現，對慈愛與和平的渴望，以更高層次的情感照耀他人（Choa, 2001; Dale, 2009；王琮賢、黃孔良，2015）。

七、太陽輪（Solar Plexus Chakra）

太陽輪位於肋骨之間的中空區域，後太陽輪位於前太陽輪正後方，前太陽輪對應RN（CV）12任脈中脘穴；後太陽輪對應DU（GV）7督脈中樞穴（Choa, 2003, 2004）。太陽輪擁有十個瓣，包含紅色、黃色、綠色、藍色色光，及少量的橙色與紫色色光，情緒種子位於中央，記錄過往的情緒模式（Choa, 1995）。在意義上，太陽輪著重成就自我，是上下力量匯聚（較低本質欲望與較高自我意志）

之所在，使個人力量得以顯現，並與消化系統、肝、膽及血液有關（Choa, 2003; Dale, 2009; Judith, 1987）。

道家稱太陽輪為中脘，意為胃的中央；後太陽輪則稱為中樞，意為身體的中央。梵文中稱太陽輪為Manipur chakra。南印度泰米爾語則稱太陽輪為Ner varmam；後太陽輪為Sangudhiri kaala varmam（Choa, 2003）。在卡巴拉，太陽輪對應正義（Geburah）又稱為嚴厲或力量，瞭解意志與力量的雙面刃，從中掌握情緒、主宰思想，帶著勇氣前進（Choa, 2001; Dale, 2009；王琮賢、黃孔良，2015）。

八、臍輪（Navel Chakra）

臍輪位於肚臍的位置，對應RN（CV）8任脈神闕穴（Choa, 1995, 2003）。臍輪有八個瓣，包含黃色、綠色、藍色、紅色與紫色色光，及少量的橙色光（Choa, 1995）。臍輪能將生命能量與神聖能量（先天之炁）轉變成金色能量儲存在「下丹田」，促使肉體健康的維持與提升，並與腸道消化有關（Choa, 2003; Dale, 2009; Judith, 1987）。

在道家稱臍輪為神闕，意為「神聖的庫房」，是丹家修煉的核心位置；而在南印度泰米爾語稱臍輪為Aama kaalam（Choa, 2003）。卡巴拉當中，臍輪與美麗（Tiphareth）相對應，位於生命之樹的中央，使我們看見真理之光，提升個人的思維、語言、感覺和意志，並轉化為行動（Choa, 2001; Dale, 2009；王琮賢、黃孔良，2015）。

九、脾輪（Spleen Chakra）

脾輪位於左側肋骨底部的中心；後脾輪則位於前脾輪之正後

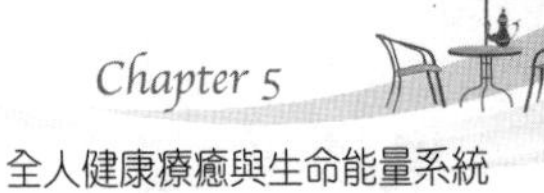

方，脾輪對應SP 16脾經腹哀穴、BL 50膀胱經胃倉穴（Choa, 1995, 2003）。脾輪具有六個瓣，大小約一般脈輪的1/3至1/2，將空氣能量或白色能量分解成紅色、橙色、黃色、綠色、藍色和紫色色光再輸送至各脈輪（Choa, 1995）。脾輪是身體整體活力、能量水平的來源，將空氣能量吸收、消化及輸送至其他脈輪或質點，將之轉化成為脈輪可使用的生命能量（Choa, 2003）。

與道家及印度的關聯：前脾輪在道家稱為腹哀，意為憂鬱的腹部；後脾輪在道家稱為胃倉，意為胃的儲藏室。脾輪在梵文稱為Prana chakra（能量之輪），南印度泰米爾語則稱為Kaareeral varmam（Choa, 2003）。在卡巴拉當中，脾輪對應力量（Netsah）又稱為勝利，活力使我們獲得生命的食糧－能量，並覺察到更加精微的感受，以獲得內在動見（Choa, 2001; Dale, 2009；王琮賢、黃孔良，2015）。

十、命門輪（Meng Mein Chakra）

命門輪位於肚臍的正後方，約一般脈輪的1/2大小，對應DU（GV）4督脈命門穴（Choa, 2003, 2004）。命門輪擁有八個瓣，含有橙色色光與少量的紅色色光，同時含有微量的黃色與藍色色光（Choa, 1995）。命門輪是強而有力的能量泵浦（能量的加速器）、生命的通道，並與腎上腺及血壓的調節有關（Choa, 2003; Dale, 2009; Judith, 1987）。

在道家稱命門輪為命門，意為生命的通道或為生氣之源頭、元氣之根本，丹家認為意守於此有助開啟全身關竅（來靜師父，1994；清河新藏，2015）；在南印度的泰米爾語則稱之為Kachai varmam（Choa, 2003）。在卡巴拉當中，命門輪對應榮耀（Hod）又稱為光榮，是內在的通道，主宰移動、溝通、提升及內在的煉金術（Choa, 2001; Dale, 2009；王琮賢、黃孔良，2015）。

十一、生殖輪（Sex Chakra）

生殖輪位於恥骨處，對應RN（CV）2任脈曲骨穴（Choa, 2003）。生殖輪擁有六個瓣，各不同深淺的紅色和橙色的色光（Choa, 1995）。是物質創造的基礎，生育與生殖的力量，並從中提升、轉化性能量，達到性愛合一，以補充腦部智力的發展，維持泌尿系統健康（Choa, 2003; Dale, 2009; Judith, 1987）。

與道家及印度的關聯：在道家生殖輪對應曲骨穴，意思是「彎取的骨」，腹下部恥骨聯合上緣上方凹陷處。在梵文當中稱為Swadhishtana Chakra，南印度泰米爾語則稱之為Kuthu varmam（Choa, 2003）。卡巴拉當中，生殖輪對應基礎（Yesod），形成動機、想法和慾望，並從「基礎」反應到物質世界當中（Choa, 2001; Dale, 2009；王琮賢、黃孔良，2015）。

十二、基輪（Basic Chakra）

基輪位於尾骨處，對應DU（GV）1督脈長強穴（Choa, 1995, 2003）。是由四片的瓣組成，帶有紅色及橙色的色光，以及微量且不明顯的黃色色光（Choa, 1995）。基輪與安全感、生存、豐盛與滿足（王國降臨），行動的力量及亢達里尼能量相關，生理上並與細胞、骨骼及組織的生長有關（Choa, 2003; Dale, 2009; Judith, 1987）。

在道家基輪對應的是長強或仙谷，意為「充足、大量的力量」。

梵文則稱基輪為Mooladhara Chakra；泰米爾語則稱之為Putti kaalam，在基輪印度的傳統象徵是大象（Choa, 2003）。在卡巴拉，基輪對應王國（Malkuth），自物質世界體驗與接受其他質點的能量，並且體驗、接觸神聖之火（Choa, 2001; Dale, 2009；王琮賢、黃孔良，2015）。

十三、第十二脈輪（The Twelfth Chakra）

第十二脈輪是個人的，光之源、化身靈魂之所在，為靈魂的計畫與靈性洞見的來源，化身靈魂（轉世靈）於懷孕第七個月時進入到胎兒內，並居於第十二脈輪——靈魂之星脈輪，位於頭頂30公分處（Choa, 2003, 2005a, 2012; Dale, 2009）。第十二脈輪是金色的星光，因此稱為靈魂之星脈輪，當一個人的靈性發展越來越成熟時，金色的星光發展成金色的珍珠、金色的球體，一直到金色的花苞，直到成為金色的光輝、烈焰，當靈魂之星脈輪完全啟動時，此時在基督教稱之為「聖靈降臨」（Choa, 2005a）。

道家對於十二脈輪有稱之為「靈性胚胎」；印度傳統則稱為Jivatma Jiv。在卡巴拉對應「無限之光」（Ain Soph Aur），為穿越幻象、妄想與意識上的掙扎和痛苦，跨越所有質點、穿越無量之光，並綻放金色的蓮花（golden lotus），成為無所不在的存在（Choa, 2008；王琮賢、黃孔良，2015）。

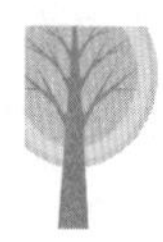

第四節　全人健康療癒對健康的整體觀

心智可說是良知良能受到了制約，你本來就是毫不受限和完善的，你該跳脫框架，作回心智的主人。

——拉瑪那・馬哈希（Ramana Maharshi）

一、生命結構與能量中心的關聯

能量系統當中有三種基本結構，分別是能量場、能量通道（經脈、能量中心）和其他精微體，這三種基本結構皆會吸引來自於外界的精微能量，並且運送至各層生命結構（Dale, 2009）。Hunter從肌電圖檢測儀（藉由測量肌肉電活動之儀器）測量人體電磁波在不同狀態下的輸出狀況，結果發現人體會在與能量中心有關的位置散發輻射，而且特定的意識層次也與特定的頻率有關（Ozaniec, 1995）。Shafica Karagulla透過與醫學診斷的比對，發現疾病確實會改變能量中心與非物質身體的顏色、光澤、韻律、速度、體積、形狀、彈性以及組織狀態（Karagulla, 1989）。

每一個脈輪都以獨特的方式記錄和投射能量，並且影響肉體、情緒、心智和精神。又因為人體不同位置的振動頻率不同，較低能量中心其振動速度較慢；較高能量中心振動速度較快。而在光譜當中，位置越低者，越接近光譜中紅外線的頻率；位置越高者，則越接近紫外線的頻率（Choa, 1995; Dale, 2009）。因此，若進一步從卡巴拉之生命結構、元素、頻率、顏色可以得知：

1.與肉體高度相關的能量中心有基輪、生殖輪。

2.與乙太體高度相關的能量中心有命門輪、脾輪、臍輪。

3.與星光體高度相關的能量中心有太陽輪、心輪。

4.與心智體高度相關的能量中心有眉心輪、額輪。

5.與靈魂體高度相關的能量中心有冠輪、第十二脈輪。

二、全人健康療癒的新視野

物質界的能量使事物井然有序，如同咖啡能夠停留在杯中；精微能量與物質實體的關係，則正如同咖啡無水不能夠飲用。全人健康療癒認為生命的現實並不只是肉體存在於物質世界，也同時存在於精微的能量次元，而能量是可流經一切的事物。

Dale（2009）歸納許多與能量療癒相關的方法，包括指壓按摩、推拿、費登魁斯、肌筋膜放鬆法、羅夫按摩、芳香療法、草藥學、針灸、頌缽療法、家族系統排列、哈科米、即時釋放法、全息儲存解析、生物能同步法、太極拳、瑜伽、皮拉提斯、仁神術、靈氣療法、般尼克療法、量子觸療、生物環境醫學、生物反饋療法、冥想、觀想療法、生物幾何學、呼吸、整脊、頭薦骨療法、電子-生物學、電磁療法、花精療法、寶石療法、風水、生物建築學、地球生物學。另外，靈氣結合不同能量系統而發展出阿育吠陀靈氣、天使靈氣、SSR（又稱埃及靈氣）、亢達里尼靈氣，丹道養生、光源療法、天使療癒、擴大療癒、先進能量傳遞等亦在台灣地區有新的開展。

面對眾多的療癒方法，許多人以逛櫥窗（window shopping）的方式在嘗試，經常被絢爛的圖文行銷所吸引，卻發現內容不夠扎實或帶領者學有未精即開班授課、又或者有些課程精彩卻恍若夢境。當然，在不同的時間點，我們會有不同的心境、不同的體會，也許會參加不同的活動或課程，但心若定不下來，永遠只會感到自己不足。沒有任何的對錯，不足是喚醒我們從二元分裂回到「一」的過程，但仍建議有系統性、架構性的學習，而不要坐這山、望那山，這也是毅力、恆心與專注力的考驗。此外，親證體驗與實際探測更是在面對眾多療癒方法時，不可或缺的態度（王子杰，2015）。

能量中心透過經脈連結全身，創造物質的實現，並協助意識的轉化、靈性的提升。當檢視能量場、能量通道（經脈）與各層生命結構，有助於在疾病尚未出現病徵、病症之前，採用精微的方式事先探測（診斷）、養生預防並且進行整合性療癒。若能在多層次的生命結構上處理問題，那麼精微能量將會傳遞全身——包括精微與物質等整體層面，有助於創造健康、美好與靈性的生活。

參考文獻

王子杰（2015）。〈療癒與靈修的關係：學習療癒的路徑與靈性修行的本質〉。http://flowstate.funyu.asia/2015/03/28/療癒與靈修的關係，擷取日期：2015/2/12。

王宗曦（2013）。《健康產業行銷與溝通》。台北市：前程文化出版社。

王琮賢（2016）。〈煉丹術與煉金術之生命能量觀與現代推廣的較研究——以台北市丹道文化研究會及般尼克療癒為例〉。佛光大學未來與樂活產業學系生命學碩士班碩士論文（未出版），宜蘭。

王琮賢、黃孔良（2015）。〈養生與生命能量進展之初探〉。《發展與前瞻學報》，10，57-72。

李少波（2010）。《李少波真氣運行法》。北京：中國中醫藥出版社。

來靜師父（1994）。《北宗氣功》。台北市：氣功文化出版社。

易之新譯（2002）。托瓦爾特·德特雷福仁、呂迪格·達爾可著，《疾病的希望：身心整合的療癒力量》。台北市：心靈工坊。

洪于婷、黃永賢、林麗華等（2010）。〈身體與心靈〉。《健康休閒概論》。台北市：新文京。

郝勤（2004）。《龍虎丹道：道教內丹術》。台北市：大展出版社。

清河新藏（2015）。《祕傳丹鼎氣功——龍門祕旨：陳希夷24氣導引》。台北市：經史子集出版社。

許晋維（2013）。〈以經絡能量、自律神經來探討精油按摩對操作者與受測者之間微能量的影響〉。南台科技大學機械工程系碩士論文（未出版），台南。

陳錫錡（2009）。〈生命與健康之融匯——靈性教育〉。《國民教育》，50(2)，7-13。

黃孔良、陳建達、黃文聰（2012）。〈丹道與全人養生樂活實踐初探——人文科技養生與觀測的結合〉。宗教生命關懷學術研討會，31-58。

黃孔良、黃文聰、楊金倉（2011）。〈丹道科學的生命關懷——丹道養生對全人生命結構之科學認識〉。第五屆宗教生命關懷學術研討會論文集，17-36。

黃孔良、楊金倉、趙唯凱（2011）。〈氣科學跨領域研究回顧——身心靈生命整體多相結構初探〉。《中醫內科醫學雜誌》，9(1)，55-84。

劉香君（2007）。〈人體經絡網路之基本結構研究〉。國立清華大學科技管理研究所碩士論文（未出版），新竹。

劉遠明（2006）。〈健康的內在價值與工具價值〉。《醫學與哲學》（人文社會醫學版），27(9)，39-40。

Alan, M. (2002). *Human Spiritual Structure: The NadisNotes in Progress*. Abstract retrieved Feb 12, 2017, http://www.wholebeingexplorations.com/matrix/SpSt/nadis.htm.

Choa, K. S. (1995). *Advanced Pranic Healing: A Practical Manual on Color Pranic Healing*. Quezon City, Philippines: Energetic Solutions, Inc.

Choa, K. S. (1999). *Pranic Psychotherapy*. Quezon City, Philippines: New Dawn.

Choa, K. S. (2001). *Universal and Kabbalistic Meditations on the Lord's Prayer*. Quezon City, Philippines: The Institute for Inner Studies.

Choa, K. S. (2003). *Spiritual Essence of Man: The Chakras and the Inverted Tree of Life*. Quezon City, Philippines: Institute for Inner Studies.

Choa, K. S. (2004). *Miracles Through Pranic Healing: Practical Manual on Energy Healing*. Huntington Beach, CA: Energetic Solutions, Inc.

Choa, K. S. (2005a). *Miracles Through Pranic Healing: Practical Manual on Energy Healing*. Huntington Beach Achieving Oneness with the Higher Soul. Quezon City, Philippines: Institute for Inner Studies.

Choa, K. S. (2005b). *Superbrain Yoga*. Quezon City, Philippines: Institute for Inner Studies.

Choa, K. S. (2008). *Om Mani Padme Hum: Die Blaue Perle Im Goldenen Lotos*.

Quezon City, Philippines: The Institute for Inner Studies.

Choa, K. S. (2010). The Chakras and their Functions. *Innere-Studien-Verlag: The Institute for Inner Studies*.

Choa, K. S. (2012). *The Existence of God is Self Evident*. Quezon City, Philippines: Institute of Inner Studies.

Dale, C. (2009). *The Subtle Body: An Encyclopedia of Your Energetic Anatomy*. Arthur Avenue Louisville, CO: Sounds True.

Dethlefsen, T. (1997). *The Healing Power of Illness: The Meaning of Symptoms and How to Interpret Them*. MA: Element Books Ltd.

Glassey, D. (2000). Life Energy and Healing: The Nerve, Meridian and Chakra Systems and the CSF Connection. Abstract retrieved Feb 12, 2017, http://www.ofspirit.com/donglassey1.htm.

George, V. (1980). *The Science of Homeopathy*. New Tork: Grove Weidenfeld.

Judith, A. (1987). *Wheels of Life: A User's Guide to the Chakra System*. Wooddale Drive Woodbury, MN: Llewellyn Publications.

Jaffe, K., Davidson, R., Bessel. M., Becht, C. (2013). *Your Energy in Action! Energy Balancing for Daily Living*. FL: Energy Dimension Seminars.

Karagulla, S. (1989). *The Chakras and the Human Energy Fields*. Wheaton, IL The Theosophical Publishing House.

Keshe, M. T. (2011). *The Structure of the Light*. The Netherlands: Stichting the Keshe Foundation.

Kilner, W. J. (2011). *The Human Atmosphere*. Washington: Amazon Digital Services, Inc.

Ozaniec, N. (1995). *Chakras for Beginners*. North Pomfret, VT: Trafalgar Square Publishing.

Robishaw, A. (2015). *The Esoteric Codex: Esoteric Cosmology*. Morrisville, NC: Lulu Press.

Chapter 6

促進健康的養生樂活照護方案

許嘉般、黃孔良

生命是健康的載體，健康則是生命的一種內在屬性或狀態，實踐個體健康的要素，首先需要對全人健康與生命系統有整體的認識，才能讓養生方法發揮促進健康之最大效益，因此第五章介紹全人健康與生命系統後，本章探討能促進健康的養生照護方案。

本章旨在經由整理亞健康、健康促進、輔助與替代療法、中國古代養生學、身心靈全人生命結構及樂活等相關文獻，以提出促進健康的養生樂活照護方案。共分為六節探討，首先第一節藉由對亞健康、健康促進與全人健康的文獻回顧，來探討現代社會對非疾病的亞健康狀態事實上需投入更多的關懷；其次第二節探討輔助與替代療法，此療法是整合了東西方的照護方案，藉由本節瞭解此療法不但為亞健康狀態者提供了身心照護之外、也補足了經絡能量層次的照護方法，然而這些以亞健康或健康為核心對象之照護方法的本質並非屬醫療行為；於是第三節整理中國古代養生學，探討這些養生學的照護方法，實質上是以關懷「亞健康改善、健康維持、促進成長」（生命成長或靈性成長）等健康狀態的養生與促進為核心；第四節探討身心靈全人生命結構的整體認識，則是為養生樂活社會實踐提供基礎的認識，以能對實踐健康有努力執行的根本認識；第五節為養生樂活觀念，整合前述對亞健康與健康狀態照護的探討，並融入身心靈全人生命結構觀的整體認識，提出養生樂活的定義以及實踐養生樂活的基本認識，而這些概念最終都要落實在樂活「健康永續的生活方式」當中；最後第六節是總結了促進健康的養生樂活照護方案，即整理了對應於身心靈全人結構的實質照護方案，並探討建立身心靈養生觀測、評估指標的重要性，以瞭解養生樂活方案需結合觀測評估，才能完善健康管理的照護功能，奠定身心靈全人養生樂活照護的實踐基礎。

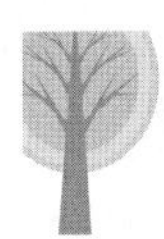

第一節　亞健康、健康促進與全人健康

第一節探討亞健康與健康促進，首先第一小節整理亞健康的觀念，提供現代社會能對非疾病的亞健康狀態投入更多的關懷，即更需覺醒與瞭解亞健康狀態事實上是有被照護的必要；第二小節提到健康促進追求自我實現的健康，說明其關心的範圍除了涉及亞健康改善外，也擴及了健康維持與促進成長等更高生命層次之健康狀態；而若要能關心以上的健康狀態，則須對健康有更全面的認識，因此第三小節介紹全人健康或整體健康的概念，藉此更瞭解健康狀態的全貌，進而尋找適宜的照護方案，以能達成或滿足亞健康改善、健康維持或促進成長等各狀態的健康平衡。

一、亞健康的觀念

主流醫學的發展於19紀到20世紀，疾病的診斷與治療有了長足的進步，建立了所謂生物醫學模式（biomedical model）。但是進入二十世紀後半期以後，以往以肺結核病、腸胃炎等急性傳染病所造成的死亡率迅速的降低，取而代之的是惡性腫瘤（癌症）、心腦血管疾病、代謝性疾病（肥胖、糖尿病）及其他精神類疾病等非傳染性的慢性病。我們可以從台灣的十大死亡原因得知，在 1950年代主要是傳染病，而目前則是屬於慢性病。

今日，許多人受到慢性病的影響而處於帶病生活的狀態（姜逸群，2006）。即使沒有到了疾病狀態，絕大多數的人也是處於健康和疾病之間的亞健康狀態。處於亞健康狀態者無法達到健康的標準，在一定時間內的表現會有身體功能及活動力減低、心理和社會適應能力減退等，且經常會表現出疲勞、情緒異常、睡眠障礙等症狀，緊張不安、動作失調、失眠多夢及休息品質不高、記憶力減退、注意力不易集中、工作效率降低、體虛困乏易疲勞，甚至不能正常生活和工作等現象，但在醫院經過全面醫療檢驗系統檢查後，往往還找不到明確的病因所在。

處於亞健康狀態之身體雖無明確的疾病，但在生理和心理上已出現種種不適，及對外界適應力降低（張豔宏、何麗雲、劉保延，2008；鍾蕙如，2010）。WHO一項全球性調查顯示，全世界的人口真正健康的人占5%，經醫生診斷有疾病的人占20%，處於亞健康狀態的人占75%。由此可看出，雖然人類對生命的追求已擴展到各生活層面，但現實卻因生活壓力、生活習慣與作息的影響而受病痛之苦。

二、健康促進

人們應於日常生活中注重個人身心靈狀態的平衡，而不是等到生病之後才開始關心自身的狀態，因此有學者提出「健康促進」的理念，認為健康不只是沒有疾病而已，而是更具有積極正向之面向（黃松元，2000）。1986年WHO在「渥太華憲章」中，對健康促進（health promotion）作了定義「健康促進是使人們能夠增加控制和改善他們健康的過程」。健康促進與疾病預防經常被混用，健康促進並不是以疾病或特殊健康問題為導向，而疾病預防則是避免的行為（黃毓華、邱啟潤，2006）。Brubaker（1983）認為健康促進是引導自我成長，並增進安寧幸福的健康照顧，而Laffrey（1986）提到健康促進是指獲得更高層次之健康為目的所採用的行為。健康促進不是針對疾病或健康問題的預防行為，而是以自我實現為導向，指引個人維持或增進健康、自我實現和幸福滿足的肯定狀態，是一種趨近行為（approach behavior），也就是個人積極主動地建立新的正向行為，具有朝正向成長與改變的實現導向之特性（Pender, 1996）。因此健康促進的概念從以往偏重預防疾病或預防健康問題的行為，更擴展至自我的參與、投入，以至於自我成長與自我實現的更高境界，也就是促進身心靈健康與成長的層次（姜逸群，2006）。如要落實健康促進，則須對健康有更全面的認識，下一小節介紹全人健康或整體健康的概念，藉此更瞭解健康的全貌，進而尋找適宜的照護方案。

三、全人健康

世界衛生組織（WHO）在1948年將健康定義為：「健康是身體的、心理的和社會的完全安適狀態，而不僅是沒有疾病或殘障發生而已。」健康是一個積極的概念，近來有許多學者將靈性健康納入，認為真正的健康必須同時注意到身體、情緒與靈性的健康（侯季慵、宋家妤、黃孔良，2012；劉一蓉、吳昶興，2008；Spector, 2002）。美國運動醫學會提出了「動態健康」的概念，認為健康是一個動態的過程，一個人有時是非常健康的，有時又是有病的，甚至有時可能患嚴重的疾病。之後，又有學者提出了整體健康（holistic health）或全人健康（wellness）的概念。多年來眾學者對於全人健康的定義及探討，有幾點是相同的：(1)均贊同全人健康是由許多面相所構成；(2)需要各面相間的平衡與整合才能達成；(3)是動態且連續性的；(4)以世界衛生組織對於健康的定義為基礎而發展（林志遠、曾瑞成，2006）。

健康的多元面相已從WHO的三個維度擴展為目前的生理、心理、社會、情緒、理智、靈性、職業、環境等八個維度（Spector, 2002）。包含了個人內在身心靈結構，以及個人與外在他人、團體或環境的互動；這些維度之內在、外在或內外在間的彼此影響，個人內在之身心靈狀態變化，會影響個人與外在他人、團體或環境之互動；而個人與外在他人、團體或環境互動，也會影響個人內在之身心靈狀態。全人健康涵蓋個人身心靈的健康，以及個人與他人、團體、環境互動的健康，全人健康強調健康的實踐性，為了奮進、創新、完滿的生活而不斷自我更新的過程，這個概念的涵義已經超越了一般健康促進與疾病預防的範疇，而立足於人類潛能的開發與實現。

隨著社會經濟的發展和醫學科技的進步，人們的健康需求發展不僅追求長壽，也已考慮追求身體、心理、靈性、社會、職業、環境等適應上完美安適（well-being）之全人健康的狀態，若無全人健康或整體健康的概念，一般難以在亞健康狀態尋找適宜的照護方案，以執行使用。

總結前述對亞健康、健康促進與全人健康的探討，亞健康是處於疾病與健康之間的一種中間狀態，而健康促進可以為亞健康提出改善方法，然而若要改善亞健康，須對健康有內外在多維度的整體認識，健康的維度擴及至生理、心理、靈性、社會、職業與環境等。目前健康促進原來是從西方開始推動，雖然提到要促進身心靈健康，卻缺少對心理、靈性與經絡等具體的執行方案與推動，且健康促進的努力層面尚較偏重於學校、社會、職場、醫院、社區等個體生命之外，屬外在環境對健康預防的層面，因此下一節將介紹輔助與替代療法，其包含了東方對經絡的認識，也是整合東西方的療法，可為亞健康狀態者提供身心及經絡能量的照護方法。

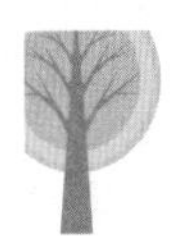

第二節　輔助與替代療法

為對亞健康狀態者提供能照護身心及經絡能量的方法，第二節整理輔助與替代療法，其方法包含了東方對經絡的認識，也整合了東西方的照護方案，可為全人健康或整體健康之概念與推動，找到更全面的照護方案。首先介紹輔助與替代療法的觀念以及其所界定的分類與定義，再介紹輔助與替代療法與亞健康。

一、輔助與替代療法介紹與分類

人是促進健康的主體，在日常生活中自己必須參與操作促進健康方法，以提升並維持身心靈的健康狀態。近幾十年來，全世界使用輔助與替代療法的情形日益普遍，不僅生病的人會尋求幫忙，沒生病的人也會運用它來促進健康（林寬佳等，2009；蔡兆勛等，2008），愈來愈多非處於疾病狀態的人，也想要在生活中找到良好促進健康的方法，讓自己走向健康並保持健康。

古今中外有各式各樣促進健康的方法，以下為了便於應用，而對美國國家輔助與替代醫療中心（NCCAM）對各種促進健康的方法進行整理（黃孔良等，2012），以其所界定的定義與分類之輔助與替代療法（CAM），分類為自然產品（Natural Products）、心身醫學（Mind and Body Medicine）、身體操作（Manipulative and Body-Based Practices）及其他療法，本論文將各種促進健康方法整理如**表6-1**。

表6-1 輔助與替代療法（CAM）分類及說明

分類	說明
自然產品 Natural Products	各種草藥（botanicals）、維生素、礦物質、天然健康食品、飲品、益菌、微生物等。
心身醫學 Mind and Body Medicine	心身醫學聚焦在大腦、心理、身體和行為之間的交互作用，強調心理層面對健康的影響，例如：靜坐、瑜伽、針灸、深呼吸練習、意象療法、催眠、氣功、太極拳等。
身體操作 Manipulative and Body-Based Practices	運用徒手與移動身體等操作，強調身體的結構和系統，包括骨頭和連接處、軟組織、循環和淋巴系統，例如：整脊與按摩等。
其他療法	•運動療法。 •傳統療法（traditional healers）。 •能量場（energy fields）。 •電磁場（electromagnetic fields）：如磁場療法和光療法。 • 生物場（biofields）：如氣功、靈氣（reiki）、療癒性觸摸（healing touch）等。 •整體醫療：如中醫、印度醫學（Ayurveda）、同類療法、自然療法等。

資料來源：NCCAM，http://nccam.nih.gov/health/whatiscam/，2011年12月。

二、輔助與替代療法的現況

輔助與替代療法與醫療照護整合的應用已為趨勢，主要是因現代社會的迅猛發展、精神負擔加重，因而陷入壓力而承受亞健康狀態困擾的人越來越多，而且疾病也增加了非傳染性之慢性病等顯著的變化，是因心理、社會等因素在疾病產生、發展、診斷、治療、預防中的作用日益突顯出來。縱觀中西醫學發展中的各種干預手段，現階段只有如傳統中醫養生、輔助與替代療法理論、方法與實踐等的領域較能滿足承受亞健康狀態困擾者的需求（王紅玉、何麗云，2008；黃開斌，2007）。

根據美國國家輔助與替代醫療中心對輔助與替代醫療定義，輔助與替代醫療包括兩類，一為輔助醫療（complementary medicine），與正統西方醫學一起使用的療法，不取代正規的西方醫療，主要的目的是在緩解病人的症狀，提升病人的生活品質；二為替代醫學（alternativemedicine），完全取代正規西方醫學的療法（蔡兆勳、黃怡超、邱泰源，2008）。

而在**表6-1**輔助與替代療法（CAM）分類及說明中，雖然可以看到有些療法是針對疾病者的輔助醫療行為，也有許多療法的本質並非醫療行為，如靜坐、瑜伽、氣功、太極拳等，這些方法也對亞健康改善、健康維持與促進成長等健康狀態提供了非醫療性的照護方案，不應屬於也不該只設限用於醫療等照護系統。輔助與替代療法應也可被重視的應用於亞健康、非醫療照護層面等的整合運用。

總結前述對輔助與替代療法的探討，輔助與替代療法是人們可在日常生活中主動促進健康的操作方法，不僅生病的人會尋求幫忙，沒生病的人也會運用它來促進健康，以提升並維持身心靈的健康狀態。現今輔助與替代療法與醫療照護整合的應用已為趨勢，以因應社會越來越多受到亞健康困擾的人，以及亞健康改善推動中具體可執行之非醫療性照護方案的缺乏，且輔助與替代療法中，有些方法原本就已廣泛應用於養生促進健康的非醫療性行為，因此輔助與替代療法應也可被重視的應用於亞健康、非醫療照護層面的整合運用；而下一節則為了介紹整合了東西方療法之輔助與替代療法中那些非醫療照護方法的本質，將探討中國古代養生學，以窺東方對深度養生的執行，即非醫療性照護行為的內涵。

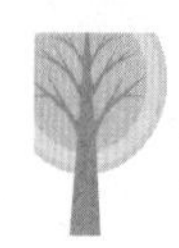

第三節　中國古代養生學

本節介紹輔助與替代療法中東方對養生的認識與執行，實際上與現代「醫」學概念並不盡相同，養生方法的範疇也已擴及「亞健康改善、健康維持、促進成長」等不同階段的健康狀態。首先說明中國古代養生學的概念，接著說明近年來亞健康者對養生保健與促進健康的需求。

一、中國古代養生學的概念

對於健康促進的實踐，中國傳統即有養生的思想與文化，養生一詞，最早出現於《莊子》內篇，主要論述莊子的養生思想及人生哲學，包含養生的要領和主要方法。莊子認為養生之道在順應自然，不為外物所限制或影響，論「氣」的變化並及於真人、至人、神人、聖人的精神之養，為大道之境繪出美麗的前景。養生的具體實踐在《黃帝內經》的養生思想中已有完整的說明（劉光華、越明山，2005），養生的主體是人，但人卻不能孤立於天地之間、不能不與身旁的環境發生關係，此環境稱為「自然」。《黃帝內經》總是一再強調「上合之於天，下合之於地，中合之於人」之類的看法，其原因就在於「自然」也就是天地，必定與人體發生關係，並影響人的生命活動。因此，在談論養生之道時，需把人放在「自然」，也就是天地之中來加以考察，達到人與自然和諧之「天人合一」的養生境界（胡建次，1998）。養生就是一種生命關懷，從生命個體系統之形體與精神的「形神合一」養生，到生命個體（人）與自然環境（天）之「天人合一」生命深層境界的提升與擴展。

二、養生學與亞健康

《黃帝內經》提到：「上醫治未病，中醫治欲病，下醫治已病」。治療已病是目前醫學處裡的範疇，而中國古代的養生方法更在意的是未病與欲病，也就是「治」的範疇是需擴及「亞健康改善、健康維持、促進成長」等不同階段的健康狀態，由此可知古代養生學講的「治」，與現代「醫」學概念並不盡相同。以現代科學的觀點來看，養生就是為了提高人的自組織能力、自康復能力，也可說是提高人「自治」的生命力，這有別於主流醫學對抗疾病之學問。所以，養生是根據生命發展的自然規律來保養身心以遠離疾病，為了自身生存、健康長壽及生命成長所從事之活動或追求（黃孔良、黃文聰、楊金倉，2011a；黃孔良、楊金倉、趙唯凱，2011b）。

養生學中有許多方法是在處理亞健康改善、健康維持與促進成長等不同階段的健康狀態，這些方法在現代也經過學者的大量研究與證實。例如穴道按壓與推拿可幫助亞健康狀態者的改善（張衡生，2013；劉小衛，2011；張光宇，2011）；而靜坐對減少壓力和舒緩焦慮的作用突出，對於身心失衡或健康人群均有所助益（徐敏、趙安安、鍾灼輝、劉華孝、高尚仁，2010），是幫助健康維持的良好方法；氣功鍛鍊則對心理健康有顯著的促進作用（Saganha, 2012），是幫助促進健康、成長的好方法。

目前的社會雖以生物醫學為主的西方醫學為主流，然而在全球人口增加、疾病變化、病患對於自身健康之自我照護（self-care）意識抬頭等社會變化之下，民眾對於疾病的態度也由消極治療的觀念，轉變為積極的養生保健。

總結前述對養生學的探討，中國古代養生學是一種對生命關懷，關心個體身心平衡，實踐健康改善、維持與促進，進而追求與自我、他人、環境和自然保持和諧的關係。而中國養生講的「治」，與現代「醫」學概念並不盡相同，治療已病是目前醫學處理的範疇，而在中國養生「治」的範疇則擴及「亞健康改善、健康維持、促進成長」等健康狀態。養生不僅追求個人身心靈生命結構之平衡，也關懷個體與外在環境之間的互動關係，因此若不瞭解身心靈全人生命結構，就沒有實踐健康時如何執行或為何執行的基礎認識，下一節介紹身心靈全人生命結構。

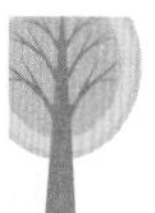

第四節　身心靈全人生命結構

本節首先整理不同領域對健康的認識，再介紹身心靈全人生命結構的定義，藉由整理及認識生命整體結構的多維度，以對實踐健康有基礎的認識，進而能為需求者選擇適宜促進個人身心靈狀態的養生保健方法。

一、不同領域對健康的認識

為探討如何實踐健康，在本章的前三節中探討了不同領域對健康的認識，第一節對亞健康、健康促進與全人健康的認識說明了約75%的人帶著亞健康狀態在面對生活議題，故健康不只是沒有疾病而已；人們應該對健康狀態的多層面性需有明確的認識，以能擴展於生活中自我實現健康，即於生活中執行促進健康的行為，然而西方推動的全人健康缺乏對東方經絡結構的概念；而第二節輔助與替代療法整合東西方保健方法，包含東方對經絡的認識，也為亞健康提出更全面的照護方案；第三節的中國古代養生學則探討輔助與替代療法中一些本質非醫療行為，瞭解到養生方法中平衡與成長的內涵，實際上關心治未病與治欲病，也就是治的範疇是擴及「亞健康改善、健康維持與促進成長」等不同階段的健康狀態。

從以上東西方不同促進健康的產業領域對健康狀態之探討，可以發現東西方皆關注亞健康狀態的議題，並致力於整理更全面整體的健康概念與認識，以找到可以照護亞健康狀態的方法。只是西方推動的全人健康沒有引進東方經絡概念，而東方深層的傳統養生方案又常發現只流傳於少數專業修行者之中，故有必要整合東西方對健康狀態的認識，探討生命結構的多維度，以對實踐健康有基礎的認識。因此以下將探討身心靈全人生命結構的定義。

二、身心靈全人生命結構的定義

本篇以參考黃孔良與楊金倉等（2011b）整理氣科學研究中所提出之身心靈全人生命整體多相結構模型，將生命結構區分為物質、身體、心理、意識、生物能、信息、本體等七個生命面相（**表6-2**）。其中之物質面相是與身心靈相關的外在層面，而本體面相屬於靈性層面之生命究竟本源，此兩個面相非屬於本章所要探討之個人身心靈的層面，故本篇以其他五個面相用身心靈區分，將身心靈全人生命結構定義為身之身體面相，心為心理面相，靈為意識、生物能與信息面相，以方便客觀地認識身心靈的存在狀態。

上述各生命面相皆已有其跨領域研究對應之相關學術研究背景，例如在身體面相則有黃欽永（1998）、黃英哲（2006）探討全真道龍

表6-2　身心靈生命整體觀的對照表

一般 生命整體觀	×	身	心	靈			
本論文 生命整體觀	物質	身體	心理	意識	生物能	信息	本體 （本性）

門宗氣功訓練者處於氣功態時，末梢血流量、皮膚溫度與肌電值EMG之變化；鄭建民（1997）研究中老年人練習香功前後之血液生化分析的變化；黃英哲、黃欽永、楊裕隆（2007）則研究氣功對衰竭運動後血乳酸之反應變化。心理面相有黃英哲、黃欽永、呂碧琴（2007）探討氣功運動在不同情境對個體在「運動引起的感覺量表」（EFI）的影響，並比較在不同情境之EFI各分量表間的關係；豐東洋、洪聰敏、黃英哲（2004）以腦波儀檢測探討氣功對於個體放鬆及情緒的調節效果；鄭建民、賴秋蓮、蔡金玲、吳文智（2008）以腦波儀與盤斯心情量表，研究氣功養生運動對成年人腦α波及生活品質的影響。

意識面相有李嗣涔、張揚全（1992）研究腦α波所定義的兩種氣功態：腦α波之尖峰功率大幅降低之「入定態」及腦α波之尖峰功率大幅增加之「共振態」；Liou（2008）以腦部功能性磁振造影設備（fMRI），攝影天帝教正宗靜坐時腦部影像的變化及生理調節現象之研究。生物能面相有鄭建民（2001a，2001b，2002）探討香功修練者的經穴生物能量與各季節、時辰的關係。信息面相有李嗣涔（2002）手指識字與信息場之研究；黃欽永、黃英哲、陳國華、呂碧琴等（2001）以「氣功形能信息水」對人體柔軟度的影響進行初步研究，後續黃欽永、黃英哲、邱慶宏等（2003）又有對人體最大攝氧量之影響的探究。

以此身心靈全人生命結構之跨領域定義，即可進行整理歸納古今中外各種養生保健方法對各生命面相狀態的影響，以提供需求者選擇適宜個人身心靈狀態的養生保健方法；若能結合現代科學與科技儀器對各生命面相狀態進行觀測與評估，則可掌握養生保健過程之身心靈狀態的變化，進而瞭解個體身心靈的平衡狀態，就能奠定身心靈全人養生樂活實踐之基礎。

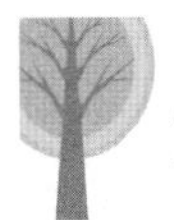

第五節　養生樂活觀念

本節第一部分首先說明樂活的定義；第二部分再探討實踐樂活的現況，瞭解樂活精神其實是顯示人們對維持生命各層面之平衡發展的渴望，然而目前樂活實踐的現況尚較偏重外在的消費行為層面，對生命整體健康尚未有更深的理解與認識；而養生追求個人身心靈生命結構之平衡，也關懷個體與外在環境之間的互動關係，因此第三部分將樂活結合養生，探討養生樂活的觀念；最後第四部分再探討養生樂活實踐的要素。

一、樂活的定義

樂活（LOHAS）一詞首先由社會學者Paul H. Ray與心理學者Sherry Ruth Anderson於2000年出版的著作《文化創意人：5,000萬人如何改變世界》中所提出。兩位學者在歷經十年的研究中發現，美國除了原有保守（traditionals）與現代（moderns）消費群外，另有一群新興消費者產生——文化創意人（culture creatives），這群消費者的生活型態有別於以往，他們相當關切環境破壞的議題，且願意付費來避免問題擴大；他們不僅追求身體健康，也重視心理與心靈的健康（姜逸群，2006；黃雅芝，2010）。

樂活是一個西方傳來的新興生活型態族群，又稱「樂活生活」、「洛哈思主義」，由音譯LOHAS而來，是Lifestyles of Health and Sustainability的縮寫，意為以健康及可持續發展的型態過生活。將樂活定義為一群人於消費決策時，會考量自己與家人健康與環境責任。以字面上的解釋，H指的是「健康的飲食、生活、身心靈的探索與個人成長」，健康的生活型態像是近年逐漸被提倡的生機飲食法、營養補充品等。而S指的是「生態永續的精神」，例如可重複使用的能源，或是有機、可回收的產品（張智傑、李城忠，2010；謝素姜、蔡宗翰，2010）。這股樂活的風潮，不只在美國發燒，更是蔓延到世界各地，如日本、澳洲、紐西蘭、英國、法國、加拿大、荷蘭等國家，都急欲瞭解樂活概念與國家文化整合的可行性，樂活甚至已經快速形成全球樂活（Global Lifestyles of Health and Sustainability, GLOHAS）的概念（Howard, 2007）。

二、樂活實踐的現況

樂活的概念是從研究消費族群而來，樂活族群定義為「一群人在做消費決策時，會考慮到自己與家人的健康和環境責任」，其核心精神是要建立健康永續的生活型態。而樂活的概念於實踐中重視個人自己與家人健康，以及環境生態的平衡發展，但也並非侷限於健康和環保的生活議題，更涉及政治、經濟、文化、媒體、工作和人際關係等，所以幾乎與生活各層面有相聯關係（王登再，2010）。

樂活目標為建立健康永續的生活方式，然而現今社會大眾討論的樂活實踐是從外在的消費行為的觀點來看，判斷樂活的指標是經由行為結果而定，關注的是如何經由生活消費、生活習慣與生活型態的改變來追求樂活的目標（黃惠如，2005），但事實上樂活趨勢是顯示人們對維持生命各層面平衡發展的渴望，如果個人沒有對生命整體健康有更深的理解與認識，會變成只是附和一種流行趨勢而已，而無法真正達到維持生命整體平衡健康的樂活目標（黃文聰，2014）。

三、養生樂活：樂活結合養生

養生追求個人身心靈生命結構之平衡，也關懷個體與外在環境之間的互動關係，養生所追求的目標其實也是現代樂活趨勢所要達成的目標，養生讓樂活從維持生命健康擴展到了生命境界的提升，而樂活則賦予養生在新時代生活實踐的意義。

黃孔良等（2012）定義「養生樂活」之內容包含有「亞健康改善、健康維持與促進成長」（生命成長或靈性成長），也定義對象範圍為亞健康及健康族群；如此定義，方便了「養生樂活」在靈性成長與身心靈統整的方法論上，銜接、會通東方之生命成長修煉，如丹道、瑜伽、藏密等方法。養生樂活需建立在重視「身心靈統整與成長」與「主動選擇並採取適當措施以達全人健康最佳狀態之實踐過程」的基本認識，實踐身心平衡，健康改善、維持與促進（黃松元，2000），發現生命價 、意義（Pender, 1996），朝著自我成長與自我實現的更高境界（賈烜、樊富珉，2010），進而靈性追求與自我超越，體驗身心靈統整（黃開斌，2007），與自我、他人、環境和自然保持和諧的關係（蔡培村、武文瑛，2008）。養生樂活強調認識健康的生命活動狀態是生命系統適應性之自穩（衡）定性、自組織性和進化等一種理想與完美的狀態，是生命致力於追求內在價值的目標（劉遠明，2006）。

養生樂活的實踐必須從日常生活中注重個人生命狀態的平衡，尋找適宜的養生方法來促進或維持生命狀態的平衡健康，以實踐健康且永續的生活，達到樂活；如此由個人從內往外擴展，進而增進與人互動的良好關係，並珍惜愛護地球與生態環境，亦就是從個人內在生命平衡健康的永續，到與家庭、社會群體及生態環境和諧互動的永續樂活。

四、實踐養生樂活

本章第一至三節，經由探討亞健康、健康促進、全人健康與養生的相關文獻；第四節將身心靈全人生命結構跨領域定義為身體、心理、意識、生物能與信息等五個面相，以方便客觀認識生命整體狀態，也為瞭解養生保健方法對生命作用的影響奠定基礎；第五節重新定義養生樂活為提供亞健康改善、健康維持與促進成長的良好方案，主要對象為亞健康與健康族群；第六節，整理、分類各類養生輔助與替代療法所分別對應之身心靈全人生命結構各面相，以清楚瞭解各養生保健方法的主要作用面相，提供需求者選擇適宜的養生保健方法之參考；並於文末提出，需要有分別對應於身心靈全人生命結構各面相之科技觀測方法，以清楚認識各科技觀測方法可觀測到的生命面相範圍，才能提供需求者依照想瞭解的身心靈生命狀態。

本篇認為，在進行身心靈全人養生樂活實踐時，首先經由多元觀測身心靈結構各生命面相之狀態是否平衡，以發現健康問題；透過（科學）多元觀測指標之評估，以認識健康問題；再尋找適宜的養生保健方法介入，以解決健康問題；之後再觀測、再評估是否需要再介入養生保健。如此，可整合「生命結構」（黃孔良等，2011）、「觀測評估」（黃文聰，2014）、「養生保健」（黃孔良等，2012）進行身心靈全人健康管理以實踐養生樂活的目標。

總結前述對養生樂活的探討，樂活是要建立健康永續的生活型態，養生則有追求個人身心靈生命結構之平衡，以及對生命境界提升之方法。本篇結合「養生樂活」，定義其內容包含有「亞健康改善、健康維持與促進成長」，而對象範圍為亞健康及健康族群。最後提出實踐養生樂活須整合「生命結構」（黃孔良等，2011）、「觀測評估」（黃文聰等，2012）、「養生保健」（黃孔良等，2012）才能夠進行身心靈全人健康管理。

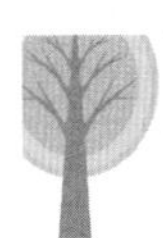

第六節　促進健康的養生樂活照護方案

第六節介紹促進健康的養生樂活照護方案，首先依照身心靈的結構提出相對應的養生樂活方案；為能結合對健康狀態與健康資源的管理，再探討養生樂活照護方案中觀測評估的必要性。

一、促進健康的養生樂活照護方案

養生樂活重視「身心靈統整與成長」與「主動選擇並採取適當措施以達全人健康最佳狀態之實踐過程」，因此第六節整理相對應於身心靈全人養生樂活的照護方法。

為了促進身心靈全人健康，古今中外各式各樣不同的養生或輔助與替代療法等方案，對人的身心靈結構會有何影響應要有清楚的認識，才能讓需求者選擇適宜的養生樂活方法，以發揮促進健康的最大效益。並且，在使用養生樂活方法時，也必須從身心靈全人整體觀來考量，若缺乏整體觀而僅著重於某個或某些生命面相、忽略其他面相的影響時，對生命整體平衡與健康的助益也自然受限（黃孔良等，2011a）。因此，為了方便認識與瞭解養生樂活方法對身心靈之作用，本節參考美國國家輔助與替代醫療中心（NCCAM）對輔助與替代療法之分類方式來整理，結合對應身心靈全人生命結構之身體、心理、意識、生物能與信息等五個生命面相（黃孔良等，2011b），初步建立全人養生樂活系統模型，如**表6-3**，表中有○代表一般已知對此生命面相有作用。

二、養生樂活照護系統：方案結合觀測評估

在實踐結合了健康管理之養生樂活照護過程中，必須觀測與評估個人的健康狀態，才能選擇適宜的養生樂活方法介入，以改善和促進個人的健康；亦即，啟動養生樂活照護之服務流程的首要條件是，找到可觀測評估個人身心靈狀態的方法或工具，以達到管理之效能，亦必須建立身心靈觀測指標與養生評估指標。需要有分別對應於身心靈全人生命結構各面相之科技觀測方法，以清楚認識各科技觀測方法可觀測到的生命面相範圍，才能提供需求者依照想瞭解的身心靈生命狀態，選擇搭配不同儀器，建立簡易可行的多元量測方法來觀測。

評估養生樂活照護方案之效能，若結合現代科學與科技儀器對各生命面相狀態進行觀測與評估，則可掌握養生保健過程之身心靈狀態的變化，進而瞭解個體身心靈的平衡狀態。

表6-3　身心靈全人養生樂活系統示意表

身心靈結構 / 養生方法（CAM）		身	心	靈		
		身體	心理	意識	生物能	信息
自然產品	草藥	○				
	自然營養品、飲品	○				
	益菌	○				
心身醫學	靜坐		○	○	○	○
	瑜伽	○	○	○	○	○
	針灸				○	
	深呼吸練習	○	○	○		
	意象療法		○	○		
	太極拳	○	○	○	○	
身體操作	整脊	○				
	按摩	○			○	
其他療法	運動療法	○				
	能量場、生物場（氣功、靈氣）			○	○	○
	中醫	○	○	○	○	○
	印度醫學	○	○	○	○	○
	同類療法					○

註：有○代表一般已知有作用，未有○則代表一般（或筆者）未知

本章經由整理亞健康、健康促進、輔助與替代療法、中國古代養生學、身心靈全人生命結構、樂活等相關文獻，定義「養生樂活」，內容包含「亞健康改善、健康維持與促進成長」，也定義對象範圍為亞健康及健康族群，並整理了對應於身心靈全人結構的養生樂活照護方案，最後為了能在養生樂活照護過程中，能確實掌握身心靈狀態的變化，以瞭解個體身心靈的平衡狀態，必須建立身心靈觀測指標與養生評估指標，因此下一章將會探討身心靈全人觀測與養生樂活評估系統，以奠定身心靈全人養生樂活實踐之基礎。

參考文獻

王紅玉、何麗云（2008）。〈從養生理論看亞健康的調治〉。《中華中醫藥學刊》，9，1893-1894。

王登再（2010）。〈樂活量表之建構〉。國立澎湖科技大學觀光休閒事業管理研究所碩士論文。

呂嘉偉（2008）。〈青少年靈性健康與自尊之相關研究〉。新竹教育大學人資處教育心理與諮商碩士專班碩士論文。

李嗣涔、張揚全（1992）。〈由腦α波所定義的兩種氣功態〉。《中醫藥雜誌》，2(1)，30-46。

李嗣涔（2002）。〈與信息場對話〉。《佛學與科學》，3，68-79。

周鵬（2013）。〈逆針灸背俞穴干預人群亞健康狀態的臨床研究〉。廣州中醫藥大學博士班。

林志遠、曾瑞成（2006）。〈全人健康理念之演進〉。《中華體育季刊》，20(4)，14-19。

林寬佳等（2009）。〈輔助與替代療法之使用及其相關原素之全國性調查〉。《台灣公共衛生雜誌》，28(1)，53-68。

侯季墉、宋家妤、黃孔良（2013）。〈視力全方位保健樂活方案——近視測量，預防與療癒初探〉。《健康管理學刊》，11(2)，165-175。

姜逸群（2006）。〈健康促進與生活型態〉。《學校體育雙月刊》，16(3)，31-35。

胡建次（1998）。〈試論天人合一思想的本質特徵處〉。《楚雄師專學報》，4，54-64。

徐敏、趙安安、鍾灼輝、劉華孝、高尚仁（2010）。〈國際研究對中醫心理學之貢獻：以針灸、氣功、太極、靜坐為例〉。《應用心理研究》，46，93-123。

張光宇（2011）。〈通督調神推拿術調治亞健康狀態的療效觀察〉。湖南

中醫藥大學碩士班。

張智傑、李城忠（2010）。〈樂活族休閒涉入與休閒效益關係之研究〉。《運動休閒管理學報》，7(2)，111-131。

張衡生（2013）。〈整體經絡推拿法調治疲勞性亞健康的臨床觀察〉。湖南中醫藥大學碩士班。

張豔宏、何麗雲、劉保延（2008）。〈亞健康狀態的界定思路〉。《遼寧中醫雜誌》，35(6)，852-854。

郭丹、苗茂、譚亞芹（2016）。〈針灸干預亞健康失眠狀態的現代文獻研究〉。《內蒙古中醫藥》，80-81。

郭清（2010）。〈健康管理是實現公眾健康的戰略選擇〉。《健康研究》，30(1)，1-4。

陳錫錡（2009）。〈生命與健康之融匯——靈性教育〉。《國民教育》，50(2)，7-13。

黃孔良、陳建達、黃文聰（2012）。〈丹道與全人養生樂活實踐初探——人文科技養生與觀測的結合〉。第六屆宗教生命關懷學術研討會論文集，11-39。

黃孔良、黃文聰、楊金倉（2011a）。〈丹道科學的生命關懷——丹道養生對全人生命結構之科學認識〉。第五屆宗教生命關懷學術研討會內丹修煉與靜坐論文集，12月，17-36。

黃孔良、楊金倉、趙唯凱（2011b）。〈氣科學跨領域研究回顧——身心靈生命整體多相結構初探〉。《中醫內科醫學雜誌》，9(1)，55-85。

黃文聰（2014）。〈身心靈全人養生樂活實踐之初探——生活實踐的模型建立與實證研究〉。生命與宗教學系碩士班生命學組碩士班。

黃松元（2000）。《健康促進與健康教育》。台北市：師大書苑。

黃英哲（2006）。〈氣功對人體生理反應之研究〉。《台大體育學報》，9，1-19。

黃英哲、黃欽永、呂碧琴（2007）。〈氣功運動對情緒反應之影響研究〉。《台大體育學報》，10，27-46。

黃英哲、黃欽永、楊裕隆（2007）。〈氣功對衰竭運動後血乳酸反應之研究〉。《運動教練科學》，9，1-11。

黃惠如（2005）。〈大聲喊Lohas！樂活族〉。《康健雜誌》，85。

黃欽永（1998）。〈氣功初學者生理反應之初探〉。《台大體育》，33，41-46。

黃欽永、黃英哲、邱慶宏（2003）。〈氣功「形能」對人體最大攝氧量之影響〉。《台大體育學報》，5，69-80。

黃欽永、黃英哲、陳國華、呂碧琴（2001）。〈氣功「形能」影響人體柔軟度持續時間之研究〉。《台大體育學報》，4，61-74。

黃開斌（2007）。〈論二十一世紀的醫學模式〉。《人人健康》（醫學導刊），8，1-8。

黃雅芝（2010）。〈台灣樂活生活型態之測量——台中地區之檢證分析〉。中興大學生物產業暨城鄉資源管理學系碩士論文（未出版），台中市。

黃毓華、邱啟潤（2006）。〈健康促進生活型態量表信度效度之評估〉。《高雄醫學科學雜誌》，12(9)，529-537。

賈烜、樊富珉（2010）。〈基於身心靈理論的高校生命教育探討〉。《北京教育》（德育），21，68-69。

劉一蓉、吳昶興（2008）。〈邁向全人醫療：從院牧思考醫院宗教師的設立〉。《安寧療護雜誌》，13，82-100。

劉小衛（2011）。〈整體經絡推拿法調治軀體疼痛性亞健康的臨床研究〉。湖南中醫藥大學碩士班，湖南。

劉光華、越明山（2005）。〈《黃帝內經》養生思想探源〉。《中醫研究》，18(4)，4-6。

劉遠明（2006）。〈健康的內在價值與工具價值〉。《醫學與哲學》（人文社會醫學版），27(9)，39-40。

蔡兆勛等（2008）。〈輔助與替代醫療的現況與挑戰〉。《台灣醫學》，12(2)，171-177。

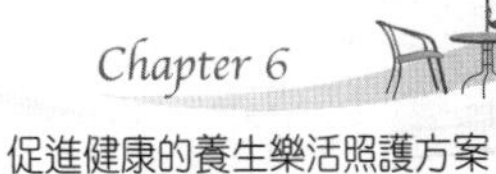

蔡兆勳、黃怡超、邱泰源（2008）。〈輔助與替代醫療的現況與挑戰〉。《台灣醫學》，12(2)，171-177。

蔡志一（2006）。〈健康管理績效指標之建構〉。國立台灣師範大學教師衛生教育學系碩士班，台北市。

蔡培村、武文瑛（2008）。《生命教育——探索與修煉》。高雄：麗文文化。

鄭建民（1997）。〈性別差異與習練香功次數對肝腎機能影響之探討〉。《大專體育》，33，57-65。

鄭建民（2001a）。〈香功修練前後24穴位生物能值分析〉。《高雄應用科技大學體育》，1，90-101。

鄭建民（2001b）。〈香功修練效果之生物能量時辰分析〉。《高雄應用科技大學體育》，3，90-96。

鄭建民（2002）。〈香功修練者的經穴生物能量與季節性的關係研究〉。《高雄應用科技大學學報》，32，583-621。

鄭建民、賴秋蓮、蔡金玲、吳文智（2008）。〈修練氣功對成年人腦波與盤斯心情量表的相關研究〉。《國立台灣體育大學論叢》，19(2)，121-135。

謝素姜、蔡宗翰（2010）。〈運動與樂活之推動現況〉。《大專體育學術專刊》，295-304。

鍾蕙如（2010）。〈中醫護理在亞健康與治未病的優勢與調護實踐〉。《中西醫結合護理雜誌》，1(1)，16-25。

豐東洋、洪聰敏、黃英哲（2004）。〈氣功對放鬆及情緒影響之腦波研究〉。《台灣運動心理學報》，5，19-42。

Brubaker, B. H. (1983). Health promotion: A linguistic analysis. *Advances in Nursing Science, 5*(3), 1-14.

Hoeger, W. K., Tumer, L. W., & Hafen. B. Q. (2001). *Wellness Guidelines for a Healthy Lifestyle* (3rd ed). Stamford, CT: Wadsworth.

Howard, B. (2007). LOHAS consumers are taking the world by storm. *Total*

Health, 329(3), 58.

Laffrey, S. C. (1986). Development of a health conception scale. *Research in Nursing & Health, 9*(2), 107-113.

Liou, C. H. (2008）。〈大腦功能性影像於靜坐生理調節現象之研究〉。臺灣大學電機工程學研究所學位論文。

Pender, N. J. (1996). *Health Promotion in Nursing Practice*. East Norwalk: Appleton 72 & Lange.

Roscoe, L. J. (2003). The creation and validation of a wellness assessment: The wellness card sort (WCS). Unpublished doctoral Dissertation. Southern Illinois University.

Saganha, J. P., Doenitz, C., Greten, T., Efferth, T., & Greten, H. J. (2012)。〈氣功緩解物理治療師職業倦怠的初步研究〉（英文）。《中西醫結合學報》，11，006。

Spector, R. E. (2002). Cultural diversity in health and illness. *Journal of Transcultural Nursing, 13*(3), 197-199.

Chapter 7

身心靈觀測與養生樂活評估系統

黃文聰、黃孔良

樂活的核心精神是要建立健康永續的生活型態，顯示了人類對個體生命狀態的關注，已從重視身體健康擴及至追求生命各個層面的平衡與健康。

近代人類對於健康的重視，顯現在主流醫學的發展上，從目前社會現況來看，許多人受到慢性病的影響而處於帶病生活的狀態，或即使未到疾病狀態，絕大多數的人亦處於健康和疾病之間的亞健康狀態。世界衛生組織（WHO）全球性調查顯示，全世界的人口真正健康的人占5%，經醫生診斷有疾病的人占20%，處於亞健康狀態的人占75%。由此可看出，雖然人類對生命的追求已擴展到各生活層面的樂活需求，但現實卻因生活壓力、生活習慣與作息的影響而受亞健康狀態之苦。

生命是健康的載體，健康則是生命的一種內在屬性或狀態，也就是生命系統與外部環境或內部環境相互作用所表現出來的性質、行為與效應（黃孔良、陳建達、黃文聰，2012）。為了在日常生活中維持生命整體的健康狀態，古今中外已有眾多的養生等促進健康的方法，但在怎樣的情況下才能意識到需對養生提出需求，就需要對生命整體狀態有清楚的認識較有可能。因此，若能有客觀的科學觀測方法，瞭解個人的生命整體狀態為何，則可知是否需要養生介入，並進而可在實施養生後評估是否有所助益，以達到樂活之健康永續的目標。

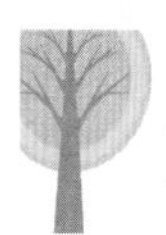

第一節　現代健康觀念的轉變：全人（整體）健康

工業革命改變了人的勞動與思惟方式，使用工具來幫助人們認識世界和認識人類自身；科學發展使我們有能力去探索人體的微觀世界、完成複雜的手術、開始研究人體能量代謝過程，解決人們過去無法想像的問題。人們對健康的理解進入「物質主義」、「架構主義」的探索，醫學、生物學對許多傳染病的控制，強化人們用醫學方式控制健康，以對人體生理、病理、甚至細胞生理、細菌學的研究成果，來控制疾病、延長壽命。所謂「生物—醫學」的健康模式就在這樣的背景下產生。

人類智慧不斷追求成長與創新，電子計算機產生，文明演進至資訊網路社會，快速進步雖帶來生活上無數便利的同時，也伴隨著許多的副作用，環境與人類本身均無法適應其改變，自然生態因過度工業化及休閒產業的發展變得瀕臨崩潰的邊緣；人類自身亦然，生活方式改變、生活步調加快及對時間與空間概念的變化，社會競爭變得更加激烈，人們面臨的壓力也越來越大，讓身體、心理需求來不及跟著演化適應，因而肥胖、身心症、不明慢性疾病等諸多健康問題困擾著現代人；雖然醫學也伴隨著人類社會文明而進步，但以身體上無病痛則代表健康、單純為了延長生命不重視生命品質提升而發展的傳統「生物醫學模式」思惟角度，面臨本質的挑戰。世界衛生組織WHO早在1946年已對健康進行定義說明，健康是指一個在生理、心理及社會適應上都處於安適（well-being）的完美（complete）狀態，而不僅是免於疾病或虛弱而已。對健康的理解轉變為「生物－心理－社會醫學模式」（Engel, 1977），賦予了健康更深刻、更豐富的內涵，即人不僅要壽命長，如果生命質量不高也很痛苦，是不能享受生活樂趣，亦即是說人生不但要活得長，還要好，生活質量要高。它提供現代人追求身心健康的初步指標，促進了健康運動的迅速發展。

但在半個世紀的實踐中，許多學者對健康及其影響元素進行了系統研究，發現WHO的三個維度之健康模式仍不夠完善。有人認為，它對健康促進與健康控制並不具有方法上的指導意義，認為「狀態」（state）反映了靜止，故美國運動醫學會提出了「動態健康」的概念，認為「健康是一個動態的過程，一個人有時是非常健康的，有時又是有病的，甚至有時可能患嚴重的疾病。生活模式的改變就會引起健康狀態的改變。美國運動醫學會也積極倡導人們從事科學鍛鍊，並以「體適能」水準來衡量一個人的健康水準，對健康進行干預，為健康促進提供了具體方法；也有人認為「完美」（complete）要求太高，太理想化，恐怕很少有人達到此標準（Kane et al., 1987）；更多的健康工作者則力圖在人們的社會生活中擴展健康的維度，並在20世紀的60年代，提出「整體健康」（holistic health）的概念，發展了「整體健康運動」。整體健康也是預防醫學的一種體系，它重視個體對自身安適（well-being）及所有元素對健康的全面影響。整體健康運動創始人之一Dunn（1962）認為，健康是對生命與人生的一種意識和深思熟慮的方法，而不是不看醫生和不進醫院。他將個體功能的正常發揮視為安適的證據，當然，功能發揮的過程中會受到客觀條件的影響，所以，評價是否安適的重要標準是個體生命活動的方向。

整體健康運動發展中提出了幾個重要的概念（黃孔良等人，2012）：

一、個人或群體擁有健康的自主權（empowerment）

人們必須學習從種種限制健康增進的障礙中「解放自己」。掌握自主權就掌握克服健康障礙的能力，個體就開始對自己的生命（活）負責，不會怨天尤人，不會推卸責任給客觀現實環境，而是致力於透過互動、協助，調整生活規律，創造條件，達到積極的健康效果。也就是「我的健康由我做主」。

二、健康促進（health promotion）

是指接受科學的健康觀點，採取促進健康的措施來增進健康。也就是說，健康不是別人施恩，是要靠自身來促進。如今，「健康促進」已經成為當前健康運動的口號。

三、全人健康（wellness）

是90年代後期，健康領域中最流行的一個名詞。它有幾個健康新概念，一是指最佳的健康狀態（a state of optimal state），注重不同健康構成要素之間的關係，認為健康的各個要素「充分與平衡的發展」才是健康所追求的真正目標；二是強調健康的實踐性，為了奮進、創新、完滿的生活而不斷自我更新的過程，這個概念的涵義已經超越了健康促進與疾病預防的範疇，而立足於人類潛能的開發與實現。專家認為，要實現人的潛能，個體必須能夠不斷地和主動地知曉個人存在的健康問題，選擇並採取適當措施達到最佳健康狀態的過程，實踐比想像更重要。全人健康運動鼓勵人們關注當下與未來，而不是回顧過去，尤其是過去有負向健康行為者。Brylinsky及Hoadley（1991）曾對全人健康作如下表述：「全人健康反映了一種情感，一種意識性知覺或者是從整體觀來處理（控制和協調）個體的所有組成；全人健康也反映一個人的態度以及個體對生活的獨特回應。」

四、全人健康運動在實踐中擴展了健康維度

半個世紀以來，WHO的三維健康定義一直作為健康定義的經典。但是，隨著人們在全人健康運動的實踐中加深了對健康的認識，逐步將健康的維度從WHO的三個維度擴展為目前的生理、心理、社會、情緒、理智、靈性、職業、環境等八個維度（Roscoe, 2003），並且認為可能還會擴展。雖然學者們對於全人健康的見解互異，但有幾點卻是相同的：(1)所有學者均贊同全人健康是由許多面向所構成；(2)全人健康需要各面向間的平衡及整合才可達成；(3)它是動態且具連續性的；(4)所有理論均以世界衛生組織對健康的定義為基礎而發展。

全人健康、整體健康已是人們普遍關注的、多學科綜合研究的一個熱門領域，如今，除了醫學、生物學界的科學家們，心理學、社會學、經濟學、管理學等多學科的專家們都在研究健康問題。同時，各行各業都將以健康主題引領樂活（LOHAS）產業的發展。

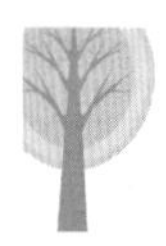

第二節　現代醫學健康檢查在全人健康上的侷限

人類在實踐全人健康運動中，顯示對於生命的理想與完美狀態之追求，從影響全人健康多維度的概念，可知道個人的生命不只往內追求，亦要往外擴展，才是理想的生命狀態；個人對內是身心靈內在的互動，對外則是個人與他人、社會、環境的互動，個人的存在是一個獨立的生命體，但並不是一個只有對內的封閉系統，而是內外互動交流的開放系統（黃文聰，2014）。由此來看，當我們要知道個人是否達到全人健康，可從觀測評估個人內在身心靈狀態平衡與否，即可瞭

解個人與外在互動交流的狀態，從而知悉全人健康整體的狀態。

觀測評估個人內在身心靈狀態之方法，可以是從個人主觀的內在觀照，亦可以從外在客觀的科學方法，如以量表或儀器等客觀的指標進行量測，以瞭解當時的身心靈狀態（黃文聰，2014）。個人主觀的內在觀照屬於個人經驗，不易讓他人認識與理解；為了落實全人健康之實踐，必定需要客觀的科學觀測方法，以讓每個人都能認識、瞭解與掌握自己的身心靈狀態。

目前主流醫學的健康檢查是指利用臨床醫療的各項檢查及檢驗，在疾病沒有症狀之前，早期發現潛伏性或進行性疾病，即時給予矯正治療，對受檢者給予衛生教育，及適當健康指導，使他們能夠善用天賦的體能保持健康，並促進健康及生活品質，且達到限制殘障或延長壽命的目的（陳明豐，2005；陳皇光，2010）。

雖然健康檢查的目的是為了預防疾病、促進健康及生活品質，但從目前「衛生福利部國民健康署」所列出成人預防保健的健康檢查方案為例（**表7-1**），健康檢查的項目皆是以檢查身體是否生病的生化指標為主，仍非常欠缺可檢查心理與靈性是否失衡的指標，如此可看到現代醫學的健康檢查在觀測身心靈整體狀態上的侷限，又如何能幫助我們真正達到全人健康的目標。

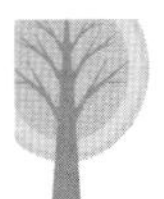

第三節　身心靈科技觀測之研究及簡易觀測系統

為了瞭解人的生命狀態，除了主流醫學身體健康檢查之生化指標外，以下整理在學術研究上的腦波（Electroencephalogram, EEG）觀測、腦部功能性磁振造影（functional Magnetic Resonance Imaging,

表7-1　成人預防保健「健康加值」方案

項目	對象	次數	補助金額	服務項目
成人預防保健「健康加值」方案	40歲以上未滿65歲	每3年1次	原則每案補助520元（若符合BC肝篩檢資格者，另補助200元／案）	1.基本資料：問卷（疾病史、家族史、服藥史、健康行為、憂鬱檢測等）。 2.身體檢查：一般理學檢查、身高、體重、血壓、身體質量指數（BMI）、腰圍。 3.實驗室檢查： (1)尿液檢查：蛋白質。 (2)腎絲球過濾率（eGFR）計算。 (3)血液生化檢查：GOT、GPT、肌酸酐、血糖、血脂（總膽固醇、三酸甘油酯、高密度脂蛋白膽固醇、低密度脂蛋白膽固醇計算）。 (4)B型肝炎表面抗原（HBsAg）及C型肝炎抗（anti-HCV）：民國55年或以後出生且滿45歲，可搭配成人預防保健服務終身接受1次檢查。 4.健康諮詢：戒菸、節酒、戒檳榔、規律運動、維持正常體重、健康飲食、事故傷害預防、口腔保健。
	65歲以上	每年1次		
	罹患小兒麻痺且年齡在35歲以上者	每年1次		
	55歲以上原住民	每年1次		

資料來源：衛生福利部國民健康署網站。

fMRI）觀測、心率變異性（Heart Rate Variability, HRV）觀測、經絡觀測與多元觀測應用之相關研究，瞭解可觀測各身心靈生命面相的科技方法，並進一步建立身心靈簡易觀測系統。

一、腦波觀測之相關研究

每天無時無刻，不論在做什麼，甚至睡覺時，大腦都會不時地產生微小「電流脈衝」，這些由大腦所產生的電流脈衝，稱之為「腦波」（EEG）。腦波依頻率可分為四大類：β波（有意識，12～38赫茲）、α波（橋樑意識，8～12赫茲）、θ波（潛意識，4～8赫茲）及δ波（無意識，0.5～4赫茲）。這些意識的組合，影響了一個人內外在的行為、情緒及學習上的表現。

李嗣涔、張揚全（1991）研究腦α波所定義的兩種氣功態，第一種狀態腦α波之尖峰功率大幅降低，我們定義為「入定態」；第二種狀態剛好相反，腦α波之尖峰功率大幅增加，定義為「共振態」。在入定態方面，可藉由靜坐放空或數息守竅等操作方式，使大腦α波振幅大幅降低；愈是高段師父，其壓抑α波之能力就愈強，甚至把整個α波都去掉。這是與「清醒」及「睡眠」不同的一個全新意識狀態。在共振態方面，道家靜坐者，氣運行任督脈及大小週天時，腦內α波振幅增加二至五倍。繼續靜坐練功時，也可進入入定態，大腦α波振幅大幅降低。

豐東洋、洪聰敏、黃英哲（2004）探討氣功對於個體放鬆及情緒的調節效果，以腦波儀（EEG）作為檢測工具。由研究結果呈現的α波及β波資料，說明氣功組在「放鬆」的表現上優於控制組；θ波及α波一側化資料顯示，氣功組「正面情緒」的表現優於控制組。

二、腦部功能性磁振造影（fMRI）觀測之相關研究

核磁共振造影掃描（Magnetic Resonance Imaging, MRI）是利用強力磁場及人體內大量存在的水分中的氫質子（H+）來造影的機器。在人體組織中含有豐富帶正電荷的氫質子，MRI製造出比地球磁場強三萬倍的磁場，能使身體組織中的氫質子產生共振並釋放出電磁波訊號，這些訊號會因細胞組織不同而有所差異。MRI接受這些訊號

後，由電腦判斷其位置並轉換成具有相片品質的立體影像（Lauterbur, 1973; Mansfield, 1977）。之後MRI有更進一步的發展，被稱之為功能性核磁共振造影掃描（fMRI），fMRI的影像解析度較MRI低，但它可以立即顯示出大腦正在活動的地方（洪蘭，2005）。

劉劍輝（2007）以腦部功能性磁振造影設備（fMRI）攝影天帝教正宗靜坐時腦部影像的變化及生理調節現象。此靜坐法分兩個階段，第一階段程序為「默運祖炁」（默念口訣，並接收外界能量數分鐘），第二階段為「聽其自然運化」（長時間靜坐放空，不假絲毫人為意念）。第一階段「默運祖炁」程序，發現大腦與外界能量交互作用之第一位置大致位於splenium of corpus callosum前端之松果體（pineal gland）位置呈現活化現象；第二階段「聽其自然運化」過程中，其靜坐之身心影響機制可能較複雜。

三、經絡觀測之相關研究

德國傅爾醫生（Dr. Reinhold Voll）在1953年代起，利用經絡和穴位的電性反應，作為診斷的指標。他在穴位上測量經絡的電性阻抗，這些阻抗的大小和變化，反應患者的身體狀況。此為檢測生物能的穴位電檢之儀器稱為傅爾電針或穴道電檢儀（Electro-Acupuncture According to Voll, EAV）（崔玖，2001）。穴道電檢儀在診斷方面，可診斷病因、病源、過敏源與殘留毒素，測試藥物是否有效、劑量適當與否？在治療方面，配合使用病因病源之信息波與同類製劑可排解毒素、提高免疫功能，並促進痊癒。在預防保健方面，可檢測出身體、心理不平衡之訊息。在養生方面，可檢測保健食品是否為身體需要（陳國鎮，1999）。

1950年，日本京都大學生物系教授中谷義雄博士發表了「良導絡理論」，已被證實與經絡理論相吻合，受到醫界與學界的重視。良導絡主要測量人體十二經絡對應原穴的導電度，藉以觀察十二經絡的氣（能量）變化。除了可檢測每一各別經絡狀況，人體左右兩邊相加共計二十四經絡測量值，可換算出平均身體能量（體能元氣狀態）、陰／陽比值（新陳代謝狀態）、上／下比值（精神活動狀態）、高／低比值（自律神經系統狀態）等重要指標（王新賀，2006；李惟婷，2005）。鄭建民（2001）探討香功修練者的經穴生物能量與各季節、時辰的關係，其結果可作為養生與預防保健之參考。吳文智、鄭建民（2007）等則針對外丹功練習者，其練功前後十二經脈之穴位生物能值進行分析，結果發現，外丹功運動後十二經脈之穴位生物能量皆有提升效果。黃新作（2007）以良導絡量測來探討身體活動對中高年人身心健康的影響，結果發現身體活動可能對強化中高年人整體之全身平均身體能量具正面的影響，特別是對「心經、肝經、腎經及膽經」相關臟腑之能量的影響尤其顯著，其結果體現在優於常人之代謝機能、對外在環境變化及刺激之適應能力、抗病能力及耐受力等整體性的能力。

王唯工（1990，2002）則認為氣是血液循環中共振的位能，並以「共振理論」解釋血液循環的各種現象。從共振諧波研究經絡，依據王唯工教授之實驗研究結果，與第一至十諧波對應的經脈分別是：肝經、腎經、脾經、肺經、胃經、膽經、膀胱經、大腸經、三焦經與小腸經。由於儀器測量至第十一諧波時，能量已太小，不能確認是否為心經。王唯工教授（1994，1998）還應用上述理論設計出脈診儀，乃根據器官共振波原理，並以生理實驗找出之各器官共振頻率為準則，設計出分析工具。

台灣神化公司同樣以良導絡的電阻技術為基礎，結合磁波共振技術，發展出「磁波共振」PHCS經絡儀（Pulse Health Care System），磁波共振結合電阻技術能夠深入皮下2～3mm的深度，直接檢測穴位，排除了角質層厚薄不均、皮膚受損與皮膚濕度不一等大部分的誤差因素，以精確檢測十二經絡對應穴道，表達臟腑的生物能電場的情況，此技術還能進一步檢測物質的生物波與人體生物波之間的交互影響（宋明燁、賴正國，2010）。根據其理論，經絡是人體電磁波傳播網路，經絡中所運作的電磁波就是中醫所說的「氣」，其振幅代表氣的強弱，氣越強則振幅越大，代表較亢奮，反之則較虛弱；其頻率可用來比對各別經絡與外界物質之間是否可以產生共振，週期可用來計算與衡量人體氣的循環速度。人體中每條經絡的電磁波大小均不相同，大約在1～10微瓦（μW）之間，PHCS經絡儀將1～10微瓦的範圍換算為0～100的經絡檢測數值，相當於每0.1微瓦為檢測值的基本單位（賴正國，2013）。邱麗文（2011）以PHCS經絡儀量測敲三處運動對身體經絡的影響，研究結果發現，有改善影響的前五名分別為心經、肝經、膽經、脾經與小腸經，經絡的特性是主「氣」、「血」，敲三處運動對身體有氣血的共振作用，讓身體循環變佳，顯著提升身體能量。

四、心率變異性觀測之相關研究

心率的快慢受「竇房結節律細胞的基本發電頻率」和「自律神經系統的調控」這兩個主要因素影響。竇房結節律細胞的基本發電頻率是固定的，並不會在短時間內改變，而自律神經系統的活性則無時無刻不在變化，以因應身體的需要。竇房結放電頻率因自律神經系統的調控而表現出的變異度即為「心率變異度」（HRV）。許多臨床研究發現：老化與疾病狀態均會導致副交感神經活性下降的情形，且下降的程度與其疾病嚴重度或預後有關；情緒與壓力也會造成自律神經失去平衡。

Desmond與Hancock（2001）將疲勞狀態分為主動疲勞（active fatigue）和被動疲勞（passive fatigue）：主動疲勞是由睡眠不足或主觀努力所導致的，被動疲勞則是由於作業環節單調乏味、缺乏刺激或激勵而引起的。被動疲勞的發展趨勢是困倦，是生理抑制性保護的表現，被動疲勞時迷走張力增強，HRV增大；主動疲勞則由長期或高強度應激反應引起，表現為交感張力增強，HRV減小（李延軍、嚴洪、楊向林、王政，2010）。

黃國禎（1998）、林順萍（2006）等人研究太極拳運動對老年人影響，結果指出太極拳練習者比未練習太極拳男性老年人，有較好的迷走神經及交感神經之控制能力，對自主神經功能的退化與提高心臟血管機能有正面的影響效果。呂萬安（2007，2008）研究太極拳與外丹功運動後的短期效應是提升副交感神經的活性，並使得交感神經的活性下降。外丹功的長期效應是增加交感神經的活性，而不影響副交感神經的活性。陳高揚、郭正典（2001）則研究正常人靜坐數息對自律神經活性的效應，結果顯示靜坐調息時的副交感神經活性比端坐休息及仰臥休息都來得高。

五、量子共振（QRS）觀測之相關研究

量子共振（Quantum Resonance Spectrometer, QRS）觀測方法是透過捕捉和解析人體器官發出的電磁波來研究人體的生命現象，將人體

正常器官和致病因數（真菌、細菌、病毒等）及各種疾病的電磁波分別用代碼標誌，並貯存於電腦中。透過量子共振QRS測出人體內磁場是否混亂，並以聲音的形式輸出信號。患病的人體，器官中構成原子的電子運動會出現異常，導致原子及細胞的信號傳遞發生混亂，引起異常的生理狀態，人體內的磁場會出現混亂。磁場發生混亂時，送出帶有回聲的非共鳴音；磁場未發生混亂時，送出不帶回聲的共鳴音。根據是否有回聲可判斷人體是否患有疾病以及病變程度（嶽曉斌、師建國、顏虹，2010）。

量子共振QRS可以透過兩種方式進行醫學檢測。一種是直接檢測法，現場手握感測器即可；另外一種是間接檢測法，通常只需將毛髮、尿液、血液等任何一種檢樣放置在檢測板上；然後從電腦中調出致病因數或疾病的代碼，測定人體內磁場或檢樣與代碼之間的共鳴程度，即可作出診斷。

目前量子共振QRS有應用在腫瘤診斷（王廣儀，2007；侯俊卿，2000；徐子亮，2001；劉繼紅、燕南，2007）、精神狀況檢測（郭芝芳等人，2009；師建國等人，2009；羅園園等人，2009）、健康檢查（王儒學，2003；劉繼紅、燕南，2008）、免疫功能狀態檢測（燕南、王明勇、劉繼紅，2008）等研究上。

六、多元觀測之相關研究

鄭建民（2009）探討從修練香功對良導絡生物能量、腦波、心臟自律神經之效益，檢視對成年人生理心理的影響。此研究結論：長期修練氣功養生運動具有穩定生物能量及精神情志活動的作用，也可能有助於個人降低交感神經活性，提升副交感神經活性，使身心經常處於活力旺盛、正面情緒大於負面情緒，乃至副交感神經活性占優勢的放鬆狀態。

林立昌（2011）探討高壓負電位刺激對人體激烈運動後腦波、心率變異度和良導絡的影響，來評估疲勞消除之效果。由實驗結果得到結論：激烈運動後給予短時間的高壓負電位刺激能降低心臟交感神經活性並提高副交感神經活性；並且能降低腦波之 β 波功率並提高 δ 波功率，使人放鬆進而有消除疲勞感覺以及助眠的效果；亦能減低腦部精神活動與壓力以及減少異常良導絡之實證例次，但未能有效降低全良導絡平均電流量。綜合各變項結果得知，高壓負電位刺激能降低整體交感神經活性，提高副交感神經活性，故能有效恢復激烈運動後所產生之疲勞。

七、身心靈簡易觀測評估系統之建立

為了觀測身心靈整體狀態，以落實全人健康，本文引用黃孔良等（2011）整理自氣科學之跨領域研究，提出之身心靈全人生命整體多相結構，包括物質、身體、心理、意識、生物能、信息、本體等七個生命面相。其中之物質面相是與身心靈相關的外在層面，而本體面相屬於靈性層面之生命究竟本源，此兩個面相非屬於所要觀測的個人身心靈層面，故以其他五個面相用身心靈區分，將身心靈全人生命結構定義為身之身體面相，心為心理面相，靈為意識、生物能與信息面相，以方便客觀地觀測並認識身心靈的存在狀態（黃文聰，2014）。

從上述整理歸納出較常見、具有學術基礎且易於操作應用之科技觀測儀器，有腦波儀（EEG）、腦部功能性磁振造影設備（fMRI）、穴道電檢儀（EAV）、良導絡／經絡道、心率變異分析儀（HRV）等儀器。由這些科技觀測儀器對應於身心靈全人生命多相結構之身體、心理、意識、生物能與信息各面相的觀測，其主要觀測面相範圍初步整理如**表7-2**，以方便提出身心靈全人觀測評估系統的簡易模型，表中有○代表目前所知此儀器可觀測到生命面相（黃文聰，2014）。

當個人欲觀察身心靈生命狀態時，即可應用此科技觀測系統，瞭解有哪些科技觀測儀器可供選擇，並從觀測儀器所顯示的指標知道所要觀察之生命面相的狀態。此科技觀測系統亦可應用於觀測使用養生療癒之前後，從儀器指標的前後比較結果，評估養生療癒對使用者之身心靈影響效果。

為了方便生活應用，本文亦提出以三種儀器：HRV、EEG與經絡道（良導絡），建立簡易可執行之身心靈科技觀測評估系統，其中HRV觀測出身心靈各面相之整體狀態，EEG可觀測心理與意識面相狀態，經絡道可觀測身體、心理與生物能面相狀態，此三種儀器可觀測的範圍已蓋括了身心靈各生命面相。

表7-2　身心靈全人觀測評估系統

全人科技觀測	全人生命結構面相				
	身	心	靈		
	身體	心理	意識	生物能	信息
EEG腦波儀		○	○	○	○
fMRI功能性核磁共振造影	○	○	○	○	
EAV穴道電檢儀	○	○		○	○
良導絡／經絡道	○	○		○	
HRV心率變異分析儀	○	○	○	○	○
QRS量子共振	○	○			○

註：左方為科技觀測儀器，右方為全人生命結構面相，○代表可觀測

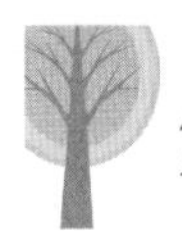

第四節　身心靈觀測與養生樂活實踐

近代人類對於健康的重視，顯現在主流醫學的發展上。主流醫學的發展於19世紀到20世紀，疾病的診斷與治療有了長足的進步，建立了所謂生物醫學模式（biomedical model）。但是進入20世紀後半期以後，以往以肺結核病、腸胃炎等急性傳染病所造成的死亡率迅速的降低，取而代之的是惡性腫瘤（癌症）、腦血管疾病及心臟病等非傳染性的慢性病。我們可以從台灣的十大死亡原因得知，在1950年代主要是傳染病，而目前則是屬於慢性病。因此，許多人受到慢性病的影響而處於帶病生活的狀態（姜逸群，2006）。即使未到疾病狀態，絕大多數的人也是處於健康和疾病之間的亞健康狀態，處於亞健康狀態者無法達到健康的標準，在一定時間內的表現會有身體功能及活動力減低、心理和社會適應能力減退等，且經常會表現出疲勞、情緒異常、睡眠障礙等症狀，緊張不安、動作失調、失眠多夢及休息品質不高、記憶力減退、注意力不易集中、工作效率降低、體虛困乏易疲勞，甚至不能正常生活和工作等現象，但在醫院經過全面醫療檢驗系統檢查後，往往還找不到明確的病因所在。處於亞健康狀態之身體雖無明確的疾病，但在生理和心理上已出現種種不適，及對外界適應力降低（張豔宏、何麗雲、劉保延，2008；鍾蕙如，2010）。WHO一項全球性調查顯示，全世界的人口真正健康的人占5%，經醫生診斷有疾病的人占20%，處於亞健康狀態的人占75%。

隨著社會經濟的發展和醫學科技的進步，人們的健康需求發展不僅追求長壽，也已考慮追求身體、心理、靈性、社會、職業、環境適應上完美安適（well-being）之全人健康（wellness）的狀態，而此健康、永續、快樂生活模式的追求也是「樂活」的核心精神（梁世儁，2007）。現代人追求全人健康實踐之目標，也是樂活實踐的目標。

要維持身心靈全人健康，並不是等到生病之後才關心自身的狀態，而是要於日常生活中注重個人身心靈狀態的平衡，所以有學者提出「健康促進」的理念，認為健康不只是沒有疾病而已，而是更具有積極正向之面向（黃松元，2000）。在1986年，WHO在「渥太華憲章」中，對健康促進作了定義說明為「健康促進是使人們能夠增加控制和改善他們健康的過程」。健康促進不是針對疾病或健康問題的預防行為，它是一種趨近行為（approach behavior），即是以自我實現為導向，指引個人維持健康或增進健康、自我實現和福祉滿足的肯定狀態，表示個人積極主動地建立新的正向行為，具有朝著正向成長與改變之實現導向的特性（Pender, 1996）。由此看來，健康促進的概念可以從以往偏重疾病或健康問題的預防行為，更擴展至自我成長與自我實現的更高境界，也就是身心靈生命層次的成長或提升（姜逸群，2006）。綜合「亞健康改善」、「健康促進」、「全人健康」與「樂活」所共同重視的兩個關鍵要點：「身心靈平衡與成長」與「主動選擇並採取適當措施以達全人健康最佳狀態之實踐過程」，本文定義「養生樂活」之內容包含有「亞健康改善、健康維持與健康促進（生命成長或靈性成長）」，為避免與醫療行為的衝突，也定義對象範圍為亞健康及健康族群（黃孔良等人，2012）。

養生的目的在於促進身心靈健康，以現代科學的觀點來看，養生就是為了提高人的自組織能力、自康復能力，也可說是提高人的生命力，這有別於主流醫學對抗疾病之學問。所以，養生是根據生命發展的自然規律來保養身心以遠離疾病，為了自身生存、健康長壽及生命成長所從事之活動或追求（黃孔良、黃文聰、楊金倉，2011）。

養生樂活在這新時代有其迫切的需要性，以目前社會現況來看，生物醫學為主的西方醫學雖為主流，包括全球人口結構增加、疾病變化、病患對於自身健康之自我照護（self-care）意識抬頭等因素，民眾對於疾病的態度也由消極治療的觀念，逐漸轉變為積極的養生保健。近幾十年來，全世界使用輔助與替代療法的情形卻日益普遍，不僅生病的人會尋求幫忙，健康的人也會運用它來養生保健（林寬佳等人，2009；蔡兆勳、黃怡超、邱泰源，2008）。現今人們對於養生保健的需求日益提高，愈來愈多屬於亞健康狀態的人，皆想要在生活中找到良好的養生保健方法，以自己為主體，主動參與操作養生保健方法，讓自己走向健康並保持健康。

為了達成健康促進之目的，增加促進健康之效能，目前醫學與健康領域愈來愈重視健康管理；健康管理必須以個人為主角，掌握健康自主權，對自己健康與健康資源進行管理，並且善用管理的功能，以達到管理的成效（蔡志一，2006）。健康管理之實踐有三部曲：(1)檢視（觀測）：瞭解和掌握健康狀態；(2)評估：關心和評價健康狀態風險；(3)干預：改善和促進健康問題（郭清，2010）。

在落實健康管理的過程中，從對健康失衡狀態的觀測（發現健康問題）→評估（認識健康問題）→介入（健康促進、解決健康問題）→再觀測→再評估→再介入等健康促進服務流程，需要循環不斷進行管理使個人走向健康之路（陳建勛等，2006）。以此健康促進管理的服務流程為依據，本文認為可經由結合「生命結構」（黃孔良等，2011）、「觀測評估」（黃文聰等，2012）、「養生保健」（黃孔良等，2012）之「身心靈全人養生樂活實踐模型」（黃文聰、黃孔良，2013）（**圖7-1**），進行身心靈全人健康管理，以達到實踐「樂活」的目標；即在進行身心靈全人養生樂活實踐時，首先觀測評估身心靈結

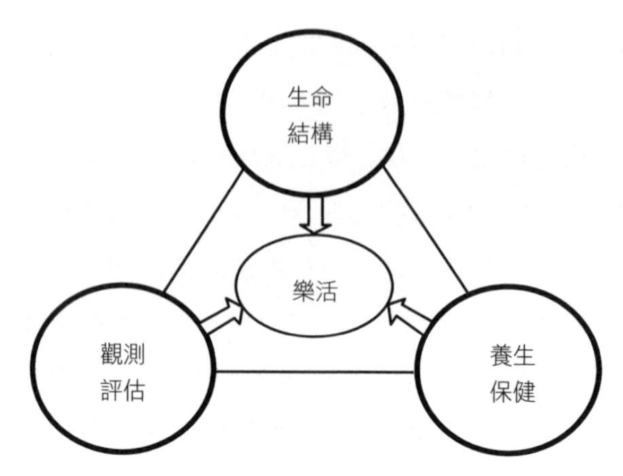

圖7-1　身心靈全人養生樂活實踐模型

構各生命面相之狀態是否平衡，以發現健康問題；再透過（科學）觀測指標之評估，以認識健康問題；再尋找適宜的養生保健方法介入，以解決健康問題；之後再做後續的觀測、再評估是否需要再次介入養生保健。

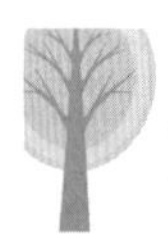

第五節　身心靈簡易觀測評估系統在養生樂活上之應用研究

在實踐健康管理過程中，首先必須觀測與評估個人的健康狀態，才能選擇適宜的養生保健方法介入，以改善和促進個人的健康；亦即，啟動健康管理之服務流程的首要條件是，找到可觀測評估個人身心靈狀態的方法或工具（黃文聰，2014）。從本文之前所提出之身心靈簡易觀測系統，已可觀測評估個人身心靈整體狀態變化，並可瞭解使用養生方法之後的效果；也期待未來經過累積大量的研究資料，

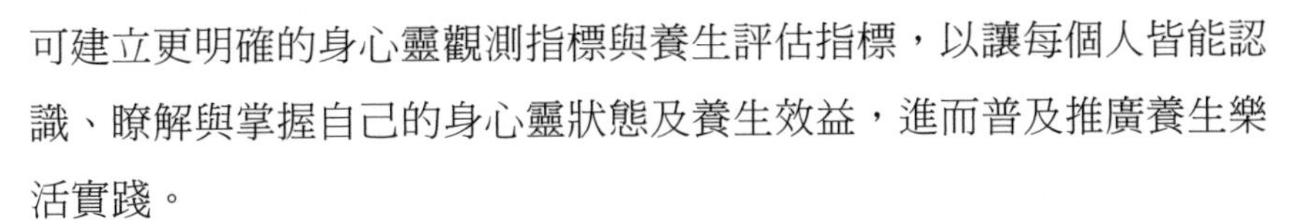

可建立更明確的身心靈觀測指標與養生評估指標，以讓每個人皆能認識、瞭解與掌握自己的身心靈狀態及養生效益，進而普及推廣養生樂活實踐。

黃文聰（2014）以身心靈簡易觀測系統與睏睡度量表，探討飲用養生茶前後對人身心靈狀態之影響。其各指標結果分析，腦波儀α波比例增加、δ波比例減少與量表之睏睡度下降，顯示養生茶飲使人較為清醒；腦波α波比例增加、α波及θ波功率增加，顯示養生茶飲使人較放鬆、有正面情緒；HRV之整體心率變異度上升、經絡之肝經亢奮下降，顯示養生茶飲對人體疲勞狀態之恢復有所助益；腦波α波功率上升、經絡之肺經左右平衡，則顯示養生茶飲促進人體氣的運行。經由探討比較多元指標之一致性變化，可以相互驗證各指標結果，認識各狀態變化的評估指標，確認養生茶飲具有使人清醒放鬆、恢復疲勞的效果，可作為日常生活養生保健之用。

吳霞玲（2014）以此身心靈簡易觀測系統，探討護理人員吸入佛手柑精油對人身心靈狀態之影響。結果顯示，受測者在佛手柑精油介入當下，HRV之高頻（HF）增加、心跳（HR）降低、EEG之α波增加與θ波增加，顯示使人放鬆；EEG之β波增加，顯示使人清醒；HRV之總功率（TP）增加、經絡儀之氣血狀態增加，顯示受試者活力增加；在介入停止後十五分鐘，HRV之HR仍維持降低、EEG的α波與θ波仍維持增加，顯示使人維持放鬆；EEG的β波仍維持增加，顯示使人維持清醒；HRV之總功率（TP）、經絡儀之的氣血狀態仍維持增加，顯示使人維持活力增加。由此可結論，護理人員經由直接吸入佛手柑精油，可改善工作壓力狀況，提供醫療機構護理人員一種可採行的減輕壓力方式。

周正偉（2014）以此身心靈簡易觀測系統，探討八段錦養生運動對監獄內藥物濫用者之壓力與經絡能量的影響。結果發現在單次介入對壓力放鬆及經絡能量有顯著提升的影響；在持續介入兩週後，對壓力放鬆及經絡能量亦有顯著提升的影響。說明此八段錦養生運動介入能使人的壓力放鬆，提升經絡能量，建議可推廣至其他人使其適時自我調整，改善自我壓力放鬆與經絡狀態。

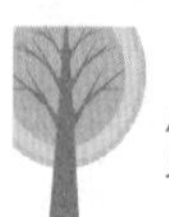

第六節　結論

從認識全人健康，可瞭解人類在追求更高的生命品質，不只是沒有生病而已。我們必須對自己的健康負起責任，不是把健康交給專家或醫生，要主動進行養生保健操作，並在日常生活中落實「養生樂活」之「亞健康改善」、「健康維持」與「健康促進」（生命成長），如此才能邁向樂活之健康永續的生活方式。

經由整理目前可觀測身心靈的科技方法，建立方便執行的身心靈簡易觀測評估系統，有助於人們客觀地認識自我的身心靈生命狀態，選擇適宜的方法進行養生保健，以及確認養生保健之後的效果，增進社會大眾主動投入養生樂活實踐的意願、促進身心靈全人健康，並帶動養生樂活產業的普及發展。

參考文獻

王唯工（1990）。〈由脈波探討經絡與能量的分配〉。《中央研究院物理研究所集刊》，19，126-147。

王唯工（1994）。〈以脈診儀協助中醫師診斷之可行性研究〉。《行政院衛生署中醫藥年報》，11(2)，649-673。

王唯工（1998）。〈以脈診研究中醫藥之歸經原理〉。《行政院衛生署中醫藥年報》，16(1)，149-176。

王唯工（2002）。《中醫與人體的和諧之舞》。台灣：大塊文化。

王新賀（2006）。《經絡診斷系統初探》。中正大學碩士論文（未出版），嘉義市。

王廣儀（2007）。〈量子共振檢測（QRS）應用研究〉。《世界元素醫學》，14(4)。

王儒學（2003）。〈量子共振檢測技術臨床應用1048例〉。《淮海醫學雜誌》，21(1)，46。

呂萬安（2007）。〈太極拳運動前後心率變異度的頻譜分析〉。《中國醫藥研究叢刊》，27，1-11。

呂萬安（2008）。〈外丹功對中老年人心率變異度的分析〉。《北市醫學雜誌》，1，53-64。

李延軍、嚴洪、楊向林、王政（2010）。〈基於心率變異性的精神疲勞的研究〉。《中國生物醫學工程學報》，29(1)，1-6。

李惟婷（2005）。〈良導絡應用於預防醫學之前端訊號處理之研究〉。義守大學碩士論文（未出版），高雄市。

李嗣涔、張揚全（1991）。〈由腦α波所定義的兩種氣功態〉。《中國醫藥雜誌》，2，30-46。

宋明燁、賴正國（2010）。《經絡道——醫生不能說的秘密》。台北市：上醫健康。

林立昌（2011）。〈高壓負電位刺激對激烈運動後疲勞之影響～從腦波、心率變異度及良導絡的變化來探討〉。國立體育大學碩士論文（未出版），桃園縣。

林寬佳、陳美麗、葉美玲、許中華、陳逸倫、周碧瑟（2009）。〈輔助與替代療法之使用及其相關因素之全國性調查〉。《台灣公共衛生雜誌》，28(1)，53-68。

林順萍、黃國禎、陳俊忠、郭博昭（2006）。〈太極拳運動對心臟血管機能之影響〉。《中華技術學院學報》，34，389-397。

周正偉（2014）。〈健康促進運動對藥物濫用者壓力放鬆與經絡能量影響——八段錦養生為例〉。佛光大學碩士論文（未出版），宜蘭縣。

吳文智、鄭建民（2007）。〈長期修練外丹功者練功前後十二經脈之穴位生物能量分析〉。《高雄應用科技大學體育學刊》，6，158-170。

吳霞玲（2014）。〈多元觀測芳香對壓力影響之研究——以護理人員為例〉。佛光大學碩士論文（未出版），宜蘭縣。

邱麗文（2011）。〈敲擊穴位對身體經絡的影響——以敲三處運動為例〉。佛光大學碩士論文（未出版），宜蘭縣。

姜逸群（2006）。〈健康促進與生活型態〉。《學校體育雙月刊》，16(3)，31-35。

洪蘭譯（2005）。《心思大開：「我」在腦中顯影》。台北市：遠流。

侯俊卿（2000）。〈QRS量子共振檢測儀臨床檢測247例雙盲對比分析〉。《國外醫學腫瘤學分冊》，27(2)，69-70。

梁世儁（2007）。〈樂活概念應用於生活用品創意設計之研究〉。大同大學碩士論文（未出版），台北市。

師建國、羅園園、劉飛虎（2009）。〈量子共振檢測情感障礙診斷價值的初步研究〉。《中國民康醫學》，21(8)，797-798。

師建國、羅園園、郭芝芳（2009）。〈量子共振檢測思維障礙診斷價值的初步研究〉。《中國保健雜志》，17(2)，49-50。

崔玖（2001）。〈介紹生物能信息醫學〉。《中醫藥雜誌》，12(4)，243-

249。

郭芝芳等（2009）。量子共振檢測常見精神症狀的診斷價值研究〉。《中國健康心理學雜誌》，17(5)，516-518。

徐子亮（2001）。〈量子共振檢測儀診斷腫瘤130例〉。《上海交通大學學報》，35，1109-1112。

陳明豐（2005）。〈健康檢查與健康管理〉。《健康世界》，229，82-86。

陳建勛、馬良才、于文龍、周正 、周智凱（2006）。〈健康管理的理念和實踐〉。《中國公共衛生管理》，22(1)，7-10。

陳皇光（2010）。〈善用健康檢查——疾病預防的利器〉。《醫療品質雜誌》，4(2)，20-23。

陳高揚、郭正典（2001）。〈靜坐數息對正常人自律神經活性的效應〉。《佛學與科學》，2(2)，78-87。

陳國鎮（1999）。〈穴道電檢法與健康〉。《長庚護理》，10(3)，62-68。

郭清（2010）。〈健康管理是實現公眾健康的戰略選擇〉。《健康研究》，30(1)，1-4。

黃文聰（2014）。〈身心靈養生樂活實踐之初探——生活實踐的模型建立與實證研究〉。佛光大學碩士論文（未出版），宜蘭縣。

黃文聰、吳霞玲、侯季墉、黃孔良（2012）。〈全人健康科技觀測系統之初探〉。2012南台灣健康照護暨健康產業學術研討會論文集，95-104。

黃文聰、黃孔良（2013）。〈身心靈養生樂活實踐之探討——能量茶飲對經絡的影響〉。《發展與前瞻學報》，2，63-88。

黃孔良、陳建達、黃文聰（2012）。〈丹道與全人養生樂活實踐初探——人文科技養生與觀測的結合〉。第六屆宗教生命關懷學術研討會論文集，11-39。

黃孔良、黃文聰、楊金倉（2011）。〈丹道科學的生命關懷——丹道養生對全人生命結構之科學認識〉。第五屆宗教生命關懷學術研討會論文集，17-36。

黃孔良、楊金倉、趙唯凱（2011）。〈氣科學跨領域研究回顧——身心靈生命整體多相結構初探〉。《中醫內科醫學雜誌》，9(1)，55-85。

黃松元（2000）。《健康促進與健康教育》。台北市：師大書苑。

黃新作（2007）。〈試從良導絡來解讀身體活動對人體身心健康的影響～以中高年人為例〉。《國立體育學院論叢》，18(4)，39-60。

黃國禎、郭博昭、陳俊忠（1998）。〈長期從事太極拳運動對男性老年人安靜心率變異性之影響〉。《體育學報》，25，109-118。

張豔宏、何麗雲、劉保延（2008）。〈亞健康狀態的界定思路〉。《遼寧中醫雜誌》，35(6)，852-854。

鄭建民（2001a）。〈香功修練前後24穴位生物能值分析〉。《高雄應用科技大學體育學刊》，1，90-101。

鄭建民（2001b）。〈香功修練效果之生物能量時辰分析〉。《高雄應用科技大學體育學刊》，3，90-96。

鄭建民（2009）。〈養生運動對成年人生理心理的影響——從修練香功對良導絡生物能量、腦波、心臟自律神經之效益及健康自我認知談起〉。國立體育大學博士論文（未出版），桃園縣。

蔡兆勳、黃怡超、邱泰源（2008）。〈輔助與替代醫療的現況與挑戰〉。《台灣醫學》，12(2)，171-177。

蔡志一（2006）。〈健康管理績效指標之建構〉。國立台灣師範大學博士論文（未出版），台北市。

劉劍輝（2007）。〈大腦功能性影像於靜坐生理調節現象之研究〉。台灣大學博士論文（未出版），台北市。

劉繼紅、燕南（2007）。〈強紅外光乳腺透照與量子共振檢測對乳房包塊的診斷〉。《中國療養醫學》，16(10)，63-64。

劉繼紅、燕南（2008）。〈量子共振檢測在健康體檢中的應用〉。《中國療養醫學雜誌》，17(6)，360。

賴正國（2013）。《經絡檢測指導書》。台北市：上醫健康。

燕南、王明勇、劉繼紅（2008）。〈用量子共振法對人群中免疫功能狀態的研究〉。《中國預防醫學雜誌》，9(2)，142-144。

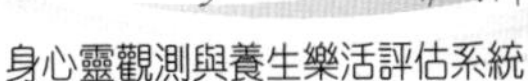

鍾蕙如（2010）。〈中醫護理在亞健康與治未病的優勢與調護實踐〉。《中西醫結合護理雜誌》，1(1)，16-25。

豐東洋、洪聰敏、黃英哲（2004）。〈氣功對放鬆及情緒影響之腦波研究〉。《台灣運動心理學報》，5，19-42。

羅園園、劉飛虎、郭芝芳（2009）。〈量子共振檢測注意障礙、記憶障礙診斷價值的初步研究〉。《中國醫學創新》，6(17)。

嶽曉斌、師建國、顏虹（2010）。〈量子共振檢測（QRS）國內應用狀況〉。《國際精神病學雜誌》，37(2)，115-118。

Brylinsky, J., & Hoadley, M. (1991). A comparative analysis of wellness attitudes of "suicidal" and "at risk" college students. *Wellness Perspectives, 8*(2), 59-72.

Desmond, P. A., Hancock, P. A. (2001). Active and Passive Fatigue States [A]. In Hancock, P. A., Desmond, P. A. (eds.), S*tress, Workload, and Fatigue*[c]. London: LEA Publishers.

Dunn, H. (1962). High-Level Wellness in the World of Today. *Journal of the American Osteopathic Association, 61*, 9.

Engel, G. L. (1977). The need for a new medical model: A challenge for biomedicine. *Science, 196*(4286), 129-136.

Kane, W. M., Blake, P., Frye, R. et al. (1987). *Understanding Health* (2nd ed). New York, NY: Random House, Inc.

Lauterbur, P. (1973). Image formation by induced local interactions: Examples of employing nuclear magnetic resonance. *Nature, 242*, 190-191.

Mansfield, P. (1977). Multi-planar image formation using NMR spin echoes. *Journal of Physics C: Solid State Physics, 10*, 55-58.

Pender, N. J. (1996). *Health Promotion in Nursing Practice*. East Norwalk Appleton & Lange.

Roscoe, L. J. (2003). The creation and validation of a wellness assessment: The wellness card sort (WCS). Unpublished doctoral Dissertation. Southern Illinois University.

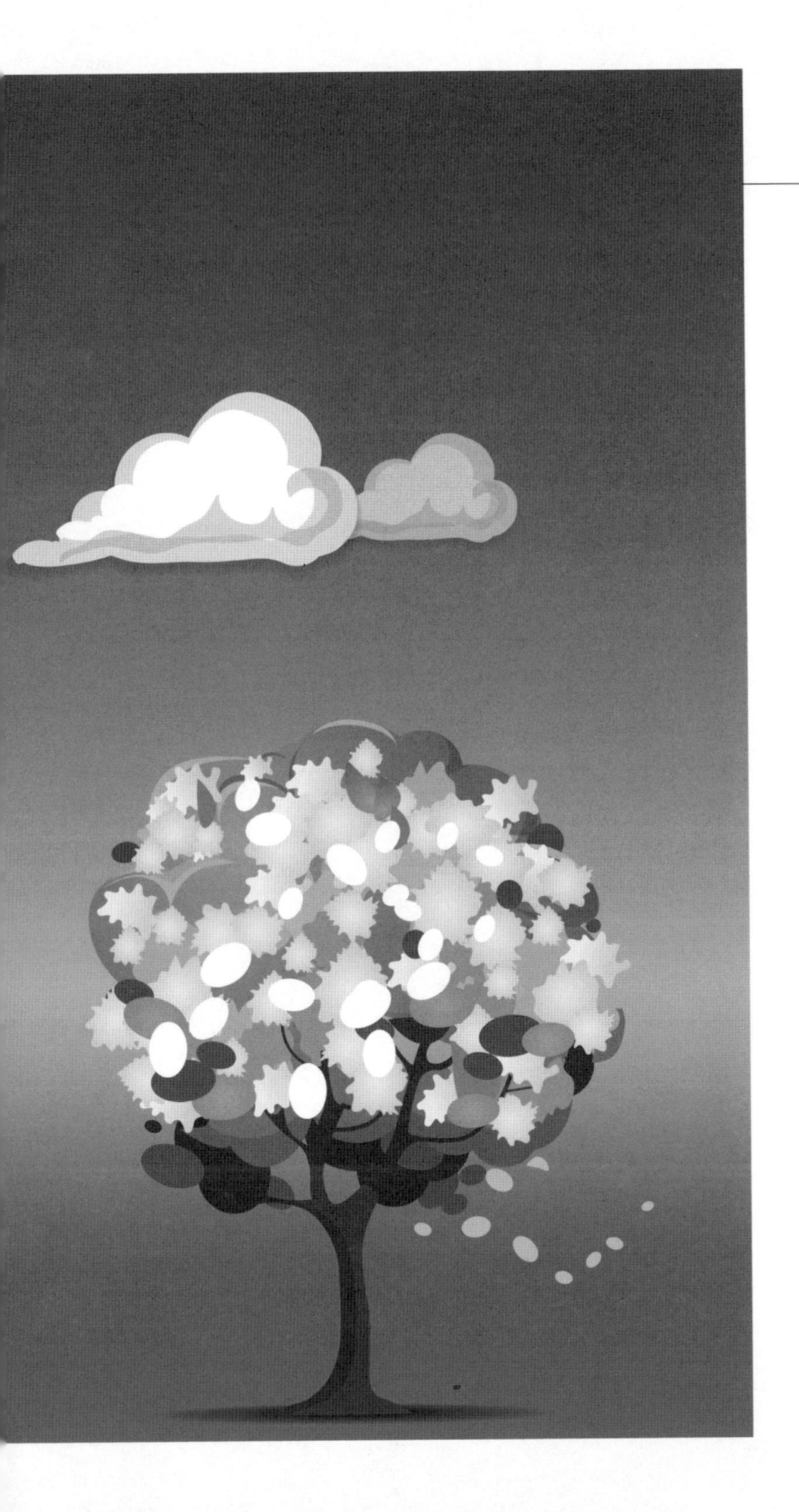

第四篇　樂活觀之總體實踐——永續生活

Chapter 8

輔助療癒與綠色生活相關產業

汪雅婷

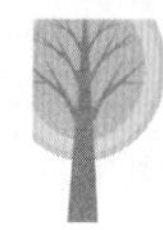

第一節　輔助療癒產業

一、芳香療法

論及芳香療法，包括香薰、直接嗅吸及局部塗抹三種途徑，衍生出的是精油、香水、沐浴用品、美容美體用品和香薰機等商品，美容、美體、抒壓、按摩、醫療等服務，以及課程、書籍等教育學習資源和管道。隨著芳香療法日益受到重視，近五年全球市場更以驚人的速度成長，僅精油一項產品，2015年全球即有六十億美元的營收。若再加上入菜的香草、加入精油的家庭清潔用品等項目，則產值更是龐大。其原因歸納有以下幾點：

1.現代化及都市化生活使人們身心皆承受巨大壓力，造成頭痛、胃痛、肌肉緊繃酸痛、循環不良、失眠、憂鬱、焦慮等症候，而這些症候都有用芳療方式解決的可能性。

2.人們對於另類療法的接受度增加，因此以上所舉症候若能有如芳療一般非侵入性、低副作用、使用天然產品又令人愉快的治療方式，自然受到廣泛歡迎。

3.老年人口增加，而老年人口不只對於緩解身心病痛症候本就有較大需求，其維持年輕外貌的需求亦較以往增加。美容美體乃芳療所長，故其市場也因人口的高齡化而擴張。

4.人們生活品質提升，對於營造生活環境之氣氛與質感需求也隨之增加。

5.精油為高單價商品，但都市人口之收入多數可以負擔，也是芳療產業蓬勃發展之因素之一。

二、表達性藝術治療

表達性藝術治療又細分為藝術治療、音樂治療、舞蹈治療及戲劇治療等項目，以下分別介紹。

(一)藝術治療

藝術治療是一種利用藝術材料，如繪畫、拼貼、黏土、雕塑、沙畫與標示物等表達性治療的形式。透過個體經由「視覺心象」的創造性藝術表達，可瞭解其發展、能力、人格、興趣、意念、潛意識與內心的情感狀態，提供作為諮商輔導的素材。例如，個體所選用的顏色、筆觸的流暢度、所繪的物件、其大小遠近、作畫過程（是否反覆畫了又塗掉）等等，皆透露出其內在狀態的訊息。

藝術治療與其他形式之治療法最大的相異處，在於藝術治療通常有具體作品產出，且多數為低防衛情況下的潛意識表達，又有易於保存之優點，因此對於個體內在世界之瞭解及歷程紀錄方面，更具優勢。

藝術治療的應用方式包括：

1.表達情緒與思考：將心中所感畫出，藉以釐清思緒及感受的脈絡。
2.靜心與放鬆：透過簡單而重複的繪畫或操作，屏除雜念，讓心思專注。
3.面對特定人事物：將特定情境及其包含的人事物畫出，以將心中的感受具象化。
4.認識特定人事物：藉由肖像畫或類似方式，重新認識特定人事物，例如自己。

5.將美好感受回饋給自己：例如畫出令自己開心、讓自己感到安全或溫暖的人事物。

(二)音樂治療

人類對音樂的參與方式非常多元，因此音樂治療的形式也有很多種─可能為聆聽、演奏、歌唱、律動或創作。透過適當活動及進行方式的設計，可以針對個體需要達成特定療癒目的。音樂治療的方式依作用原理概略分為以下幾種。

1.物理振動：利用個體本身的吟誦、發聲，或是利用外在器物如頌缽敲擊的聲波傳遞，讓身體產生共振，藉以對身體或心靈進行整理。
2.聆聽：讓個體聆聽適當的音樂，達到放鬆、情緒抒發或情緒平衡的目的。
3.演奏：演奏時必須使用身體，因此可運動健身（尤其是動作大而簡單的演奏，例如擊鼓）；若加上視譜，則還牽涉到認知能力，可促進思考；加上演奏時將內心的感覺化為向外出力或送氣，亦可幫助抒發情緒。
4.幫助個體專注：利用發聲、演奏或聆聽時所須意念的專注，讓個體心念集中，達到靜心、增強記憶力或專心工作／學習的目的。
5.引導表達：表達是一種抒發，一種釋放，亦是人類之本能。透過演奏／唱、創作、填詞或談論某一首觸動心靈的音樂，可滿足人類的情感表達上的需求。
6.喚起記憶：在人生某一階段聆聽的音樂結合著當時個體的記

憶，而藉由音樂的觸發，可喚起個體的記憶，提供治療者進行諮商輔導。

7.引起動機：人類對音樂有感覺及愛好，因此可利用音樂提高個體對某些活動的意願，例如以操作樂器的方式輔助復健。

8.作為語言的載體：歌曲中的音樂為語言的部分加入了音調的美感，並強化了情緒的表達，因此不論在情緒抒發或語言治療上，皆可使用歌曲作為媒介。

9.人際互動：合奏或合唱時，為了達到聲音的和諧及節奏的一致，成員彼此間需有大量的心靈交流，可藉此提高個體的人際互動之質與量。

10.觸發其他感官：例如由音樂聯想畫面、作成繪畫，或引發律動、舞蹈甚至戲劇表演，都是觸發個體產生進一步的表達，藉以達到特定療癒目的。

11.修身養性：藉由演奏音樂時的專注、操作樂器或人聲時的身心和諧，體會音樂時心念的純淨及開放，幫助個體心性層次的提升，達到修身養性的目的。

(三)舞蹈治療

又稱為舞蹈／動作治療。基於身體及心靈彼此相通的信念，舞蹈治療乃是藉由身體動作與身體知能、情緒及運動功能之關聯，進行之療癒方式。其目的並非舞蹈的美感或形式，而是經肢體動作的直覺性表達，找到內在的真實感受。

舞蹈治療之特點如下：

1.強調從身體到心靈之關係：我們的情緒常會經由表情及肢體語

言表現於外；同樣的，做特定的表情與肢體語言也會影響我們的情緒。故舞蹈治療可依前者的原理，藉由誠實的身體反應使個體覺察其內在自我，亦可依後者原理，設計特定動作，引導個體的正面感受與思考。

2.有類似運動之益處：相較於其他形式的表達性藝術，由於舞蹈／動作治療之主要媒介為身體，因此同時也具有運動的優點。人經由運動及流汗所得到的抒壓，以及對大肌肉動作技巧之訓練，可以利用舞蹈／動作治療的形式達到。

3.能利用自己的身體將所想像之事物具象化：由於是利用自己的身體來表達，因此在模擬想像之事物時，可以打破平時我們對身體認知的框架，發覺自己內在深層的渴望，並發揮身體的潛能，甚至把自己與所想像之事物合而為一。在這個過程中，也有可能察覺自己的另一面，進而增進自信心。

4.團體治療之優勢：舞蹈／動作治療因可以團體活動之方式進行，故在團體治療上有其優勢（當然其他治療法亦可設計作為團體治療活動）。參與成員具有動態的互動關係，或有健康的身體接觸，因此除非是對觸覺極為敏感且排斥之人，否則此類活動通常能增進成員間的凝聚力，建立起一種夥伴關係。

5.與音樂之結合一舞蹈／動作治療不一定會使用音樂，但由舞蹈表演通常有音樂相伴即可知，其與音樂結合亦是非常自然之事。舞蹈是人類在音樂中所感受之情緒能量需要釋放時所採之主要途徑之一，因此對於抒發情緒具有顯著效果。

(四)戲劇治療

人生如戲，戲如人生。戲劇治療乃指透過角色扮演、即興、模仿等戲劇活動，使個體體驗或展現特定情境，覺察其中人事物的訊息，在過程中表達想法或情感，並經由反思回饋，發掘內心感受，釐清思緒，以達到療癒目的。

戲劇治療因為常有與團體成員之間以角色扮演方式互動的情況，故而彼此間的信賴感非常重要。為了建立此信賴感，在主活動之前必須有一段暖身活動，讓成員互相熟悉並有良好互動。

戲劇治療的優點如下：

1.提供一個能安全表達情緒的場域：在真實生活中，由於顧慮某些情緒或意見的表達會有引起側目、誤解、指責、傷對方心或導致一段關係破裂等副作用，許多人選擇壓抑，於是累積成心病。戲劇治療因有「戲劇」這道安全的牆，因此可以讓人放心將平時不能或不敢之事表達出來。
2.提供個體一個超然視角：我們在現實生活中的視覺常有盲點，因此會陷入某些困境。戲劇的情境能幫助個體以超然的視角觀察自己或特定生命事件，進而提供一個可能的出口。
3.拓展角色目錄：每個人都在生命中扮演多重的角色。角色目錄越豐富，則生活中面對各種情境的方式便越靈活，然而也有一些人被形象、期待等外在因素綑綁，在現實生活中無法施展多元角色的靈活性。戲劇治療可以幫助個體克服這一點。
4.開發社交技巧：戲劇治療的過程中必然有大量的人際互動、深度觀察、情緒感染及心靈回饋，且理應透過此過程形成一個能互相同理的支持性團體，對於個體與團體的良性互動有正面影響。

表達性藝術能具有療癒效果，可歸因於以下幾點：(1)大多數人對表達性藝術素來有親近之渴望——人之本性即喜歡畫畫、唱歌、聽音樂、演奏樂器、跳舞、扮演及遊戲；(2)非語言訊息的真實性——藝術為非語言溝通，個體在直覺式的表達中，時常不自覺地透露更多深層的，可能連個體本人都未意識到的訊息，因此也格外地真實；(3)透過表達性藝術，人的某些身心靈需求能獲得滿足——藝術與人的身、心、靈有著多元而緊密的關係。藝術同時是人的基本需求，也能將人的生命提升至更高的層次。

三、園藝治療

土地與植物皆為有生命力之物，園藝治療即「以生命照顧生命」，故「在照料植物時，就是一種療癒」。與農作不同之處，在於園藝結合了科學與藝術，且以人為對象，而非作物。在人與大自然漸行漸遠的今日，園藝治療愈發受到各方的重視。

在種植植物的過程中，舉凡澆水、施肥、修剪、拔草等工作，需要付出體力，因此可以鍛鍊肌肉、強健身體、訓練雙手；因為需依步驟完成任務，故能促進記憶、認知等腦部運作；土壤、特意挑選之植物及花園環境皆能給予個體五感（視、聽、觸、嗅、味）刺激；花藝設計、盆栽設計等具藝術性之活動能提升美感並淨化心靈； 其他諸如對語言、社交方面之益處，亦為園藝治療之價值。從種植、栽培，甚至到販賣，可幫助人們在身體、心靈以及職能上獲得療癒。

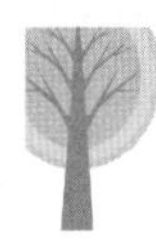

第二節　綠色生活相關產業

樂活學之父Paul Ray在*The Cultural Creatives: How 50 Million People are Changing the World*一書中，定義其書名所稱「文化創造者」為「在消費時會想到對家人及社會之責任」。因此樂活人對於生活中的消費決定不以價格為首要，而會以消費背後的社會責任為考量，包括自身及家人的健康、環境的永續，以及對生產者之公平性等。

綠色消費強調3R及3E。3R指的是：(1)Reduce，即減量，不過度消費；(2)Reuse，即再利用，購買可重複使用（如環保筷），而非用過一次即丟之產品（如免洗筷）；(3)Recycle，即回收，使用再生資源製成之產品（如再生紙），或使用可回收之材質製造之產品。3E指的是：(1)Economic，經濟的，即節省物資及能源，不浪費，易處理；(2)Ecological，生態友善的，即不造成環境汙染，或不危害地球生態系統的永續發展；(3)Equitable，即合乎公平交易原則，不僅不剝削生產者，甚至能給予弱勢族群有利的工作機會。以下就食、衣、住、行、育樂及日用品等面向分別說明。

一、食

民以食為天，樂活族在食的方面要求亦非常嚴謹。以下以有機農業、素食、無人工添加物及其他樂活飲食為例，說明樂活族食的理念。

(一)有機農業

◆什麼是有機農業？

有機農業又稱生態農業、低投入農業、生物農業、動態農業、自然農法、再生農業、替代農業、永續農業。各國使用的名稱或定義經常不同——歐洲聯盟國家，用相同的管理條例，卻分別採用生態農業、生物農業及有機農業作為法律上的稱呼。在台灣，農委會則採用「有機農業」名稱。

有機農業是一種生產食物以及纖維的體系，此體系的操作特點是不使用化學肥料和農藥，而是仰賴生物多樣性，以及土壤肥力的維持與充實。與其說有機農業是近年才開始流行的全新耕作法，不如說其實是人類決定回到老祖先的耕種方式。相對於「慣行農法」，有機農法是一種較不汙染環境、不破壞生態，並能提供消費者健康與安全農產品的生產方式。

◆推行有機農業的目的

慣行農法因過度使用化學肥料、農藥，而使土壤酸化、鹽化，汙染土壤、水資源，危害生態環境。對消費者而言，可能吃進有農藥殘留的蔬果；而對農民來說，每年因農藥使用導致死亡的人數將近二十二萬人。

而有機農業在永續方面，將土地回復到自然的和諧狀態，並將重現土地、動植物與人類相互依存的關係；在健康方面，有機農產品因不使用化學農藥，因此沒有毒性殘留的顧慮。

◆有機農業的原則

1.根據農委會定義，有機農法應遵守以下幾點原則：

(1)遵守自然資源循環永續利用原則。

(2)不允許使用合成化學物質。

(3)強調水土資源保育與生態平衡之管理系統。

(4)達到生產自然安全農產品目標。

2.國際有機農業聯盟則訂有以下有機原則和基本準則：

(1)健康原則（principle of health）：強化並永續土壤、植物、動物、人類及地球之整體及個別的健康。

(2)生態原則（principle of ecology）：以生態系及生態循環為基礎，謀求和生態系和諧共處及永續，並向生態系學習。

(3)公平原則（principle of justice）：保障人和環境、人和人、人和其他生物間之公平、尊嚴及正義。

(4)關懷原則（principle of care）：以關懷的心及負責的態度，對環境及世代子孫之長期福祉負責。

◆如何耕作有機？

現代人因已習慣慣行農法的耕作邏輯，因此時常對不使用肥料及殺蟲劑的有機農法抱持懷疑。以下對有機農法簡單說明。

1.地力培養：為培養地力，有以下幾種做法：

(1)培養養分含量較多之土壤，例如利用綠肥及豆科植物。

(2)栽種吸肥力較高之品種，減少肥料之使用。

(3)採取輪作制度。在肥料方面，則利用有機廢棄物（如廚餘、果皮等）或洗米水發酵等方式製作堆肥。

2.蟲害防治：首先，作物本身如果健康，即可抵抗蟲害。其他常用方法包括：

(1)生物防治法，即「一物剋一物」，例如以益蟲（草蛉、瓢蟲、椿象、寄生蜂等）、青蛙、松鼠、蘇力菌制衡害蟲。

(2)栽種避忌作物（如苦楝樹）。

(3)噴灑辣椒水。

(4)性費洛蒙誘捕法。

(5)有些慈悲的農民會在田中種植害蟲所喜之作物，將害蟲餵飽，以保全主要種植之作物。

(6)其他創意方法等等。

3.雜草防治：有機農法不以除草劑防治雜草，而以甘蔗皮、花生殼、穀殼等敷蓋，或以種植黑麥草、魯冰花等方式取代。

4.品種選擇：經過三年之在地栽植，即能產生最適合當地環境之在地種子。

◆我國有機作物的現況

1.有機作物的種類：我國有機作物以稻米、蔬菜、水果及茶為主，亦有其他經濟作物如咖啡等。有機產品除了生鮮食材外，亦可製成加工品。例如有機水果可製成醋、酒、果醬、果乾、果汁、酵素等；有機黃豆可製成醬油及豆腐。其他還有各種烹調用糖、薑糖及各式零食，可增加作物之經濟價值。

2.有機農地的規模：我國的有機農業規模每年持續成長，2015年的有機耕作面積有6,490公頃。

3.有機產品認證：符合有機農產品認證之作物需符合以下條件：

(1)種植前，田間環境、水源、土壤無汙染。

(2)種植間，無使用農藥、化肥、殺蟲劑。

(3)採收後，無使用防腐劑。

我國官方認證單位包括：

(1)優良農產品標章：CAS（Certified Agricultural Standards）。
(2)吉園圃：GAP（Good Agriculture Practice）。

民間認證單位則有：

(1)國際美育自然生態基金會（MOA）。
(2)台灣省有機農業生產協會（TOPA）。
(3)中華民國有機農業產銷經營協會（COAS）。
(4)慈心有機農業發展基金會（TOAF）。
(5)台灣寶島有機農業發展協會（FOA）。
(6)暐凱國際檢驗科技股份有限公司（FSI）。
(7)中興大學農產品檢測暨驗證中心（NCHU）。
(8)環球國際驗證股份有限公司（UCS）。
(9)財團法人和諧有機農業基金會（HOA）。
(10)采園生態驗證有限公司（ECO）。

◆有機畜產及水產

除了作物類農產品外，畜產及水產亦有符合健康與永續規範之養殖或採收法，以下分別說明：

1.有機畜產：在工廠式的畜養方式下，動物的健康遭受嚴重的忽視，不僅違反人道與自然法則，連帶影響到消費者食用的健康。因此對於有機畜產，聯合國有機食品規範委員會規範條件如下：

(1)畜產品的生產過程中不得採用受精卵的移植或基因的操作。
(2)不得使用化肥、農藥和經過基因操作的飼料。
(3)飼料中不能添加抗生素、生長激素、動物性飼料、動物藥品等人工合成物。

(4)動物飼養不能採用圈養，而要在自然環境中放牧。

2.有機水產：對於有機水產，歐美國家較早開始發展，我國則尚無確切規範。有機水產的主張，為鼓勵低能量投入於養殖系統及保育其生產環境，並盡可能支持在地消費。其生產方式相對於傳統的集約式養殖，為更友善之生產環境，因而獲得重視。參考德國驗證機構Naturland對有機水產養殖之主要規範如下：

(1)在養殖魚種、魚苗及飼料上不使用基因改造的生物或原料。

(2)在養殖生產端嚴格執行放養密度之限制。

(3)使用有機農業驗證之植物性飼料和肥料，不含人造飼料成分。

(4)選用嚴格的魚粉來源（如供人類消費之加工剩餘的水產品、捕撈漁業的副產品，即不以魚粉為目標之捕撈魚類標的物，以減少飼料中蛋白質與魚粉的含量）。

(5)不使用無機肥料。

(6)不使用合成殺菌劑與殺蟲劑。

(7)減少能量的投入，如不增氧打氣。

(8)優先使用自然療法，不使用預防疾病用的抗生素和化學治療劑。

(9)經常性監督環境衝擊，且在管理中保全周邊環境和植物群聚的完整。

(10)依照有機規範進行養殖。

◆永續農業的願景

農業在人類文明史上是重要的貢獻。除了在耕作方式上使用兼顧健康與永續的有機農法外，我們需要更宏遠的願景，以確保農業的永續發展。同時應以有機農業為核心，將環保理念拓展並深耕到更廣大的範圍。例如應提升農村的人力與鄉村發展、生產品與廢棄物的友善循環、周邊環境友善產品的使用、供需的平衡、生態村的形成，以至於教育的深耕及農業／海洋文化的建立，將是我們下一個努力的目標。

(二)素食主義

◆為什麼說「吃素、環保、救地球」？

為了供應人類大量的肉食需求，人類社會發展了出高效能的畜牧業，卻也造成了環境的危害。

1.產生大量溫室氣體：聯合國跨政府氣候變遷小組（Intergovernmental Panel on Climate Change, IPCC）在《氣候變化2007：第四次評估報告》（*Climate Change 2007, the Fourth Assessment Report*）中將幾種溫室氣體（Greenhouse Gas, GHG）的暖化潛能（Global Warming Potential, GWP）作了比較。其中二氧化碳之GWP值訂為1，則甲烷（CH4）為25，氧化亞氮為298。

氣體	二氧化碳	甲烷	氧化亞氮
GWP值	1	25	298

而聯合國糧食暨農業組織（Food and Agriculture Organization of the United Nations, FAO）內之「家畜、環境與發展行動」（Livestock, Environment and Development initiative, LEAD）研

究結果，發覺甲烷有27%，氧化亞氮有39%來自畜牧活動，包括反芻動物腸道排氣及其排泄物處理（**圖8-1**）。然而人類對肉食的高度需求有多少是生存必需，又有多少是口慾的滿足？人類能否為了使大氣中的溫室氣體含量下降，而減少肉食的需求？

2.雨林喪失及土地沙漠化：為了有足夠的土地放牧，人類砍掉大量樹木，建起牧場，導致土壤失去穩定性。根據世界自然基金會（World Wild Fund for Nature, WWF）關於伐林前線（Deforestation Fronts）的研究，每分鐘有4,000～8,000平方公尺的雨林消失，91%是為了將樹木剷除作為牧地。亞馬遜原有的森林中有70%都變成了牧場，一部分為了飼養動物，一部分則是為了種植牲畜所吃的作物，如黃豆。而大量牛羊踏在土地上，擠壓出土壤中的空氣，久而久之會導致沙漠化。沙漠化導致的氣候變化及植物減少將增加二氧化碳濃度，促使溫室效應加劇。

3.水汙染：畜牧過程產生的動物糞便、抗生素和激素，以及制革

來自畜牧活動
9%
其他
91%
人為造成之二氧化碳排放量
排放來源比例

來自畜牧活動
27%
其他
73%
人為造成之甲烷排放量
排放來源比例

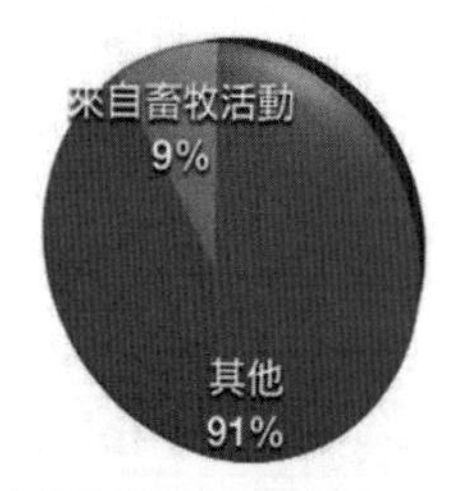

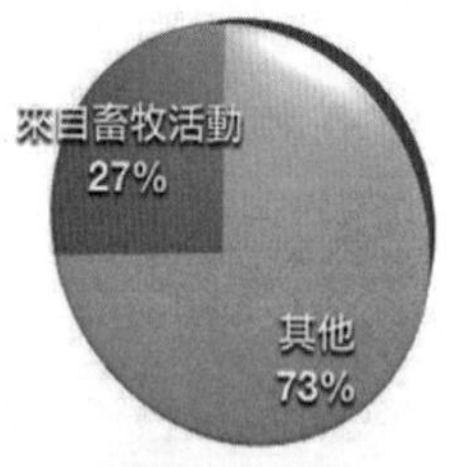

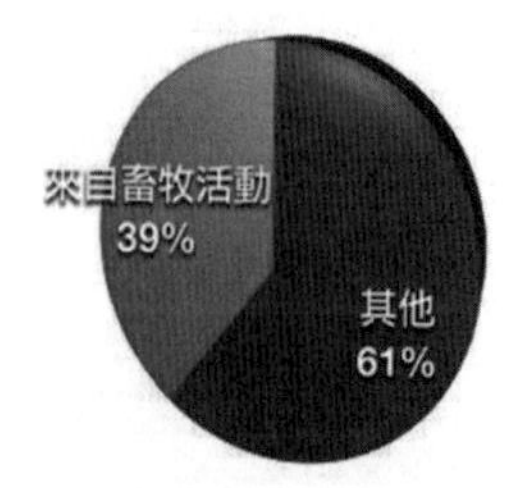

圖8-1　「家畜、環境與發展行動」（LEAD）研究結果

資料來源：*Livestock's long shadow-Environmental issues and options*（LEAD/聯合國糧農組織家畜、環境與發展行動，http://www.virtualcentre.org/en/library/key_pub/longshad/A0701E00.htm）

廠的化學品，再加上用於飼料作物的化肥和殺蟲劑，都會成為水源的汙染物。為美國人所飼養的牲畜，每二十四小時會製造200億磅的排泄物，即每秒25萬磅。排泄物汙染的水源不僅使河川細菌大增，這水也是我們的飲用水。汙染的水還會進一步導致河川優養化和海洋珊瑚礁退化。

4.缺水：不論是種植作物或畜牧，都會消耗水，然而後者遠甚於前者。舉例來說，生產1公斤牛肉需要20,844公升的水，1公斤全麥麵包則只需要1,159公升，1公斤番茄僅需要916公升。

5.糧食短缺與饑荒：全美國生產的穀類，70%是用在畜牧上，成了動物的飼料。若將數量進行換算，餵養一位肉食者的食物可以餵養20位素食者。這世上每天有24,000名孩童餓死，十億人口遭受饑餓及營養不良之苦。而若美國肉類生產降低10%，省下的糧食可用來養活每年餓死的六千萬人。健康專欄作家Jeremy Laurence於2008年在英國《獨立報》寫道：「若每個人都吃純素，英國僅用目前一半的土地就可養活英國全部人口。」

6.生物多樣性的減少：地球全部生物種類估計約一千萬種，相較之下，人類平時所食之動物種類則極少。然而為了飼養足夠人類食用的數量，這種類極少的肉畜和乳畜目前占陸地動物生物總量的約20%。於是在資源有限的條件下，家畜在大塊土地上的存在及其對飼料作物的需求壓縮其他生物生存空間，便造成許多生物的絕種。再加上前述畜牧業使溫室氣體排放加劇，導致氣候變遷，一年最多有十五萬種生物瀕臨絕種，平均每小時就有十七種生物瀕臨絕種！生物多樣性的減少致使生態失衡，受害的是全球的物，包括人類本身。

◆素食與人道主義

為了應付人類龐大的肉食需求，畜牧業的景況不再是電影中溫馨農場的氣氛，而是毫無人性的工業化飼養。在這種工廠式的經營之下，動物從生到死都遭受不人道的待遇，缺乏生活品質，例如空間狹小、飼料中添加大量藥物、或以各種人工方式改變動物生長週期。更遑論動物的生命尊嚴是否受到重視。部分素食者選擇素食，即是因為人道主義之故，不忍看到動物受苦受虐，最後在極度恐懼的情緒下被屠宰。

◆素食的營養

在素食的推廣上，人們的質疑多落在營養方面，尤其大部分人認為素食缺乏蛋白質，茹素會造成營養不良。其實素食不但含有各種醣類、完整必需胺基酸、優質脂質、大量維生素及礦物質，也有動物性食物所沒有的纖維素（即膳食纖維）及植物化學素。前者可清理腸道、排除毒素；後者則有抗氧化、抗癌、抗菌、植物性荷爾蒙等健康促進功能。生鮮蔬果或釀造果醋還能提供豐富的酵素幫助消化及代謝。多數的蔬果類亦能幫助鹼化體質，以平衡澱粉、油脂及高蛋白質食物代謝後的酸性。

(三)無人工添加物

在食品工業發達的今天，除非在食材、食物、調味料揀選上特別嚴格，甚至凡事親力親為，否則食品添加物幾乎是不可避免的存在。國家雖有法規規範食品添加物的成分、用量及用途，正常情況下，市面所見商品也符合標準，但樂活族的標準比法規更為嚴格，基本上只接受天然食材。理由如下：

◆人工添加物對健康的危害

1.增加肝臟負擔：食物進入人體後，會經由酵素轉化為可排出的終產物，最後排出體外。這個代謝反應的過程，乃由肝臟分泌酵素的機制來完成。人類經過數百萬年的演化，大多數可食用的自然界物質能夠在人體內找到相對應的酵素，而人工化學物卻不能。這些化合物進入體後，肝臟無法立即找到代謝的方式，只好大幅增加工作量。因此即使合乎法制規範，不致造成「毒性」，人工添加物仍然對健康有所損害。
2.掩蓋食物真實品質：某些添加物不論本身是否對人體不利，因為其用途為掩蓋食物腐敗、變色、變味之真相，故整體食物仍然不應被接受為可食用。
3.傷害味蕾：舌頭是生物為自身把關的重要組織，它接受好食物進入體內，而把壞食物擋在體外。化學添加物的刺激性傷害味蕾，致使舌頭失去把關功能。現代人不接受食物的天然原味，卻將化學味道欣然吞下，足見味覺已全然錯置。

◆人工添加物對飲食文化的威脅

人工添加物不僅對健康有害，對於整個飲食文化亦有不良衝擊。有了人工添加物，食物不再是用心烹調的成品，不再是師傅功力的極致表現，而是一匙匙速成的，人人可調配的化學湯。人類飲食文化崩壞，未來人們將連帶不再珍惜過程與心意，實在是一件不能忽視的憾事。

(四)其他樂活飲食

樂活族飲食尚有四季養生飲食、非基改作物、無麥飲食、舊石器飲食、公平交易食材等不同類型及訴求，不容在本書中一一說明。但無論如何，每一種飲食法背後都是一個信念，也是樂活族對健康、環境及社會的關懷化成的具體行動。

二、衣

衣的方面，也有能為健康及環保盡心的地方。反之，則有可能造成健康及環境的危害。

(一)環保衣料

除了糧食，衣服纖維也可能在栽種的過程使用農藥，產生土地汙染及健康問題。以下介紹幾種環保衣料。

1.有機棉：棉花是地球上使用最多農藥的單一作物。為了栽種僅占世界耕地面積2～3%的棉花，卻使用了25%的農藥消費量，不僅造成土地及水汙染，各種化學藥劑也從衣物上緩慢釋放，從皮膚進入人體。有機棉之條件如下：

(1)土地必須經過三年以上不灑農藥與化學肥料的休耕。

(2)種子不可以使用殺菌劑。

(3)生長過程不使用殺蟲劑、除草劑與枯葉劑。

(4)通過國際有機棉認證單位的認證。

2.竹炭衣：竹子具有吸濕、透氣、抗菌抑菌、除臭、防紫外線等機能。其生長期短，且天然生長，因此無農藥問題。

(二)無染無漂

除了農藥，布料在染及漂或其他製造過程中，也會因化學物質殘留於衣物上及排於水中，造成身體及環境的危害。除此之外，還有大量的電及水被消耗，十分浪費。然而，就算衣服不白，也沒有鮮豔的顏色，又如何？以有機棉來說，無漂白的布上不過就是會看到小顆粒的棉花雜質；衣服顏色偏米黃，或者彩棉會有天然的彩色，只是色彩選擇上少了一些罷了。

(三)衣物回收再利用

在消費過剩的社會中，浪費衣物如同浪費糧食一般普遍。大量生產又被快速丟棄的衣服造成垃圾汙染，更不要說在製造過程中本就已耗費水電，又將許多有毒化學物質排放於大地。因此珍惜衣物，減少過度購買，並將衣物回收再利用，是一項樂活精神的指標。

三、住

(一)綠色建築

建築物可以是一棟棟的水泥牢籠，只提供人們遮風避雨；也可以是舒適怡人，善用資源，與四周生態融合的環境友善宮殿。

綠色建築的定義為「消耗最少地球能源及資源，製造最少廢棄物，具有生態、節能，健康特性與減廢的建築物」。它必須以人生活的健康、舒適為原點，對於居住環境進行全面性、系統性的環保設計。它是一種強調與地球環境共生共榮的環境設計觀，也是一種追求永續發展的建築設計理念。

綠建築九大指標如下：

1.生物多樣化指標：包括社區綠網系統、表土保存技術、生態水池、生態水域、生態邊坡／生態圍籬設計和多孔隙環境。

2.綠化指標：包括生態綠化、牆面綠化、牆面綠化澆灌、人工地盤綠化技術、綠化防排水技術和綠化防風技術。

3.基地保水指標：包括透水鋪面、景觀貯留滲透水池、貯留滲透空地、滲透井與滲透管、人工地盤貯留。

4.日常節能指標：包括利用相關技術，對風向與氣流、空調與冷卻系統、能源與光源及太陽能作有效運用。

5.二氧化碳減量指標：包括簡樸的建築造型與室內裝修、合理的結構系統、結構輕量化與木構造。

6.廢棄物減量指標：再生建材利用、土方平衡、營建自動化、乾式隔間、整體衛浴、營建空氣汙染防制。

7.水資源指標：包括省水器材、中水利用計畫、雨水再利用與植栽澆灌節水。

8.汙水與垃圾改善指標：包括雨汙水分流、垃圾集中場改善、生態濕地汙水處理與廚餘堆肥。

9.室內健康與環境指標：包括室內汙染控制、室內空氣淨化設備、生態塗料與生態接著劑、生態建材、預防壁體結露／白華、地面與地下室防潮、調濕材料、噪音防制與振動音防制。

(二)節省資源之裝置

不論是居家或是工作場所，人在生活中所耗費的水與電雖不能與工農業相比，但珍惜水電資源是樂活人的基本精神。除了養成好習慣外，亦有省水或省電裝置，可幫助減少浪費。

1.省水裝置：例如水龍頭的噴灑裝置，可幫助水流擴散至較大面積，增加洗手的效率。

2.省電裝置：例如用省電燈泡取代白熾燈；公司、學校等機構裝設智慧開關等，都能減少電的耗費。

(三)居家日用品

以樂活的觀點來看，日用品的選擇，有時與食物的選擇一樣重要。以下列舉幾類樂活族非常在乎的日用品。

1.清潔用品：清潔用品所用的各種化學物質，已被證實對環境或人體有害。例如無法被分解的人工界面活性劑，不僅會造成河川的汙染，含磷的清潔劑還會造成優氧化，影響水中生態。除此之外，清潔用品因無可避免與人體接觸，還會經由皮膚吸收，成為一種「經皮毒」。人工界面活性劑即是一種環境荷爾蒙，會干擾內分泌系統，造成各種生理病變。因為上述原因，樂活人士總是呼籲大家使用天然清潔用品，例如無患子、棕櫚油及手工皂等。

2.紙張及家具：紙張及家具的使用皆涉及到木材的消耗，而過度砍伐森林會加劇溫室效應的惡化。減少紙張浪費、使用再生紙、選用具有森林監管委員會（FSC）認證的紙張（包括文具及家庭用紙）、家具及木料，是能兼顧生活需要及森林永續的方法。

3.其他環保用品：

(1)環保餐具：免洗筷在製造過程中，為了避免竹子發霉產生毒素，一定會以二氧化硫燻蒸漂白，但殘留在筷子上對人體有危害。另外，每次用過即丟，亦是製造大量垃圾。因此本國有心人士向來推廣使用環保筷，甚至環保碗，以減少外食時的餐具影響吾人健康，又造成環境負擔。

(2)環保購物袋：環保購物袋使用耐裝重物、容易清洗、可重複使用、可以自然分解的布料製造。由於其環保的形象，常成為商家或機構的贈品，在本國已非常普遍。

四、行

現代交通工具常常有造成空氣汙染、增加碳排放量導致溫室效應及耗費能源的缺點，成為不樂活的生活方式，因此全世界各國一方面為了解決問題，一方面為了國家形象，無不積極設法改善。以下為近年各國所作的努力。

(一)低汙染運具

低汙染運具包括自行車、電動車等本身不排放廢氣的交通工具。經過科學家的努力，也逐漸有太陽能車的問世，雖然尚未能量產。歐洲也發展出以糞便及廚餘作為生質能源的公車，有效減少溫室氣體及懸浮顆粒的排放量。

(二)減碳制度及做法

大眾運輸工具能節省運輸成本，因此大部分城市為了減少空氣汙染及抒解交通壓力，自當致力於建立健全的大眾交通網絡，並鼓勵民眾搭乘。

歐洲自1965年起發展出自行車共用租借系統，讓民眾能方便利用自行車悠遊於城市間，台北市亦於2012年跟進。方便智慧的YouBike系統，目前已擴大至其他城市，不僅增加了民眾交通的選擇，也對改善空氣品質甚有貢獻。

五、育

樂活族在照顧好自己的身心靈後，必定會走上分享與推廣之路。即使只是口頭與親朋好友分享，亦是一種生活化的教育。而不論走到哪一個階段，由於樂活之路是永無止盡的精進，因此樂活族永遠在不斷吸收新知。在眾多同道之人的努力下，樂活知識的來源亦非常普遍及多元——從書籍、雜誌、網站、某些商家的宣傳小冊，到電影、紀錄片、演講、體驗活動等，可謂處處都是資源。

六、樂

一般人從字面上認知的「樂活」，通常即是休閒娛樂。雖然與樂活真義有誤差，但透過休閒娛樂讓人身心放鬆本也符合樂活精神。簡單歸納，樂活族的「樂」必須不造成汙染或浪費；其方式符合健康原則；其過程及後續效應要能帶來正向能量，例如感恩、珍惜、平靜、喜悅、豁然開朗、與夥伴關係更緊密等價值，使人更有力量面對下一步——即使下一步是個棘手的困境。相反的，有些遊樂可能帶來短暫的快樂，然而採行的是縱慾、衝動、浪費、只取不給等方式，後續又要付出後悔、負債、健康狀態下滑、耽誤正事等代價，則不符合樂活精神。

參考文獻

世界自然基金會，https://www.worldwildlife.org/

台灣藝術治療學會，http://www.arttherapy.org.tw/arttherapy/tw/

有機農業全球資訊網，http://info.organic.org.tw/supergood/front/bin/home.phtml

何長珠等（2012）。《表達性藝術治療14講——悲傷諮商之良藥》（二版）。台北市：五南。

呂奕欣、倪婉君譯（2007）。Campbell, T. Colin、Campbell, Thomas M. II著。《救命飲食》。台北市： 子文化。

呂斯宇等（2011）。《關鍵飲食》。台北市：書泉。

李文昭譯（2013）。Carlson, Rachel著。《寂靜的春天》。台中市：晨星。

侯禎塘（2006）。《藝術治療理念與實務活動》。國立台中教育大學特殊教育中心印行。http://www.ntcu.edu.tw/spc/aspc/6_ebook/pdf/4/5.pdf

美國音樂治療協會，http://www.musictherapy.org/

美國藝術治療協會，http://arttherapy.org/

國際表達性藝術治療協會，http://www.ieata.org/

陳玉華譯（2014）。安部司著。《恐怖的食品添加物：教你看穿食品安全的騙術》。新北市：世潮。

綠色和平，http://www.greenpeace.org/taiwan/zh/

樓慕瑾（2009）。《非常有機：國際有機之父談健康活到156歲》。台北市：聯經。

環境資訊中心，http://e-info.org.tw/

聯合國糧食及農業組織，http://www.fao.org/

蘇湘婷等譯（2007）。《表達性藝術治療概論》。台北市：心理。

Ray, Paul H., Anderson, Sherry R. (2000). *The Cultural Creatives: How 50 Million People Are Changing the World*. New York, NY: Three Rivers Press.

Steinfeld, Henning et al. (2006). Livestock's long shadow: environmental issues and options. Food and Agriculture Organization of the United Nations. ftp://ftp.fao.org/docrep/fao/010/a0701e/a0701e00.pdf

Chapter 9

銀髮樂活與休閒參與

葉明勳

第一節　高齡化社會的趨勢

第二節　銀髮休閒、健康促進與社會支持

第三節　我國銀髮休閒政策現況

第四節　我國銀髮休閒活動的政策供給

第五節　銀髮休閒環境的友善建構

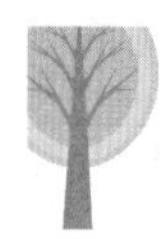

第一節　高齡化社會的趨勢

根據行政院主計總處2007年《社會指標統計年報》資料，我國於1993年，65歲（含）以上人口比例，占總人口數7%以上，成為聯合國所標準的「高齡化社會」（aging society）；截至2014年6月底，65歲（含）以上的老年人口比例約11.75%；國家發展委員會則推估，到了2060年，我國65歲（含）以上的人口數將高達738萬人，占總人口數41%。另外，內政部於2014年9月公布「第十次國民生命表」，國人的平均壽命持續延長，男性達75.96歲，女性則為82.47歲。

隨著醫療進步，國人平均壽命逐漸延長，但相對地，人口老化也帶來新的社會問題，例如健保局於2010年統計，在所有的健保對象中，65歲（含）以上老人約占10.69%，其門、住診醫療費用共1,807億元，平均每100元就有34元用於老人；面對此一狀況，行政院政務委員薛承泰提出警語，台灣人口急速老化，老人醫療費用將會高速攀升，2025年將占健保支出達56%，未來健保恐怕會被龐大的老人醫療費用給拖垮。就65歲（含）以上的高齡者而言，由於年齡增長，可能面臨生理退化、體力下降、認知功能失調等狀況，如果不加防範，勢必影響個體、家庭與整體社會的健康發展，例如人口老化帶來健保沉重負擔即為一例；另外，依據持續理論（continuity theory）觀點，隨著年齡增長，個體的人格特性並不會有太多改變，如果年輕時不懂得維持健康生活，到了老年階段時，將更加難以防範，因此55～64歲的中高齡者，也必須瞭解老化可能帶來的問題，並且做好變成老人的心理準備。

就國外相關文獻，銀髮族如果定期參與休閒活動，不僅可以延緩老化，維持個人的身心健康，更能減少社會問題的產生；反之，個體在進入退休生活後，若缺乏適當的休閒活動，將無法獲致休閒帶來的正面效益，容易形成身心健康衰退，並對老年生活產生不適應及負面觀感（Iso-Ahola, 1980; Lawton, 1994; Lampinen et al., 2006）。另外，Coleman與Iso-Ahola（1993）認為，參與休閒活動所衍生出的社會支持，以及對生活壓力產生出自我決定之調適方式，將可以維持身心的健康。Iwasaki與Mannell（2000）則提出休閒調適策略（leisure coping strategies）的觀念，認為如果人們進行「能舒緩身心的休閒活動」、「友伴式休閒活動」或是「能提升正面情緒的休閒活動」，對於舒緩壓力及促進身心健康皆有正面影響。

此外，多數研究機構也對於老化議題提出省思及對策，例如麥克阿瑟研究基金會（John D. and Catherine T. MacArthur Foundation）於1984年召集一群研究老化相關問題的學者，致力找出「新老人學」（new gerontology）的概念基礎，藉由跨學科的研究，深入瞭解如何在老年階段保有良好的身心機能，並提出成功老化（successful aging）概念；成功老化主要由三個要素所組成，包括避免疾病、保持良好的心智與體能狀況、積極的生活；其中，積極的生活要素係指，與他人保持密切關係，持續參與有意義的活動（張嘉倩譯，1999）。而世界衛生組織（World Health Organization, WHO）則於2002年提出活躍老化（active aging）概念，試圖透過健康、社會安全及社會參與的三個支柱，來達成聯合國《老人政策綱領》的五大原則：獨立、參與、照顧、自我實現、尊嚴（陳肇男等，2012）。不管是成功老化或活躍老化，皆強調銀髮族社會參與的重要性。而從休閒視角切入，休閒活動確實可以提升個體自決感與滿足感，並有效地調適生活壓力，其中社交型的休閒活動，所提供的社會支持功能，更能幫助人們有效調適壓力與維持健康（Coleman & Iso-Ahola, 1993）；透過友伴式的休閒活動，可以提供個體身心愉悅的經驗分享，過程中有機會獲得友誼支持，減輕生活壓力對個體身心健康的影響（Iso-Ahola & Park, 1996）。

我國為因應「高齡化」對社經發展的衝擊，中央各部會紛紛提出對策，包括：(1)支持家庭照顧老人；(2)完善老人健康與社會照顧體系；(3)提升老年經濟安全保障；(4)促進中高齡就業與人力資源運用；(5)推動高齡者社會住宅；(6)完善高齡者交通運輸環境；(7)促進高齡者休閒參與；(8)建構完整高齡教育系統（呂寶靜、李美玲、蔡明璋、吳淑瓊，2007）。加上民間力量的推動，例如「中華民國老人福利推動聯盟」、「弘道老人福利基金會」、「新北市銀髮族協會」等非營利組織，對銀髮族議題的關心與重視，讓更多銀髮長者瞭解到，如何在晚年生活更有尊嚴，受到良好的社會關懷，這不僅是種自我需求滿足，更是權利的追求，其中也包括休閒活動的參與權利。

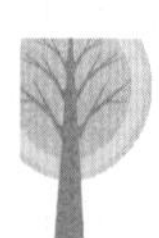

第二節　銀髮休閒、健康促進與社會支持

休閒參與是民眾抒解壓力的重要管道，更是人民生活中的權利享受，對於個體的身體與心智皆有正面影響。如同Tinsley與Tinsley（1986）所言，從事休閒活動將影響個人的身心健康，當個人休閒活動不足時，身體與心智的健康會呈現退化狀態；當個人進行足夠的休閒活動時，將可維持身體與心智的健康；而個人擁有豐富的休閒活動時，其身體與心智的健康將大為提升，如圖9-1所示。

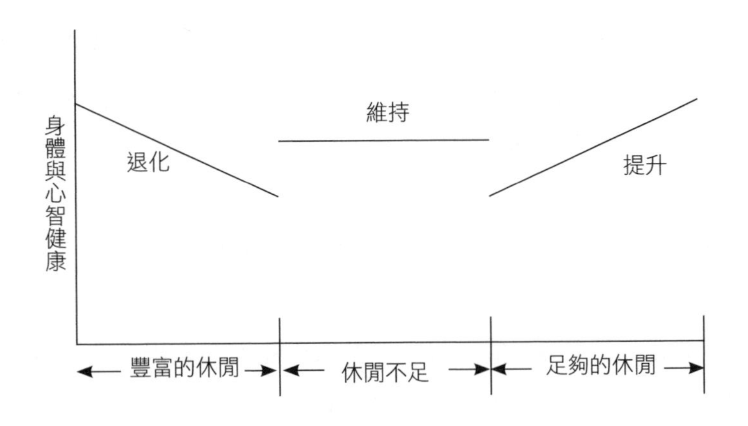

圖9-1 休閒與身心健康關係

資料來源：Tinsley & Tinsley (1986).

休閒活動參與形式可分為「個體單獨休閒」及「友伴式休閒兩類」。雖然休閒參與對於個體是有益處的，但許多研究顯示，友伴式休閒對個體帶來更多的正向功能，例如社會支持（social support）就是一例。從成功老化來看，個體在人際關係上產生孤立感時，對健康是一個危險因素；人際關係的建立與維持，以及尋求社會支持，將有助於銀髮族邁向正向老化（Rowe & Kahn, 1998）。另外，根據美國芝加哥大學心理學教授John Cacioppo的研究指出，極端寂寞感增加年長者早死機率14%，對死亡率的影響程度甚至是肥胖的兩倍；該研究團隊分析年長者生理和心理健康衰退情形，發現當人感受到孤立，常出現寂寞感，睡眠就易受影響，血壓會升高，免疫細胞基因表現也會出現變化，且易憂鬱；目前世界衛生組織已將憂鬱症、癌症與愛滋病並列為21世紀的三大疾病，老人心靈空虛和憂鬱症的風險應更受重視。是以，本研究認為，推廣友伴式休閒將能預防銀髮族的身心疾病。

Coleman與Iso-Ahola（1993）認為，休閒活動所衍生出的社會支持，以及對生活壓力產生出自我決定之調適方式，將可以維持個體的身心健康。Iwasaki與Mannell（2000）亦認為，友伴式休閒對於舒緩壓力及影響身心健康扮演著非常重要的角色。國內學者傅仰止（2009）指出，無論主觀意願如何，只要休閒時不是完全自己一人，就會在休閒各層面上感到滿意；只要偏好群體式休閒或者和親友一起休閒，都會覺得休閒更有趣味；休閒的趣味和收穫經過群體性加以擴散、增強，醞釀出「眾樂樂」的效果，如此藉由集體行動提升個體滿意的社會機制，可以從休閒活動得到佐證，顯示出休閒友伴對於休閒活動的影響。Lu等人（2011）進行台灣全國性的調查，發現老人如果能獲得社會支持，將能顯著減少患有憂鬱症的機率；老人從休閒參與中能得到心理及社會需求的滿足，同樣能降低老人憂鬱的風險。上述探討，讓我們瞭解友伴式休閒能讓個體獲得社會支持的力量，以下進一步對社會支持概念，進行說明。

社會支持是一種廣泛存在的社會現象，主要係指人與人之間的交流和交流的結果（中國時報，2014）。Cobb（1976，1979）認為，社會支持具有正向功能，個體透過彼此交換訊息的過程，可以使個體感受到被關愛、受尊重、有價值感，並感覺到自己是隸屬在某個社會網絡（social network）之中，認同感得以被滿足；獲得較多社會支持的個體，其壓力釋放的程度愈高，對於身心健康是有益處的（Cobb，1976）。陳肇男（1999）將社會支持界定為，兩人以上的資源交換，施與受兩者之一，藉由交換來提升受者的福利。社會支持一般被認為是個體藉由與他人互動，獲得心理或實質上的協助，以緩和壓力對生理及心理所造成的衝擊，增進個人生活適應（蒲逸生，2005），例如與家人、同儕、朋友等重要他人互動，在實質與情緒上獲得幫助（黃俊勳，2001）。House（1981）將社會支持分為：(1)情感性支持（emotional support）：個體互動過程中，提供同情心、喜愛、信任和照料的感受；(2)工具性支持（instrumental support）：當個體有需求時，能得到其他人的幫助與服務；(3)資訊性支持（informational support）：當個體在解決困難時，其他人能給予勸告、建議和所需資訊；(4)評價性支持（appraisal support）：透過回饋、讚美的方式，達到肯定他人，並達到自我評價的目的。

社會支持強調的是，一個人際之間的社會網絡，有了網絡才能獲得支持；但社會網絡與社會支持經常被交換使用（張章淮，2013）。社會網絡的觀念，將社會視為一個關係網絡，與傳統視社會為一種結構，或視社會為個人聚集體的觀念極為不同；其次，支持的觀念引入社會網絡觀念，代表一種功能性概念，具有工具性與情感性兩種功能；因此，社會網絡與社會支持是一體的兩面，在理論與實務上都不可偏廢。Barker（1991）將社會網絡定義為，圍繞在個體身邊的社會關係所形成的網絡（引自張章淮，2013）。網絡概念中的「點」，在社會網絡中可以用人（people）、見面的場所（places）及從事的活動（activities）表示，這三個點彼此之間都有關聯性，卻又各自有其重要性（黃源協，2000）。一個社會中的資源，包含了社會網絡及社會支持，而有社會網絡不見得就有會有社會支持，但社會支持的提供與感受，則必須藉由社會網絡，方能運作（沈桂枝，2001）。

經由上述討論，我們可以瞭解，在友伴式的休閒參與過程中，個體將從正式與非正式的互動關係，得到社會支持，包括情感性支持、工具性支持、資訊性支持及評價性支持。而透過休閒活動參與，個體與他人接觸後，有機會讓個體從原先面臨的壓力事件，轉移到休閒參與的放鬆情境，達到減輕壓力的效果，促進身心的健康，如同Cohen與Wills（1985）所言，當個體面對生活壓力而無法因應時，對於個體自尊將形成威脅，導致無力感的產生，若此時擁有正向的社會關係，其心理會感到較為平衡，可以減輕負面的心理狀況。

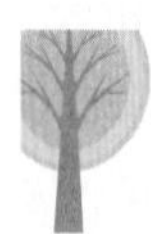

第三節　我國銀髮休閒政策現況

世界休閒遊憩協會（World Leisure and Recreation Association, WLRA）於1970年提出《休閒憲章》（*Charter of Leisure*），該憲章明文規定「休閒如同健康、教育一樣，對人類生活至關重要；任何人都享有從事休閒活動的權利；各國政府必須承認並保障國民此項權利。」在此思維下，銀髮族參與休閒活動可視為一種自我權利的行使，而政府有義務滿足銀髮族的休閒需求，是以，銀髮族休閒課題可包含在社會福利保障的概念中。以下則從社會福利觀點切入，說明社會福利與銀髮族休閒的關係，及我國銀髮族休閒政策之發展背景。

就廣義的老人福利，泛指公部門、私部門和非營利部門對於老人所提供的各項服務方案和福利措施；而狹義的老人福利，則是單指由政府的社政或衛政單位對老人所提供的各項福利和服務，包括老人安養、照護、醫療保健、教育休閒、再就業、中低收入戶的補助、免費公車等服務項目。具體來說，為因應高齡社會，老年社會福利為以經濟安全、健康維護、生活照顧三大規劃面向為政策主軸，而為周全對老人的身心照顧，並就老人保護、心理及社會適應、教育及休閒亦分別推動相關措施（黃富順、楊國德，2011：298）。本研究參考王國慶（2005）、吳老德（2010）及吳玉琴（2011）針對我國老人福利政策立法歷程之觀察為基礎，試圖將銀髮族休閒政策的發展背景與歷程予以分類，並說明其意涵，分述如下：

一、銀髮族休閒的消極關注期（1980～1992年）

《老人福利法》於1980年與《社會救助法》、《殘障福利法》同時通過，稱為「福利三法」，使我國老人福利工作開始邁向法制化，以國家力量介入老人福利事項，並注意到老人問題預防的重要性。此時期的《老人福利法》第一條主旨為「宏揚敬老美德，安定老人生活，維護老人健康，增進老人福利。」顯示政府對老人及其問題之重視，並施以相關福利措施，促進老人福利。不過，該法第三條將老人定義為70歲（含）以上之老人，回顧當時65歲（含）以上的老年人口僅占全部人口的4.22%，且大部分條文意旨，停留在以照顧不幸老人為主要對象，針對一般健康老人的福利措施明顯缺乏，只侷限在保健服務及社會參與的社會福利面向，例如僅在第15、16、17條列舉提供所有老人之福利項目為，老人健康檢查、醫療費用優待或補助、搭乘大眾運輸工具與參觀康樂場所及文教設施半價。另外，同年頒布的《社會救助法》，雖然開始對老人有較積極的介入保護，不過服務對象也僅針對低收入戶或孤苦無依的老人，導致能被《老人福利法》服務到的一般老年人口並不多。

此時《老人福利法》對銀髮族休閒的實質受惠及措施，僅有搭乘大眾運輸工具及進入康樂場所及文教設施享有半價優惠，並無實質的福利可言。再者，早期台灣整體老人年口比例並不高，由政府或社區團體專門滿足銀髮族的休閒需求似乎不大，使得點綴性的敬老活動多於制度化的銀髮族休閒福利。但綜觀《老人福利法》的立法意旨與內容，當時銀髮族休閒政策具有下列三項特徵：

1.尚未有效建立社區服務網絡，無法實現銀髮族「在地老化」或

「在社區老化」之政策意涵，導致銀髮族休閒活動範圍不符合實際需求。

2.僅重視銀髮族健康與醫療面向，卻未明確規定銀髮族生活安全的基本保障，可能導致銀髮族只有身體健康，但無經濟自主能力，而面臨經濟壓力的休閒阻礙問題。

3.雖然提供大眾運輸工具、康樂場所及文教設施的半價優惠，鼓勵銀髮族外出活動，但城鄉差距的影響因素，讓居住在鄉村地區的銀髮族，較無機會享受到這些福利措施。這涉及到公共空間的可得性問題，使得銀髮族的休閒結構性阻礙隱含著城鄉差距的現實。

二、銀髮族休閒的需求浮現期（1993～1996年）

事實上，1980年頒布的《老人福利法》，是局部的、零散的、殘補式的、選擇式的社會福利取向，保障對象如前所述，僅針對低收入戶或孤苦無依的老人，或是軍公教人員為主，對於其他身分別的老人之制度化保障，則主張回歸以家庭為中心的傳統孝道倫理。但到了1993年8月底，我國65歲（含）以上人口達到7%，成為聯合國所稱的高齡化社會，在此前後，多數專家學者、民意代表、實務工作者撰文為高齡化社會的即將來臨提出呼籲，要求政府提早面對社會人口結構的改變，制定一套完善的老人福利政策，因應此一新興的社會課題；而內政部於1993年10月2日擴大舉辦「老人福利研討會」，希望藉以凝聚社會各界的共識、作為日後制定老人福利政策及方案之參考。在此時期，我國整體性的老人福利需求開始出現，例如1993年前後的立法委員及縣市長選舉中，民進黨將老人年金作為重要政見訴求，引發一波全體社會對老人議題的關注；在此氛圍下，「中華民國老人福利推動聯盟」籌備成立，成為第一個為老人福利政策倡導的全國性組織；行政院在1994通過《社會福利政策綱領》及《社會福利政策綱領實施方案》，成為我國社會福利政策的主軸，在政策綱領中，強調自助、以家庭為中心、專業化、社會保險取向，及公私夥伴關係的社會福利目標。

就社會政策的發展過程，此時期的老人福利已由不受重視之邊陲議題，成為社會多數談論之公共問題，具有成為公共政策議題的正當性。究其原因，其發展背後的最大資源，在於社會大眾對老人需求的廣泛瞭解與接受，亦即社會大眾都認知到社會中整體的老人是需要政府協助，以滿足其生活上的需求。再者，透過民間力量的推動，例如「中華民國老人福利推動聯盟」鼓勵老人爭取自己的權益，讓更多高齡長者瞭解到，如何讓晚年生活更有尊嚴及受到良好的照顧，不僅是種自我需求滿足，更是權利的追求，其中包括休閒活動的參與權利。此時期的銀髮族休閒政策具有下列兩項特徵：

1.我國正式邁入高齡化社會，原有的老人福利服務，不能滿足整體社會的老人需求，加上民間不斷呼籲並推動《老人福利法》的修法運動，讓各界瞭解到銀髮族的權利不可被忽視。其中，也包括銀髮族的休閒需求逐漸浮現及被重視，成為後續相關政策的推展原因。
2.由於銀髮族人口數量的逐步成長，加上多數家庭皆有銀髮族成員的普遍現象，使得在各項激烈的選舉過程中，以銀髮族為標的人口之各項社會福利政策被重視。在此發展背景下，對於銀髮族參與休閒活動是有具體影響的，例如銀髮族經濟安全如果被各界重視並給予適度保障，銀髮族將有更多財務支持以減少經濟性的休閒阻礙，順利參與休閒活動。

三、銀髮族休閒的準備發展期（1997～2006年）

在各界期待下，1997年6月18日修正《老人福利法》，其修正重點包括，增列「保障老人權益」為立法之主要目的；將老人的界定年齡從原來70歲降為年滿65歲（含）以上，此後我國老人的界定年齡遂與先進國家相同，以65歲作為各項老人福利措施和相關給付的準則；正式老人經濟安全之需求，採取生活津貼、特別照顧津貼、年金保險制度等方式，逐步規劃實施；增加第四章「保護措施」，結合相關資源建立老人保護網絡體系等。另外，內政部為因應人口老化及失能者的照顧需求，從2002年6月1日開辦「非中低收入失能老人及身心障礙者補助使用居家服務試辦計畫」，將補助對象擴大到一般戶，任何家庭只要有失能老人及身心障礙者，每月可申請最高十六小時全額補助、二十小時部分分擔的居家照顧服務；而經建會自2003年6月起即發動各界共同草擬「服務業發展綱領及行動方案」，後於2004年11月正式通過，並具體發展出「社區長期照護計畫」旗艦計畫，期望藉由社區主導規劃方式，建構社區人性化、在地化及永續性的長期照顧支持系統與服務體系。是以，從2002年起，我國老人的照顧不再只是針對低收入、中低收入之老人服務提供，更擴及到一般高齡民眾，皆可享有政府的社會補助，這可視為社會福利政策的一大邁進。

此時期與銀髮族休閒有直接相關的政策，主要包括，2005年行政院推出的「台灣健康社區六星計畫」，當時預計於全國設置一千六百個社區關懷據點，提供老人健康促進、關懷訪視、送餐服務等服務，建構社區健康老人的照顧模式；並結合社區社工的能力，推動多元類型的銀髮族休閒活動，期望促進社區老人的健康生活模式。另外，2006年教育部提出《老人教育政策白皮書》，計畫於各縣市轄區推動樂齡學習中心，此一政策強調終身學習、健康快樂、自主尊嚴、社會參與的觀念，其施行意義在於：(1)保障老人學習權益，提升老人生理及心理健康，促進成功老化；(2)提升老人退休後家庭生活及社會的調適能力，並減少老化速度；(3)提供老人再教育及再社會參與的機會，降低老人被社會排斥與隔離的處境；(4)建立一個對老人親善及無年齡歧視的社會環境。此時期的銀髮族休閒政策主要有下列三項特徵：

1.政府逐漸重視高齡化社會可能帶來的老人問題，將老人法定年齡由原來的70歲調降為年滿65歲（含）以上，讓更多銀髮族有機會享受國家提供的社會福利，例如大眾運輸工具、康樂場所及文教設施的半價優惠等。
2.透過加強銀髮族的保護工作，建立社區化的福利傳送體系，期望讓銀髮族在生命、身體、健康或自由免於受到威脅之基礎上，無後顧之憂地參與休閒活動。
3.為確保銀髮族成功適應老化，讓社會大眾更加瞭解老化的正面意義，政府透過多面向的政策規劃，試圖建構一個對銀髮族友善的生活環境，這對於未來銀髮族參與休閒活動免於受到歧視，是具有正向意義的。

四、銀髮族休閒的積極推廣期（2007年至今）

為因應我國邁向高齡社會與家庭結構轉變，產生之老人福利相關需求，《老人福利法》再次於2007年1月31日修正公布。新修正之《老人福利法》架構，包括：總則、經濟安全（新增專章）、服務措施、福利機構、保護措施、罰則、附則等七章，合計五十五條，較修正前條文增加二十一條。另外，《國民年金法》歷經多年的規劃，於2007年7月20日經立法院三讀通過，同年8月8日經總統公布，嗣於2008年7月歷經一次修法，明定於該年10月1日正式開辦，而《國民年金法》主要精神，在於將我國未參加軍、公教、勞、農保的國民納入社會安全網，使其在老年、身心障礙，甚至死亡時，被保險人及其遺屬均能獲得基本的經濟生活保障，為現行老人保護之相關法規。再者，為因應我國社會少子女化、高齡化及移民問題，2008年行政院核定《人口政策白皮書》，其中對於因應高齡化社會對策之目標，在於「建構有利於高齡者健康、安全的友善環境，維持老人的活力、尊嚴和自主」；2009年內政部則研擬《友善關懷老人服務方案》，以「活躍老化」、「友善老人」及「世代融合」為方案主軸，期積極維護老人尊嚴與自主，形塑友善老人的生活環境。

上述的相關修法及政策研擬，更加重視銀髮族的休閒權益，例如《老人福利法》第26條：「主管機關應協調目的事業主管機關提供或鼓勵民間提供下列各項老人教育措施：一、製播老人相關之廣播電視節目及編印出版品。二、研發適合老人學習之教材。三、提供社會教育學習活動。四、提供退休準備教育。」第27條：「主管機關應自行或結合民間資源，辦理下列事項：一、鼓勵老人組織社會團體，從事休閒活動。二、舉行老人休閒、體育活動。三、設置休閒活動設施。」第28條：「主管機關應協調各目的事業主管機關鼓勵老人參與志願服務。」另外，《老人福利服務提供者資格要件及服務準則》第87條規定，休閒服務提供單位應結合專業人力，提供老人多元選擇之

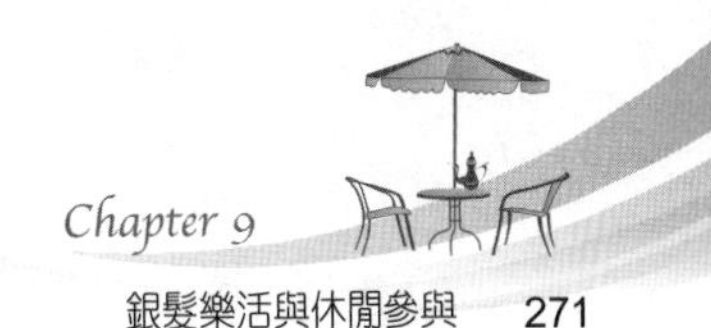

休閒活動，推廣老人休閒認知，提升休閒自覺，建立正確休閒態度。此時期的銀髮族休閒政策主要有下列兩項特徵：

1.此時期的銀髮族休閒政策，強調個體與環境間的連結，透過在地老化、多元服務、高齡教育、友善環境營造等實際作為，試圖改善銀髮族休閒環境，並提升銀髮族的休閒認知、態度及參與行為，達到追求銀髮族身心健康之目標。
2.政府有責任採取必要措施，或與民間通力合作，移除各類型的銀髮族休閒阻礙。畢竟，銀髮族休閒的支持性環境涉及到經濟安全、休閒教育、社會關係、社福照顧、休閒設施與活動等跨領域之公共事務結合，僅靠單一政府部會的政策投入是不夠的，必須透過政府跨部會的努力，並整合民間資源，才能建構一個友善的銀髮族休閒環境。

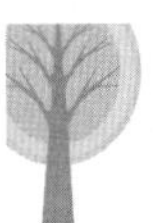

第四節　我國銀髮休閒活動的政策供給

本節從休閒基礎建設及教育系統的面向切入，整理直接供給我國銀髮族休閒活動、設施、機會的休閒政策內容。

一、社福體系中的銀髮族休閒政策

早期銀髮族的休閒活動範圍以家庭或社區為主，並無直接的社會福利政策引導，直到《老人福利法》制定並修正後，銀髮族參與休閒活動的權益才有一個賴以依循的政策。以下逐一簡介我國社福體系中的銀髮族休閒政策內容：

(一)長青學苑的休閒活動

《台灣省設置長青學苑實施要點》於1987年10月23日公布實施，該要點第4條規定：「長青學苑由縣市政府負責策劃辦理，並得委託教育機構、縣市立文化中心或鄉鎮市（區）公所、老人福利及其他社會慈善團體辦理。」長青學苑是由全國各縣市政府社會局負責規劃，並結合高齡者福利與設會教育的方式，使其吸收新知以適應現代生活。另外，為增進老人退休後生活安排與適應，鼓勵其積極參與社會、充實精神生活，及提升自我實現與自我價值，內政部每年度也均補助民間團體辦理長青學苑。而長青學苑的課程內容取向，主要分為三類（周芬姿等，2011：141）：

1.社會福利取向：自長青學苑開辦以來，大多是由社會福利機構以福利觀點 辦理高齡者教育及休閒活動。因此，課程活動的規劃就充滿福利取向的內容。

2.休閒活動取向：目前長青學苑的課程內容，仍以休閒課程為主，著重於協助高齡者排遣過多的空閒時間，及填補心靈的空虛與寂寞。

3.終身教育取向：除了休閒娛樂功能外，現今長青學苑逐漸加強高齡教育，及退休後生活調適的功能，以終身教育為取向。

(二)社區照顧關懷據點的休閒活動

行政院於1997年開始推動「社會福利社區化」實驗方案，並於2005年推出「台灣健康社區六星計畫」，該年5月18日則定「建立社區照顧關懷據點實施計畫」，結合有意願之村里辦公處、社會團體參與設置社區照顧關懷據點，由在地人力、物力資源，提供關懷訪視、電話問安諮詢及轉介服務、餐飲服務、辦理健康促進活動等，以延緩長者老化速度，發揮社區自助互助照顧功能，並建立連續性之照顧體系。目前大部分社區照顧關懷據點多在配合政府的健康促進政策，並透過規劃健康講座、發展動態與靜態的活動課程、配合節慶之活動表演等方式，提供銀髮族一個參與休閒及學習知識的平台。另外，多數社區照顧關懷據點也提供文康休閒活動設施，如書報雜誌、健身器材及各種棋藝設備，藉休閒活動聯絡彼此間的感情，進而提升社區老人生活品質。

(三)老人文康活動中心的休閒活動

1968年5月內政部頒布《社區發展工作綱要》，並於1983年修訂為《社區發展工作綱領》，而後，為因應社會環境之變遷，使社區發展工作法制化，於1991年5月1日再修訂發布《社區發展工作綱要》，採取人民團體型態運作。該綱要第12條規定：「社區發展協會應針對社區特性、居民需要、配合政府政策及社區自創項目，訂定社區發展計畫及編訂經費預算，並積極推動。」而前述配合政府政策之項目包括：設立社區藝文康樂團隊、社區長壽俱樂部、社區媽媽教室、社區志願服務團隊、社區圖書室等。隨後，民國81年省政府頒布「社區發展後續五年計畫」，鼓勵社區組織才藝班隊，因此各地逐漸有老人松柏俱樂部、長壽俱樂部之成立。此外，內政部為充實老人精神生活、提倡正當休閒聯誼、推動老人福利服務工作，自1991年起，獎助各鄉鎮市區公所興建老人文康活動中心，作為老人休閒、康樂、文藝、技藝、進修及聯誼活動場所，部分老人文康活動中心亦同時辦理居家服務、日間照顧、長青學苑、營養餐飲等服務。

(四)行動式老人文康休閒巡迴服務的休閒活動

為免偏遠地區因服務資訊缺乏或交通不便，使得老人使用福利服務使用情形偏低，內政部於2004年推展「行動式老人文康休閒巡迴服務實施計畫」，並於2006年4月交付各縣市政府執行，以巡迴關懷專車深入社區，於各地老人聚集之社區公園或廟口，提供福利服務、健康諮詢、生活照顧服務、休閒文康育樂等服務，協助鄉村地區老人就近接受服務、鼓勵社區老人走出家門與社區居民互動，並適時宣導各項社會福利服務措施，縮減偏遠地區服務資訊之落差，排除交通與傳播距離的障礙。

(五)社教娛樂設施的休閒活動

為鼓勵銀髮族多方參與戶外活動，《老人福利法》第25條明定：「老人搭乘國內公、民營水、陸、空大眾運輸工具、進入康樂場所及參觀文教設施，應予以半價優待。前項文教設施為中央機關（構）、行政法人經營者，平日應予免費。」目前各縣市政府均提供老人免費搭乘市區汽車客運之優待措施，而公立（營）風景區、康樂場所及文教設施也皆給予銀髮族優待服務。

二、教育體系中的銀髮族休閒政策

除了社福體系中的銀髮族休閒政策外，教育體系也提供銀髮族許多參與休閒活動的機會，主要包括教育部終身教育司於各地設置的樂齡學習中心，及教育部體育署全面推廣國民運動。相關內容分述如下：

(一)樂齡學習中心的休閒活動

教育部於2006年公布《邁向高齡社會老人教育政策白皮書》，以終身學習、健康快樂、自主與尊嚴及社會參與為四大政策願景，積極規劃推動老人教育活動。而為建構老人終身學習體系，及增設老人教育學習場所，因此教育部實施「教育部設置各鄉鎮市區樂齡學習資源中心計畫」，試圖整合教育資源，建立社區學習據點，鼓勵老人走出家庭到社區學習。2008年起，教育部開始結合各地方之公共圖書館、社教機構、社區活動中心、里民活動中心、社區關懷據點及民間團體等場地，設置樂齡學習中心。藉由樂齡學習中心的成立，招募社區教師及志工，邀請社區老人出來學習及擔任志工，提供以老人為對象之藝術教育、旅遊學習、醫療保健、消費安全、休閒學習、家庭人際關係、生命關懷、口述歷史及資訊研習等多元學習課程；並整合鄉鎮市區老人學習資源，包含：老人文康中心、社會福利單位、社區大學、高齡學習中心及民間團體等，提供社區老人便利的學習資訊連結網絡，讓老人可以透過社區管道學習新知，並同時拓展人際關係，讓生活更快樂。

各地樂齡學習中心的指導單位為教育部，主辦單位是各直轄市、縣（市）政府，而承辦單位則為直轄市、縣（市）政府所屬各鄉鎮市區公所、社教機構（含公共圖書館、社區大學）、學校、立案之文教基金會、社會福利團體、宗教組織（章程中明定有推動老人活動之相關事項）、經內政部評鑑為優等者之社區關懷據點、農漁會、文史團體等非營利組織。樂齡學習中心的課程主要分為五類：

1.特色課程：包含口語表達（如繪本、生命故事書等）與肢體表達（如老人瑜伽、皮拉提斯等）兩類型。

2.政策宣導課程：包含老人心理問題預防、失智症預防、代間互動等類別。

3.基礎生活課程：包含高齡心理、家庭關係、生命教育、健康老化四類。

4.興趣休閒課程：包含劇團、舞蹈團、養生運動三類。

5.貢獻服務課程：包含志工成長、服務學習、中高齡人力運用三類。

另外，就樂齡學習中心的實際運作狀況而言，本研究參考《教育部補助設置各鄉鎮市區樂齡學習資源中心實施要點》，其接受教育部補助設立樂齡學習中心的對象包括鄉鎮市公所、圖書館、各級學校、登記立案之社團及基金會、農會或漁會等，雖然形成了各地多元的特色發展，但也意指，各縣市總計217個樂齡學習中心的組織類型可能不盡相同，導致各中心的預算來源及人力資源的素質與運用產生差異，未來是否皆能有效辦理銀髮族的休閒活動，並落實休閒教育之推廣，則有待進一步觀察。

(二)《國民體育法》的休閒活動

根據《國民體育法》第2條規定：「中華民國國民，依據個人需要，主動參與適當之體育活動，於家庭、學校、社區、機關、團體及企業機構中分別實施，以促進國民體育之均衡發展及普及。」第5條規定：「各級政府為推行國民體育，應普設公共運動設施；其業務受主管體育行政機關之指導及考核。」而行政院體育委員會（現改制為教育部體育署）自2002年起，研擬「運動人口倍增計畫」、「打造運動島計畫」，強調「由下而上」、「社區化」及「生活化」之理念，宣導與鼓勵民眾親身參與運動，獲得運動學習資訊與管道，整合社區資源，建構優質運動學習環境，並積極協助各縣市建立運動人口倍增計畫資料庫，藉以蒐集、統計及分析歷年來之相關活動資訊，並提供中央、縣市政府及一般民眾瞭解運動相關訊息與資源，以有效達成運動人口倍增之施政目標。

理論上，運動權為基本人權乃是國際潮流，對國民、銀髮族、婦女、身心障礙者及運動能力弱勢者等，提供適合的運動項目及舒適安全之運動環境，但我國雖訂有《國民體育法》，然而在許多思維或實務執行面向上，例如增加人性關懷思想，將運動提升為權利，或增加體育運動預算比例、分配等面向，尚有修訂之空間。再者，教育部於2013年的《體育運動政策白皮書》直言，台灣地區儘管幅員不大，但各地域運動發展內外在條件卻差距頗大，運動環境資源分配不均，造成發展阻礙，其中，銀髮族運動環境更有待提升。因此，逐步改善銀髮族及特殊族群使用之運動場館與設施，保障其運動權益，是後續要努力的課題。

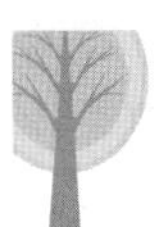

第五節　銀髮休閒環境的友善建構

休閒環境體系係藉由休閒認知、休閒活動及休閒空間三項要素，彼此交互影響所建構而成。而個體的休閒參與，除了涉及個體的參與動機，以及預期效益之議題外，更是一段不停修正的社會化歷程，經由個體和社會結構的連續性互動，產生了休閒參與的結果（Pred, 1983）。理論上，從成功老化觀點切入，雖然高齡者可以透過：(1)選擇：即預防或因應退化而對生活目標所做出的選擇；(2)最佳化：即個體調整或精鍊本身仍保有的能力與資源而使目標達成；(3)代償：即個體利用環境及工具的調整或改變而使目標達成（陳麗光等，2011）；但除此之外，Rowe與Kahn於*Successful Aging*一書中也強調，社區、社會、國家的決策資源，皆會影響高齡者能不能成功老化；再者，要成就一個鼓勵並協助高齡者成功老化的社會，不能光靠高齡者本身的努力，而是需要整個人生階段與活動的配合，以一種新的角度來看待人生，找出其中阻礙或協助高齡者達成理想的因素（張嘉倩譯，1999）。

實際上，隨著社會的變遷，在現代人的日常生活中，休閒活動已然融入在日常的生活中，但是不同的個體和族群，卻存在著許多休閒生活型態上的差異，因此休閒活動參與的決策因素，已經成為社會學觀察的重點，根據過去許多學者研究和文獻的分析，影響人們對休閒生活型態決策的因素相當的複雜和多元，它會受到許多因素的影響而做出不同的選擇，可能是宏觀的社會結構因素，也或許受到微觀的人際關係與互動所影響，而人們就是在整個日常生活的環境中不斷的改變下，所作出不同的決策（蘇維杉，2002）。本文認為，友善的銀髮族休閒環境，係由文化環境（culture environment）、社區環境（community environment）、社會支持環境（social support environment）及個體環境（individual environment）所組合而成，環環相扣，導引著銀髮族的休閒參與。

一、文化環境

係指讓銀髮族不受歧視的環境，不應年齡、性別、社經地位、健康因素，或其他狀況，而受到異樣眼光的對待，均應受到公平對待，得到應有的尊重；而銀髮族在此文化環境下，可以自主地選擇喜歡的活動參與，有尊嚴地拒絕不喜歡的事物。這部分涉及到代間關係、世代共榮的概念，從認識老化著手，使每一個人瞭解到，老不是病，而是自然現象；透過互相尊重，達到活躍老化。

二、社區環境

係指銀髮族的休閒活動內容必須多樣、多元，滿足社區銀髮族的休閒需求。此一部分，類似第二章提到的，社區環境觀點的休閒環境意涵：若要創造優質的休閒經驗，必須重視休閒活動發生的個別環境（Edginton et al., 2005），透過休閒需求調查，提供適合的休閒活動及設施，盡可能滿足社區銀髮族的休閒興趣及需求。是以，因地制宜，滿足社區銀髮族的休閒需求，是必須推廣的觀念。

三、社會支持環境

係指銀髮族的社會支持需求可以被滿足的環境；而個體是生活在社會文化系絡下，並受到生態系統服務的照顧，因此，環境是無所不在的，且無時無刻提供人們需要的生存養分及文化涵養（Williams, 2006）。此外，社會支持環境亦強調來自家人、朋友、社區民眾、志工團體等他人的關心，透過友伴式的休閒參與機會，營造出銀髮族的身心健康。

四、個體環境

係指個體的身心必須保持健康狀態，並培養應有的休閒認知與態度。雖然在社會支持環境下，結構會提供個體健康需求滿足的環境，但當個體不重視自己的健康問題，縱使有再多醫療資源、健康促進的管道，還是無法預防疾病侵襲，以及身體、心智功能的退化，將無法移除健康不佳的阻礙因素，畢竟沒有健康的身體，就很難有快樂休閒的心情。

根據《老人福利法》第27條規定，政府主管機關應自行或結合民間資源，鼓勵老人組織社會團體，從事休閒活動，並設置休閒活動設施。《老人福利服務提供者資格要件及服務準則》第87條規定，休閒服務提供單位應結合專業人力，提供老人多元選擇之休閒活動，推廣老人休閒認知，提升休閒自覺，建立正確休閒態度。是以，面對上述的公共問題，政府有責任採取必要措施，確實做到跨部會的合作，或與民間通力進行，移除各類型的銀髮族休閒阻礙。畢竟，銀髮族休閒阻礙背後隱含著，健康關懷、經濟安全、工作機會、休閒教育、代間關係、休閒設施等跨領域之公共事務結合，僅靠單一政府部會的政策投入是不夠的，必須透過政府跨部會的努力，並整合民間資源，才能建構一個友善的銀髮族休閒環境。

參考文獻

中國時報（2014）。〈寂寞會殺人，早死率增14%〉，http://www.chinatimes.com/newspapers/20141215000385-260102

王國慶（2005）。〈我國老人福利政策的歷史制度論分析〉。《社區發展季刊》，109，52-66。

自由時報（2012）。〈政務委員薛承泰：人口老化 健保撐不到2025〉，http://news.ltn.com.tw/news/life/paper/619950

行政院主計總處（2014）。〈國情統計通報〉，第197號，http://www.dgbas.gov.tw/public/Data/4101162931YWQ0W6Y9.pdf

吳玉琴（2011）。〈臺灣老人福利百年軌跡——老人福利政策及措施之省思與展望〉。《社區發展季刊》，133，139-159。

吳老德（2010）。《高齡社會理論與策略》。新北市：新文京開發。

呂寶靜、李美玲、蔡明璋、吳淑瓊（2007）。《人口政策白皮書及實施計劃之研究》。行政院內政部委託計畫。

沈桂枝（2001）。〈活動型老人之社區參與行為與社會支持之相關研究〉。國立台北護理學院護理研究所碩士論文。

周芬姿、吳穌、陳嫣芬等著（2011）。《老人休閒活動設計與規劃》。台北市：華都文化事業。

侯東成（2000）。〈網絡處遇模式的初步建構〉，http://www.rnd.ncnu.edu.tw/hdcheng/swpractice/networktreatment.doc

國家教育研究院，http://terms.naer.edu.tw/detail/1306759/

張章淮（2013）。〈臺北市大安區高齡者社會支持與休閒參與之相關研究〉。國立臺灣師範大學運動休閒與餐旅管理研究所碩士論文。

張嘉倩譯（1999）。《活力久久》。台北市：天下遠見。

陳肇男（1999）。《老年三寶：老本、老伴與老友：臺灣老人生活狀況探討》。台北市：中央研究院經濟研究所。

陳肇男、徐慧娟、葉玲玲、朱僑麗、謝媽娉（2012）。《活躍老化：法規、政策與實務變革之臺灣經驗》。台北市：雙葉書廊。

陳麗光、鄭鈺靜、周昀臻、林珮瑾、陳麗辛、陳洳軒（2011）。〈成功老化的多元樣貌〉。《台灣老年論壇》，9，1-12。

傅仰止（2009）。〈獨樂樂不如眾樂樂？休閒的社會性與休閒滿意〉。《台灣社會學刊》，42，55-94。

黃俊勳（2001）。〈國中學生與犯罪少年社會支持與刺激忍受力之相關研究〉。國立彰化師範大學教育研究所碩士論文。

黃富順、楊國德（2011）。《高齡學》。台北市：五南。

黃源協（2000）。《社區照顧：台灣與英國經驗的檢視》。台北市：揚智文化。

蒲逸生（2005）。〈台北市國民中學籃球校隊參與動機與社會支持之研究〉。台北市立體育學院運動科學研究所碩士論文。

蘇維杉（2002）。〈現代休閒活動參與之社會學分析〉。《台東師院學報》，13，77-106。

Barker, R. L. (1991). *Social Work Dictionary*. Silver Spring, MD: NASW.

Cobb, S. (1979). *Social Support and Health Through the Life Course*. Illinois: Springfield.

Cobb, S. 1976. Social support as a moderator of life stress. *Psychosomatic Medicine, 38*(5), 300-314.

Cohen, S. & Wills, T. A. (1985). Stress, social support, and the buffering Hypothesis. *Psychological Bulletin, 98*(2), 310-357.

Coleman, D. & Iso-Ahola, S. E. (1993). Leisure and health: the role of social support and self-determination. *Journal of Leisure Research, 25*, 111-128.

Edginton, C. R., Hanson, C. J., Edginton, S. R. & Hudson, S. D. (2004). *Leisure Programming: A Service-Centered and Benefits Approach (4ed)*. U.S.A.: McGraw-Hill Companies.

House, J. S. (1981). *Work Stress and Social Support*. Massachusetts: Addison

Wesley.

Iso-Ahola, S. E. 1980. *The Social Psychology of Leisure and Recreation*. Iwoa: W. C. Brow Publishers.

Iso-Ahola, S. E., & Park, C. J. (1996). Leisure-related social support and self-determination as buffer of stress-illness relationship. *Journal of Leisure Research, 28*(3), 169-187.

Iwasaki, Y. & Mannell, R. C. (2000). Hierarchical dimensions of leisure stress coping. *Leisure Sciences, 22*, 163-181.

Lampinen, P., Heikkinen, R. L., Kauppinen, M., & Heikkinen, E. (2006). Activity as a predictor of mental well-being among older adults. *Aging and Mental Health, 10*(5), 454-466.

Lawton, M. P. (1994). Personality and affective correlates of leisure activity participation by older people. *Journal of Leisure Research, 26*(2), 138-157.

Lu, L. & Kao, S. F. & Hsieh, Y. H. (2011). Attitudes towards older people and mangers' intention to hire older workers: a Taiwanese study. *Educational Gerontology, 37*, 835-853.

Pred, A. (1983). Structuration and place: on the becoming of sense of place and structure of feeling. *Journal of the Theory of Social Behavior, 13*, 45-68.

Rowe, J. W. & Kahn, R. L. (1998). *Successful Aging*. New York: Dell.

Tinsley, H. E. A. & Tinsley, D. J. (1986). A theory of the attributes, benefits, and causes of leisure experience. *Leisure Sciences, 8*(1), 1-45.

Williams, D. R. (2006). Leisure, environment, and the quality of life. In: Jackson, E. L., ed. *Leisure and the Quality of Life: Impacts on Social, Economic and Cultural Development*, pp.146-163. Organizing Committee of 2006 Hangzhou World Leisure Expo. Hangzhou, China: Zhejiang University Press.

Chapter 10

新興仿生產業與保護生物多樣性

周鴻騰

Palmer（1998）在《21世紀的環境教育：理論、實踐、進展與前景》（*Environmental Education in the 21st Century: Theory, Practice, Progress and Promise*）以環境樹建構環境教育模式，其模式由經驗元素（empirical element）、倫理元素（ethical element）與美學元素（aesthetic element）交集而成。仿生學在在這三種元素之中是相互對應的，亦即仿生學符合環境教育強調的是要在真實環境中（in）進行教育、教育有關於（about）環境的知識、態度、技能，並且為（for）實踐永續環境而進行教育。

在環境教育領域，美國國家環境教育基金會（National Environmental Education Foundation, NEEF）認為仿生學符合環境教育三個要旨，強調的是要在真實環境中（in）進行教育、教育有關於（about）環境的知識、態度、技能，並且為（for）實踐永續環境而進行教育。同時能在許多不同的學科上進行結合，而整合最方便的之處便是環境科學（environmental science）或是環境保護（environmental protection）課程（NEEF, 2002）。NEEF更接受仿生學成為環境教育計畫的一部分，應用在既有環境教育課程中。仿生學可以作為學生學習有關環境的主題材料，甚至是提供了一種學習模式或是一個概念框架，來探索我們的自然界（NEEF, 2002）。

本章先從仿生學的概念與案例開始論述，以朝向仿生學的四個步驟（靜音、傾聽、共鳴、管家）為主軸，能發現其與環境教育目標內涵有密切的關係。雖然仿生學本質上是一種科技導向的解決方案，也實有必要找出深植在心中的生態意義，才能成長到對經驗知識的判斷，個人行為態度的建立，以及對自然的欣賞、尊重與謙虛。

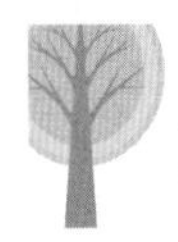

第一節　環境科學與仿生學的關係

一、環境科學研究的趨勢

從環境科學的角度來探討環境問題可概括分為兩方面：一為環境資源，二為環境汙染。資源的維續使得人與大地萬物可以長養生息；而汙染的產生則使得環境改變，重者造成生物傷害與生態破壞。環境資源與汙染雖呈正反兩面，但並非各自獨立，兩者息息相關。環境問題所帶來的衝擊，是有空間尺度並可依範圍大小來區分，可分為全球性、跨國性、區域性與近鄰性（林偉仁譯，2011）。Maczulak（2010）認為現代的環境工程學家的任務是投入研發新興環境科技，清理已經對這塊土地造成的破壞，應用自然資源循環再利用方式，開發綠色科技等以保護地球為數不多的自然資源。

我國環境工程與管理的發展，亦與國際的趨勢相符，國內由早期民國60年代之自來水、汙水處理，到70年代增加河川汙染整治、垃圾處理，80年代增加環境影響評估、空氣及噪音汙染防制業務，90年代增加土壤及地下水汙染整治、毒性物質管制等。未來之環境保護工作將由傳統的管末處理，朝向預防性的清潔生產、節能減碳、資源回收、綠色能源、資源循環零排放、生態社區等發展方向（林鴻祺、陳吉宏、江東法、劉恒昌，2010；張祖恩、鄭嵐，2011）。

例如：目前符合趨勢潮流的綠領員工應該具備的專業包括：環保顧問、植物環境系統工程師、綠色建築物建築師、太陽能建築物建築師、太陽能與風能工程師、綠色載具工程師、有機農戶、環保律師、綠能教師、綠色科技工程師，也可以是綠色產業的銷售人員，目前綠領的趨勢已經擴散到全世界，以前環保人士只是受人尊敬而已，然而綠領員工他們是一群有能力為企業創造利潤的專業工作者，更能夠將其專業成為自己永久的工作生涯。

二、國際仿生學在環境領域的研究趨勢

許多有識之士重新發掘已被淡忘的仿生智慧。我們的祖先本來就崇敬大自然，並向其學習和尋求靈感、與大自然和諧共處、也改善了人類生活上的便利，這也促進了仿生學的誕生與發展。仿生學是藉由模擬大自然的原理、生物的形態、色彩、構造、生物機制，來解決生活所遇到的問題。模仿生物特性或是學習生態系的運作，以永續為出發點，發展出兼具經濟發展價值與環境永續的產品設計。由於永續經營的趨勢和新興企業對奈米科技的需求，師法自然仿生學又逐漸被倚重，仿生學的經典案例不斷為我們帶來靈感（陳楚驤，2005）。

分別主持仿生學3.8研究所（Biomimicry 3.8 Institute）和零排放研究創新基金會（Zero Emissions Research Initiatives, ZERI）的Janine Benyus和Gunter Pauli指出：「自然界的生物應用非常巧妙的設計、非常環保的化學物質以及非常精巧的材料和能源方案，來解決各自生存所需。大自然中生物就是利用這些方法，成功地解決了清潔能源問題和廢物再利用及循環利用的問題，這代表著仿生學的時代已經來臨了。」（UNEP, 2008）。

Maczulak（2010）介紹眾多有關仿生學及生態設計的案例在環境工程的應用。她指出雖然工程的項目十分繁雜，但未來幾乎所有環工技術均必須順應的大自然規律，以及必定從大自然「少即是多」的哲學中獲得靈感，表現出自然系統的簡單性，並指出環境工程已朝向設

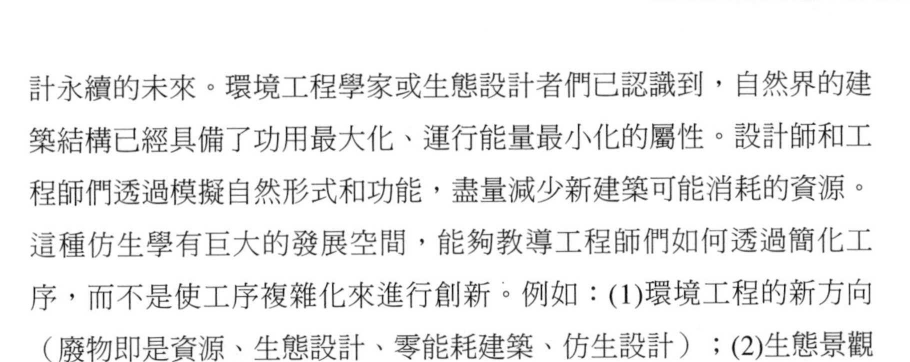

計永續的未來。環境工程學家或生態設計者們已認識到，自然界的建築結構已經具備了功用最大化、運行能量最小化的屬性。設計師和工程師們透過模擬自然形式和功能，盡量減少新建築可能消耗的資源。這種仿生學有巨大的發展空間，能夠教導工程師們如何透過簡化工序，而不是使工序複雜化來進行創新。例如：(1)環境工程的新方向（廢物即是資源、生態設計、零能耗建築、仿生設計）；(2)生態景觀設計（順應自然的景觀設計、生態建築學、雨水收集、人行道和行車道景觀設計技巧）；(3)永續汙水處理（能量與水的連結、汙水中的能量、厭氧消化池、灰水回用、生態廢水處理）等。

Birkeland（2012）認為現在模仿生物的仿生學（biomimicry, biomimetics, bionics），以及模仿生態系統的工業生態學（industrial ecology）、生態設計學（ecological design）與樸門永續設計（permaculture design）等，皆是朝向永續發展的永續設計（sustainable design）。例如：景觀與建築設計界的生態設計學者認為若與大自然為伴，將能降低生態衝擊。不僅需要專家投入，也需要整個社區的參與，有效的設計會提供我們持續學習及參與的機會，進而改變我們對大自然的看法（郭彥銘譯，2009）。農業界的樸門永續設計提倡以大自然為師的農耕法，仿自然生態系統中各種植物齊集一堂的種植法。尊重生態原理，仔細觀察自然界的能量流動模式，因而發展出高效率的系統（Mollison & Holmgren, 1978）。聯合國大學（UNU）推動的零排放（zero emissions）與行政院環保署推動零廢棄（zero waste）的概念內涵相雷同，皆是仿效生態系統的物質循環，使廢棄物都能成為可再利用的原料。

行政院國家科學委員會（現升格為科技部）也看到這股國際上的研究趨勢，自101年度生物處生物科學學門除了有「生物生化及分子生物」、「動物」及「植物」等三個學科外，再增加一新學科「仿生學」（學門代碼B2010I0）。認為仿生學的研究成果不僅具學術價值，更可廣為應用於醫學、農學、工程以及環境保護上（行政院科技部，2011）。

三、仿生學是朝向永續性與保護生物多樣性的教育途徑之一

環境教育家David W. Orr（1992）指出，永續性與設計是有關係的，而且可以分為兩種不同的取向，分別稱為技術永續性以及生態永續性。兩者雖然都在回應環境危機，細節上卻相當不同。技術永續性是透過高層次國際協議與複雜的管理技巧，透過專家干預的方式來解決全球環境問題。相形之下，生態永續性的觀點在我們身陷麻煩之前找出解決方法，我們必須重新思考農業、居住、能源使用、都市設計、交通、經濟、社群模式、資源使用、森林保護、重視荒野以及我們的核心價值等。這兩種取向在重點處有所重疊，包含對於全球環境危機程度的體認，但對於永續社會卻有迥異的願景。

David W. Orr從許多層面來看，環境危機便是設計危機，因此環境與設計是相互關係的。因為那是事物建造、營建建築與土地使用的後果。我們把設計運用在小部分的人類利益上，卻忽視設計與人類之間的關係。這類短視近利的設計，無可避免的會降低自然環境的品質，更進一步則會傷害我們的健康。都市規劃者、工程師與其他設計專業人士，全墮入需要鉅額能源與資源耗費的標準化解決方案的窠臼中。這類標準化模式是立即可用的處方，大眾未經思慮便廣泛採用複製，其成果可稱之為傻瓜設計，未曾考量人類社會或生態系健康的設計，更遑論能達成真正創造地方感的先決條件。

而生態永續性的特色之一即是觀察與吸收大自然的設計。大自然不僅是資源的提供者，更是面對設計問題最佳的解決模式，而方法在於重新設計生活周圍的各項產品、建築、景觀，以及重視的程度、社區的自立、傳統知識、大自然的智慧等。而這些再設計需要從常民生活的脈絡裡，建立永續文化的各項設計細節。生態設計學家Sim Van der Ryn（2009）認為過去十年來已有多種發聲管道，其中之一即為Janine Benyus的《人類的出路：探尋生物模擬的奧妙》（*Biomimicry: Innovation Inspired by Nature*）及生物模擬資料庫（http://database.biomimicry.org），仿生學已成為人造環境、技術與社會組織所喜愛沿用的隱喻、模型與指標。仿生學吸引人的地方，是因為人類科學技術發展出現難題時，人類重回到大自然中去找答案。然後再發展仿生科技產品的同時要兼顧保護生物多樣性與保護環境的能力。

在仿生學的跨學科領域，Benyus成立的仿生學3.8研究所，其所規劃的K-12仿生學課程有進行相關的授課。其仿生教育家培訓班旨在鼓勵參與者和他們的學生，以共同合作學習的方式學習仿生學的原理，自覺地將仿生學融入永續設計中使得永續發展得以實現。該班主要滿足K-12、大學和非正規教育的教育需求，提供仿生學的基本原理，介紹了生命的規則，並與各種年齡層學生共享仿生學的資料。實際參與這個課程者將學習本地的植物、動物和生態系統，同時探索潮汐海灣、河流和森林等。等到這些參與者回家後試圖將仿生學教育融入自己的課程和方案，而其配套資源工具包也可供參與者使用（Biomimicry Institute, 2012）。

總言之，如果大學生要具備未來環境公民應有的解決環境問題的能力，那麼，對一個環境問題採取多元解決方案是值得學生去思考的課題。因為環境科學、環境教育乃至於仿生學共同的本質就是在學習如何解決環境問題並朝向永續發展。而仿生學案例可以反映人類解決問題的歷程，是提供學生學習如何面對未來環境挑戰的最佳素材之一。因此適當地將仿生學案例在環境科學中探討，應具有良好的問題解決的啟發作用。

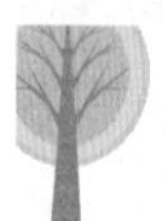

第二節　仿生學的發源與基本概念

一、仿生學的發源與現代趨勢

雖然人類自古以來就不斷模仿自然，但「仿生學」這個名詞始於1960年代。1958年在美國俄亥俄州召開了有史以來第一屆仿生討論會，美國空軍軍官Jack E. Steele少校首創仿生學（bionics）一詞，bionics專指工程上的仿生，特別是仿生機械。專門研究模仿生物系統的方式，或是以具有生物系統特徵的方式，或是類似於生物系統方式工作的系統科學（李淑貞，2003；林沛群，2009）。

仿生學的研究內容隨著現代科學技術的發展而不斷得到豐富和發展，在電子仿生、機械仿生、建築仿生、信息仿生等方面都取得了很大的成果。1991年由美國空軍科學研究處再提出仿生學（biomimetics），其目的是尋求生物學為材料設計和處理提供幫助，biomimetics漸漸就取代原本bionics的意涵，泛指所有「功能」上的仿生。從bionics到biomimetics是對仿生學的進一步深入探究，包括材料科學、生物力學、工程學、分子生物學、生物化學、物理學等仿生學科，其研究內容相當豐富。但不論是bionics或是biomimetics一詞，在當代都無任何「環境保護或保護生物多樣性」意涵（張雨青譯，

2013；陳玉娥譯，2014）。

而biomimicry一詞出現較晚，是由仿學生家兼科技報導作家Janine Benyus所提出。1997年《人類的出路：探尋生物模擬的奧妙》一書中，她明確指出「環境保護與永續發展」的概念應該要成為任何形式「仿生學」的基本先決條件。應用生態標準來判斷人類創新的合理性，更強調人類不只是從自然世界索取什麼，而是應向自然學習什麼。在此之後，biomimicry一詞即有著綠色科技（green technology）的意含存在。也是因為如此，biomimicry獲得現代大眾的共鳴，才使得仿生學愈來愈獲得科學與科技界的重視（張雨青譯，2013；陳玉娥譯，2014；Biomimicry Institute, 2012）。

二、仿生學的概念

動物或植物保護自己的方法，包括：(1)形態上發展與背景環境相似，形成保護色或是偽裝，可避免被天敵發現。有些動物的體色鮮豔且明顯形成警戒色，甚至有些動物的形態和體色擬態（mimicry）皆與某種生物相似，可恫嚇天敵而不被捕食；(2)生理上發展出尖刺突起、皮毛、種子、硬殼，或是釋放有毒物質；(3)行為上發展出躲藏（hide）。在相同環境下，有的個人在相互競爭中體能很強就生存下來了，有的則採取偽裝、擬態或共生以適應當時的環境、繁殖更多的後代，動物的體能和智能就會遺傳下去，在種群中取得優勢（Campbell & Reece, 2005）。

仿生學的主要概念是觀察、研究和模擬自然界生物各種各樣的特殊本領，包括形態、顏色、功能、結構、行為對自然界存在的生物與生態系進行模仿，諸如：(1)生物的形態特徵（遺傳的性狀、內部構造、外表色彩、外殼肌理形態結構）；(2)行為模式（生物機制、攻擊方式、社會組織、群體生活）；(3)生命週期（成長過程、變態過程、冬眠方式）等進行研究與創新；(4)生態系統中透過食物鏈傳遞的能量流動（食物金字塔）與物質循環（碳氮磷硫循環、水循環）（張雨青譯，2013；陳玉娥譯，2014）。

模仿生物的取徑如**圖10-1**所示，例如：「外表形態取向模仿」主要是對生物的外部形態特徵進行分析，然後將這些含有特殊意義的造型應用到其仿生學改造的活動之中。「顏色變色取向模仿」主要是動物或植物身上的顏色是不斷適應自然惡劣環境演化而來的。「結構功能取向模仿」主要是從生物某行為、動作等所產生的功能進行模仿。「運動行為取向模仿」提供了人類於動力推進領域不同的想法（丑宛茹，2013；房瓚、蘇嘉弘、蔡偉博，2005）。

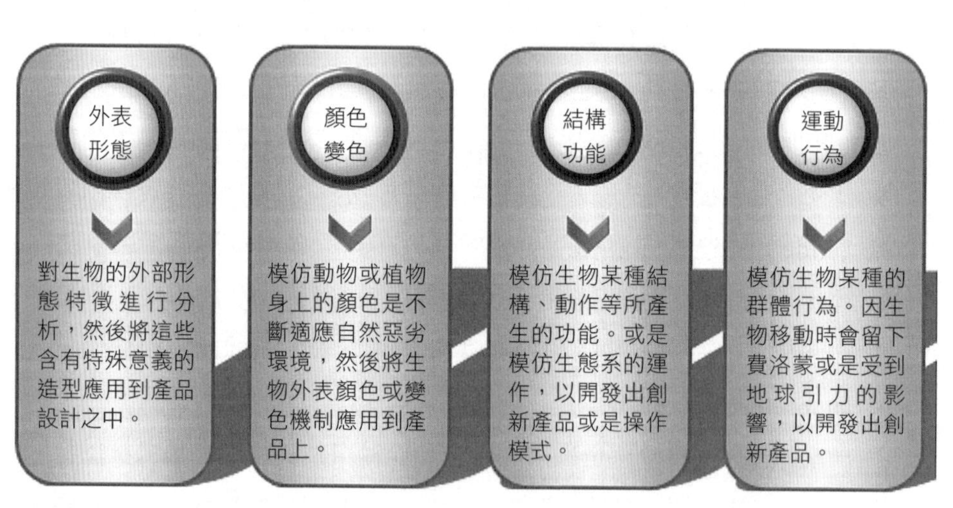

圖10-1　仿生學模仿的取徑

資料來源：周鴻騰整理。

三、仿生學的案例

英國巴斯大學（University of Bath）與瑞丁大學（University of Reading）大學特別成立了仿生研究中心（The Centre for Biomimetics）從事仿生設計產品之開發與研究，並於該系網站展出許多研究成果。美國史丹佛大學（Stanford University）、麻省理工學院（MIT）、哈佛大學（Harvard University）、佛羅里達州立大學（Florida State University）、波士頓大學（Boston University）等名校，也都在機械、材料、物理、生物甚至電腦系裡專門開設了「仿生學」課程，其網站亦提供豐富的仿生學案例。這些模仿對象例如：鷹眼、芒刺、鷗翼、蜂窩、昆蟲複眼、吸盤機制、蓮花效應、蜘蛛絲柔韌性、蛋白質纖維、松果鱗片構造、蝙蝠回聲定位等（張雨青譯，2013；陳玉娥譯，2014）。

Biomimicry Institute（2012）在其網站提到許多仿生學案例並將其分門別類，包括：農業（agriculture）、建築（architecture）、氣候變遷（climate change）、能源（energy）、能源效率（energy efficiency）、人類安全（human safety）、工業設計（industrial design）、醫藥（medicine）、天然清潔（natural cleaning）、交通運輸（transportation）等類別。

這些有趣的仿生實例，如**圖**10-2到**圖**10-4、**表**10-1所示，包括：模仿翠鳥流線型的鳥喙，讓日本工程人員們有效地降低新幹線列車高速行駛於狹窄車道時的噪音問題。模仿白蟻蟻穴藉自然氣流有效調節溫度的概念，為低耗能綠建築帶來了新的革命。模仿蓮花出淤泥而不染，歸功於其蓮葉表面奈米級的疏水性含蠟絨毛，替自潔防汙的建築外牆、汽車烤漆或消費性電子產品捎來商機，以減少水資源的使用而

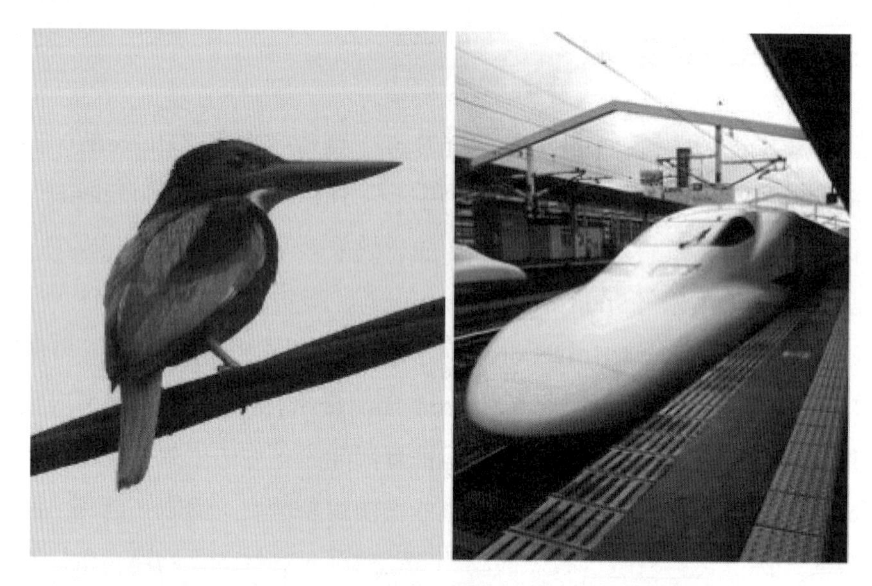

圖10-2　翠鳥流線型的鳥喙與日本新幹線列車車頭

資料來源：Biomimicry Institute仿生學案例，http//biomimicry.net/about/biomimicry/case-examples/

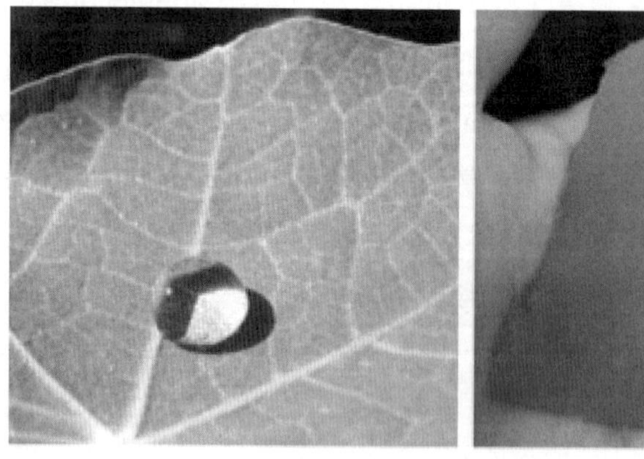

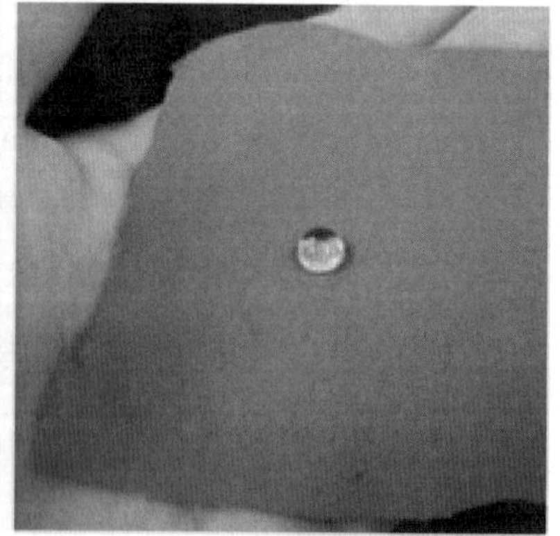

圖10-3　蓮葉表面奈米現象與防汙的奈米塗料

資料來源：Biomimicry Institute仿生學案例，http：//biomimicry.net/about/biomimicry/case-examples/

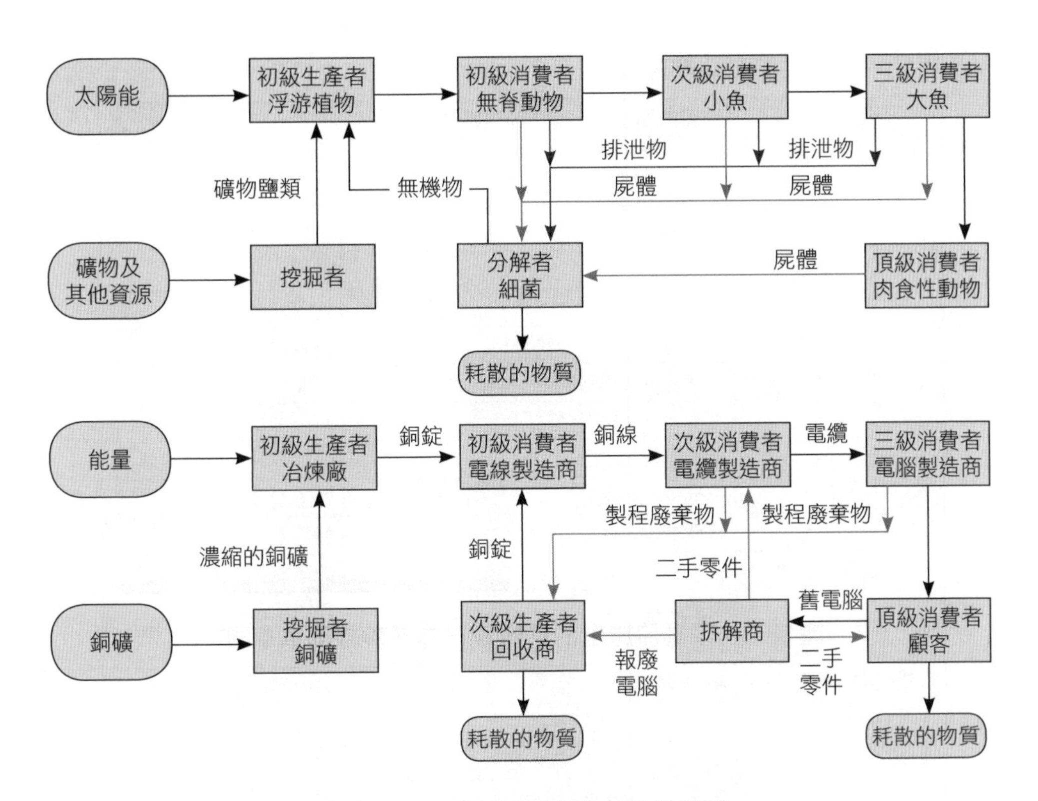

圖10-4　二級食物鏈與工業生態學

資料來源：劉國忠（2010）。〈產業生態鏈趨勢與實務〉。《中工高雄會刊》，18(2)，10-24。

能自我潔淨。探究樹葉的排列方式，利用最少的材料來改良大劇院的構造，也能達到堅實的結構。模仿超級強韌的蜘蛛絲，織出防彈背心或是高強度繩索與醫用縫線。探索藻類的光合作用，發明天然的葉綠素電池等等。自20世紀1960年代起，隨著仿生學的建立，仿生設計進入了新的階段，由此也掀開仿生發明的新篇章。

Zari（2010）更認為仿生學是減緩氣候變遷或適應氣候變化影響的一種手段。他將不同的仿生思考與設計進行了討論和分類，以及用

表10-1　仿生學案例整理表

模仿對象		學習內涵	應用領域	效果
生物	翠鳥鳥喙	降低阻力	動力	降低能源消耗
	箱魚	降低阻力	動力	降低能源消耗
	鯊魚表皮	降低阻力	動力	速度提升
	海豚皮膚	降低阻力	動力	速度提升
	鮪魚	降低阻力	動力	速度提升
	蜘蛛絲	結構組成	材料特性	高彈性、高韌性
	貝類珍珠層	結構組成	材料特性	高韌性
	馬腿骨	結構組成	材料特性	抗壓性高
	企鵝	推進原理	動力	效率提升、躲避偵測
	烏賊	推進原理	動力	速度提升
	蜻蜓翅痣	減低振動	動力	穩定度提升
	魚類尾鰭	施力原理	動力	效率提升、躲避偵測
	長頸鹿	調節原理	動力	壓力恆定
	蓮葉表面	自潔作用	表面處理	減少水資源的使用
	壁虎腳掌	施力原理	黏合技術	易裝卸、承重力高
	響尾蛇	紅外線	定位辨識	夜視、溫度感測
	蝙蝠	超音波	定位辨識	精確定位
	向日葵	向光性	建築科技	節省能源
	蜂窩	幾何特性	建築科技	強度、空間利用提升、高抗壓性
	白蟻蟻窩	溫度調節	建築科技	節省能源
生態系	生態系統的過程	能量流動與物質循環的運作過程	太陽能、再生能源發電、工業生態學、生態設計，綠色化學，能整合於建築設計	以減少能資源的使用、減少溫室氣體排放、減少生態系統的干擾
	生態系統的功能	生態系統自我調節、回復力的功能	屋頂綠化、垂直農場、主動式太陽能設計、海綿城市、雨水收集、灰色／黑水回收利用、城市森林、野生動物走廊與綠帶、城市永續農業、魚菜共生系統	以減少能資源的使用、減少溫室氣體排放、減少生態系統的干擾、讓人類能更能夠適應氣候變遷

資料來源：作者整理自Biomimicry Institute (2012) 仿生學案例；Zari (2010). Biomimetic design for climate change adaptation and mitigation. *Architectural Science Review, 53*(2), 172-183.

一系列例子來說明每種方法的優點和缺點。徹底瞭解生物學、生態學、建築設計的結合，創造有助於人類社會的健康的建築環境，同時增加正常的大自然碳循環運作。因此，仿生學在因應氣候變化最能於建築環境中體現。

例如：建築環境模擬生態系統過程（ecosystem process）以減少能資源的使用、減少溫室氣體排放、減少生態系統的干擾。這些策略包括：主動和被動式太陽能設計、可再生能源發電、工業生態學、從搖籃到搖籃的設計、樸門永續農業、生態設計，綠色化學、生命週期分析、碳中和策略、自願行為改變技術、分布式能源發電等。

又如：建築環境模擬生態系統功能（ecosystem functions）以減少溫室氣體的排放、減少廢物產生和減少生態系統的干擾、增加與維持生物多樣性、增加生態系統彈性，讓人類能更能夠適應氣候變遷。這些策略包括：屋頂綠化、垂直農場、分解、回收和再利用設計，可再生能源發電、主動式太陽能設計、雨水收集、灰色／黑色水回收利用、在建築結構中的碳儲存、城市森林、高承載高透水的多孔鋪路面（海綿城市）（彭振聲、林士斌、余世凱，2016）、植物修復和生物修復與過濾技術、堆肥技術、從搖籃到搖籃的設計、回收與再利用技術、野生動物走廊與綠帶、城市永續農業等。

Benyus歸納自然界有以下的特質以作為設計的基礎（Benyus, 1997）：(1)大自然的運轉有賴太陽能；(2)大自然只取所需的能源，不會浪費能源與物質；(3)大自然以形式成就功能；(4)大自然的循環生生不息；(5)大自然讓生物之間相互合作能得到利益；(6)大自然範圍內的生命是多樣性的且有助於生存；(7)大自然範圍內的各種生物都各司其職；(8)大自然會自動抑制過度發展；(9)大自然擁有栓住極限的力量。

Benyus更指出生命過程的特徵是仿生設計的基礎，他更具體的歸納出來大自然造物的十二條特徵包括（Benyus, 1997）：(1)自我組裝：許多生物的結構與材質，大自然中的各種生物是在常溫常壓下自然組裝上去；(2)植物用二氧化碳作為原料：植物利用二氧化碳行光合作用製造養分；(3)太陽能轉換：細菌可利用太陽的能量；(4)完美體形：生物長時間不斷的演化，所產出來適應特定環境的形狀；(5)從空氣中取水：某些昆蟲可以直接從霧氣中抓取水；(6)無需鑽井的採礦：微生物可以從水中直接提煉金屬；(7)綠色化學：蜘蛛強韌的絲，是生物體內的化學成分所產生；(8)定時的自分解：生物產生的絲線與材質可以在一定時間後自動分解；(9)自我痊癒：在乾燥的狀態中保持良好狀態，應用於不需冷藏的疫苗；(10)敏捷過人的感官與反應：1平方公里約有8,000萬隻蝗蟲，可是都不會相撞；(11)生生不息：在利用地球時同時提高地球的生產力；(12)創造適宜自身繁衍的環境：生物為自己創造適合生存的環境。這些永續原則成為仿生設計的指導原則。如果我們的工業和人工自然環境按照這些原則來設計，就能為地球上的生命共同體進行高效率與高效能的生產。因此，如要以仿生途徑當作解決方案來面對在地或全球環境問題，那麼仿生科技並不全然為了經濟發展，而是從經濟成長為主轉移到一個基於永續發展的思維（Benyus, 1997）。

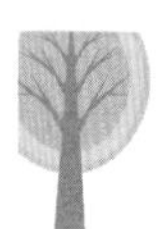

第三節　新興仿生學產業示例

一、魚菜共生農產系統

仿效「生態系統的運作」將廢棄物轉成食物。「桑基魚塘」是廣東省珠江三角洲一種獨具地方特色的農業生產形式。因其生產上形成良性的循環而出名。「桑基魚塘」的生產方式是：蠶糞餵養魚、塘泥肥沃桑樹，栽植桑樹養蠶，三者有機結合形成桑、蠶、魚、泥互依互賴的良性循環。不僅避免了窪地水澇之患，還營造了十分理想的生態環境，也得到理想的經濟效益，同時減少了環境汙染（**圖10-5**）。「魚菜共生」（aquaponics）是桑基魚塘現代版本，也是一種新型的複合型耕作體系。基本原理就是在水族箱的上層種菜，下層養魚，魚的排泄物可以成為蔬菜的養分，經過過濾之後，乾淨的水又回到魚池中。讓動物、植物、微生物三者之間達到一種和諧的生態平衡關係，是一種循環無棄物且低碳的生產模式（生活、生產、生態）。

另有一例亦是仿效生態系統的循環，用咖啡渣種養菇類。植物和蔬果（植物界）在採收完剩的殘留部分，可以為雞、鴨、豬、魚（動物界）的飼料，菌菇（菌菇界）則把稻草等農業廢料轉變成為動物補充蛋白質的食物，細菌（原核生物界）也會把肥料轉變成原生生物界的生長培養基。香港中文大學蕈類權威張樹庭教授於1990年證實咖啡廢料是栽種菇類的理想基底。咖啡和橡木一樣都是屬於硬木，咖啡渣可以用來栽種杏鮑菇、香菇與高價位的靈芝。咖啡豆收成後，萃取過的咖啡渣總是當垃圾丟棄，但這些含咖啡因的物質正好適合種菇類，種完菇類的物質富含氨基酸，則可以被人類食用或買賣，而沒有咖啡因的咖啡渣可拿來餵養豬雞，讓資源效益最大化（洪慧芳譯，2010）。

二、甲蟲空中集水器

模仿非洲南部的納米比沙漠的「Stenocara甲蟲」而研發的「甲蟲集水器」收集空氣中的水（原創於英國QinetiQ公司，現台灣已有

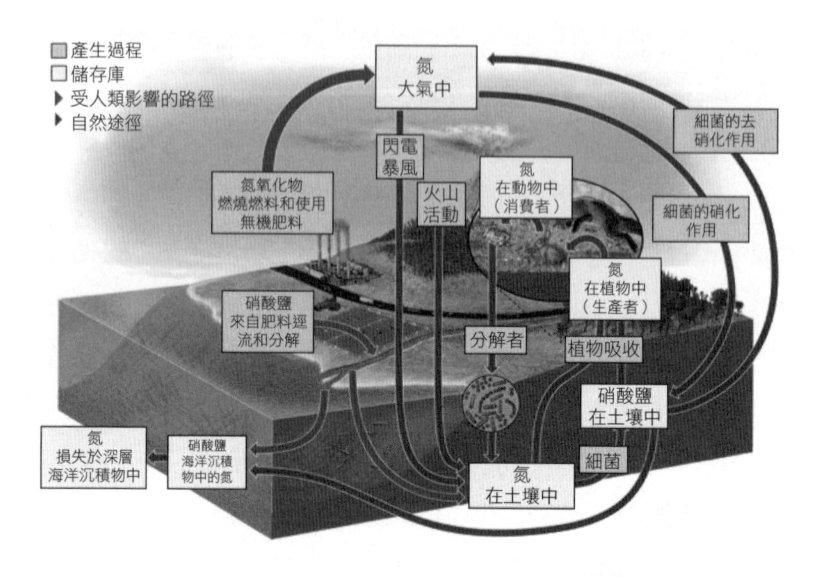

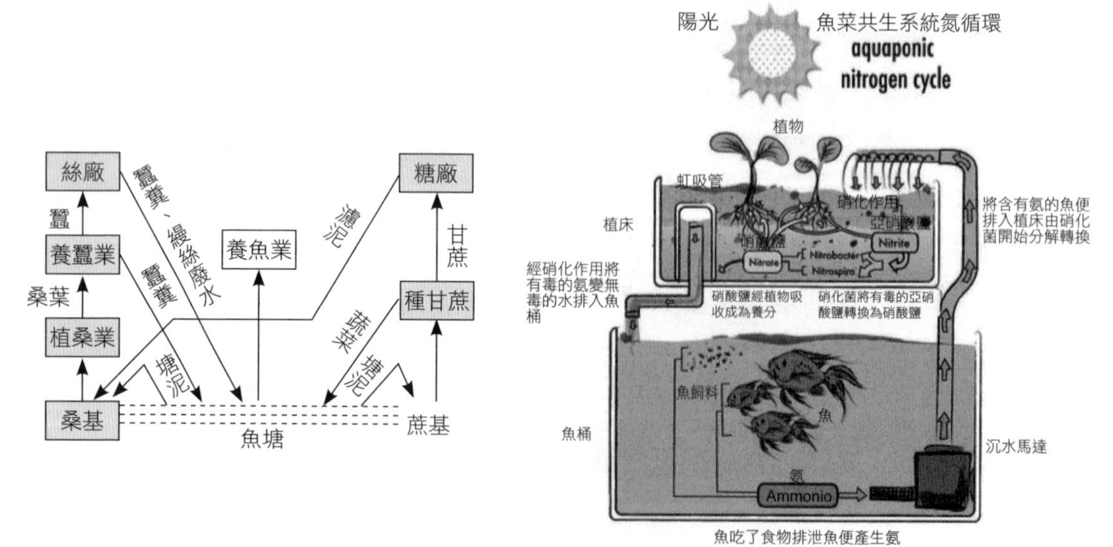

圖10-5　「模仿生態循環的二級食物鏈的桑基魚塘農業系統」（或現今之魚菜共生系統）融入農業生產糧食議題

資料來源：http://aplifefarm.weebly.com/397703375620849299832017132057.html

甲蟲集水器與捕霧網專利產品）（**圖10-6**）。英國科學家Parker和Lawrence長期觀察甲蟲鞘翅表面的構造。在顯微鏡下覆蓋著鞘翅的一列列凸起物顯得更清晰，背部的凸起物看起來十分光滑，而在邊緣和低窪處與荷葉或蓮葉的自潔效應功能十分類似，讓露珠在上面一下子就會滾落。當充滿水氣的強風來臨時，沙漠甲蟲鼓起翅膀讓風中的霧氣吹拂過甲蟲的翅膀，小小的露珠便附著在仿生學背部的小凸塊上面。等到這些露珠愈長愈大，大到表面張力再也不能阻止露珠流動時，露珠就會滾落下來，順勢在甲蟲鞘翅表面的凹槽中流動，順著落入甲蟲的口器之中。每一隻甲蟲可以利用這個方式收集到自己身體重量40%的水。

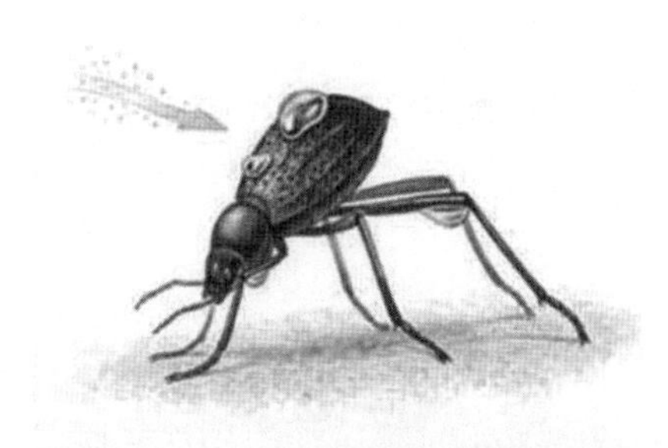

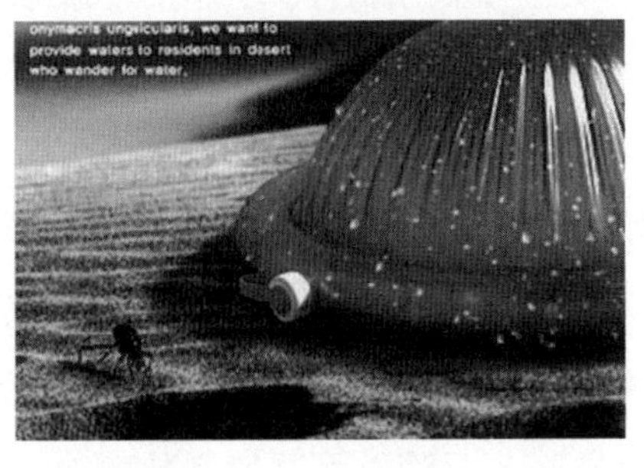

圖10-6　「沙漠甲蟲與空中集水器」融入水資源解決方案

資料來源：整理自Biomimicry Institute仿生學案例，http://biomimicry.net/about/biomimicry/case-examples/

Pak Kitae設計師利用同樣的原理，為了缺少飲用水的國家設計了一個集水器，居民只要在傍晚把這個集水器放在室外，經由晚上的低氣溫加速水凝結的速度。到了早上，就可以有乾淨的水可以喝了。在白天集水器也可以當作舀水的器具。此外，有露宿戶外經驗的人都知道，即使沒有下雨，藉由帳棚或是光滑防潑水的材料，就可蒐集夜間到清晨因溫差形成的凝結的露珠。捕霧網（fog net）組成的集水系統，其靈感來自納米比亞沙漠甲蟲等沙漠動植物的收集水方式。這些以擷取露水為目標的技術，可應用於晴朗但高濕度季節的農業灌溉，靠著精密的開源與節流，減少對水庫及降雨的依賴（洪慧芳譯，2010）。

三、白蟻與斑馬仿生建築

(一)模仿白蟻窩

近代人造建築物不透水、通風不良、節能設計不當等都會造成能源浪費與都市熱島效應。如何讓房子不用冷、暖氣就能維持室內的空氣清新？如何營造舒適的通風環境，不會讓人處於有利細菌和微生物繁殖的空間，減少病毒互相傳染風險？

1950年代末期，瑞典建築師Bengt Warne觀察白蟻，並公開發表氣流圖，但當時尚未應用到建築物中。後來有一位聰明的建築師Anders Nyquist發明了一套數學公式，把Warne的見解寫進模式後，大大超越了現有的自動控溫系統。不管外面環境多熱多冷，白蟻窩都能終年保持攝氏26度、濕度61度。白蟻調適氣候變化的方式相當類似溫室的耕作系統。白蟻知道熱空氣會往上流動，經過百萬年的演化後，學會建造通道與煙道來控制空氣流通。白蟻穴構造是由無數細小的地下隧道來連接周遭環境，運作原理和「煙囪效應」非常相似（洪慧芳譯，2010）（**圖10-7**）。

當氣溫變暖時，熱空氣上升和下方的蟻穴產生壓力差，然後外頭的空氣自然而然就會流入巢內平衡氣壓。因為蟻穴位於深層土壤的關係，溫度不會產生劇烈變動，並且透過氣流平衡，外部的溫度與濕度會決定流進蟻穴的空氣中保留多少水分。所以白蟻能打造出有空調的基礎建設，只要改變通道與煙道的顏色、寬度、長度或高度，就能維

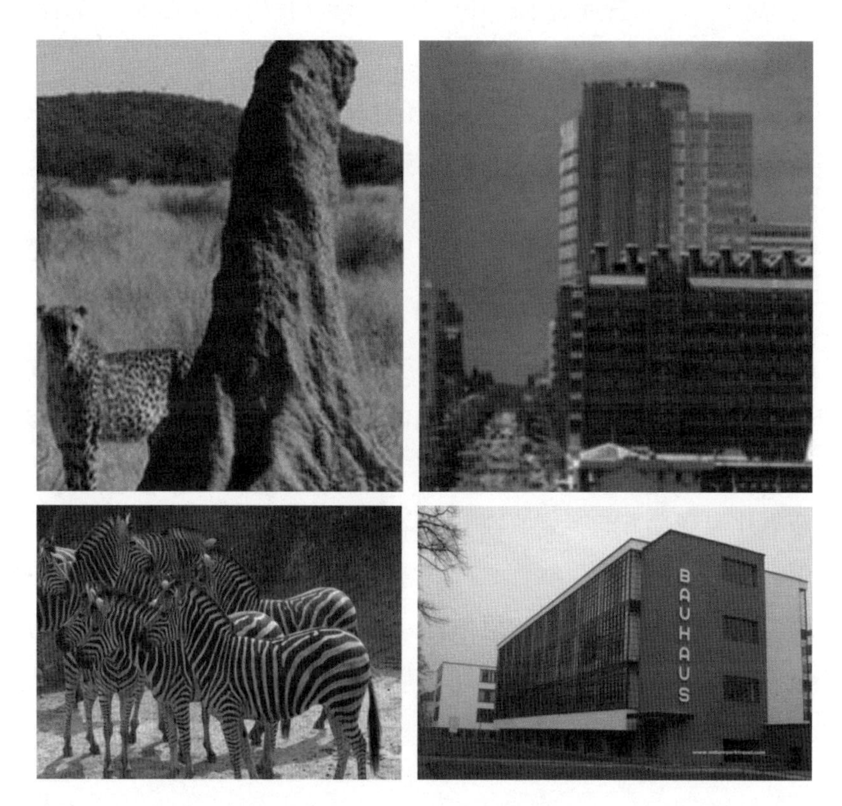

圖10-7「模仿白蟻窩與斑馬黑白條紋的建築設計」融入能源解決方案

資料來源：http://ben.biomimicry.net/category/examples; http://openbuildings.com/buildings/bauhaus-profile-2572

持氣流品質，隨時維持蟻窩的溫濕度。

1980年代末期英國奧雅納工程團隊（Arup）興建世界上第一座模仿蟻穴興建的多層建築，就位於辛巴威的首都哈拉雷（Harare）。十層樓高的東門購物與辦公中心（Eastgate Shopping and Office Centre），是由靠自然氣流調節室內溫度的創新系統，完全不需要電來驅動中央空調系統。因為騰出樓層間原本用來安裝輸送風的管線空間，總面積相當於同一棟樓裡多出了一層樓，節省了投資成本（節省了350萬美元）和營運費用的10～15%。瑞典提姆拉（Timrå）的拉格堡學校（Laggarberg School），則是除了根據Anders Nyquist的設計、白蟻窩的原理，還有歷代古文明在不耗能源、不用化學物質隔熱，並維持室內空氣乾淨的前提下，就能達到保暖或涼爽的建築設計（通風節能）。

(二)模仿斑馬黑白條紋

另外尚有斑馬黑白條紋的啟示，斑馬的黑白條紋交互作用會產生氣流，讓身體表面的溫度降低攝氏10度。因為白色會反射太陽輻射熱而降溫；黑色會吸收太陽輻射熱能提高表面的溫度。所以，白條上方的空氣比黑條上方的空氣涼爽。黑條紋上的熱氣上升，和白條上的高氣壓形成壓力差而產生氣流。有了這種設計，就不需要機械通風系統來降低表面溫度。不使用化學物質、不必消耗能源，靠黑白相間的形成壓力差產生氣流就能降低溫度，節省20%的能源消耗（散溫節能）（洪慧芳譯，2010）。

四、咖啡渣種植香菇系統

仿效「生態系統的運作」將「咖啡渣或茶渣種養菇類」（原創於香港張樹庭教授等人，現台灣在清潔隊或民間企業與環保團體已有案例）（**圖10-8**）。目前栽種菇類的方式需要大量的橡木作為生長培養基，為了因應需求，農人必須砍伐橡木並且切塊來製成栽種香菇的優質基底，當需求量急速增加，導致世界各地橡樹林遭到過度砍伐。多

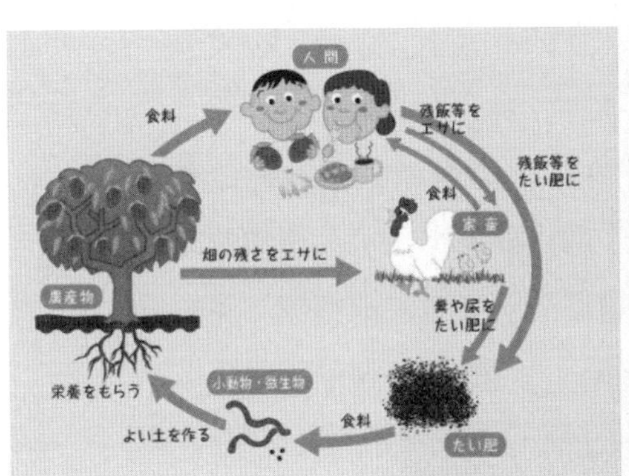

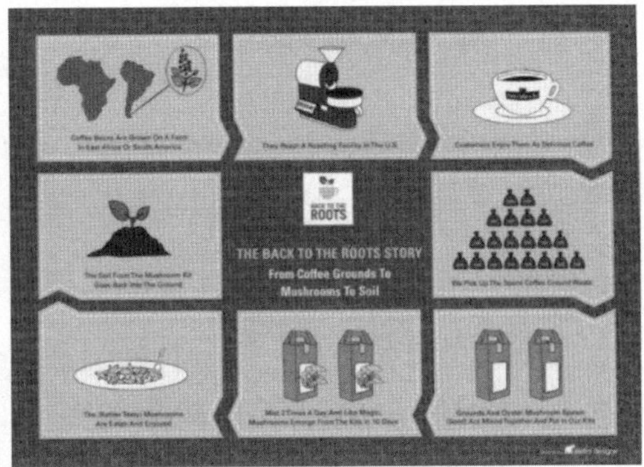

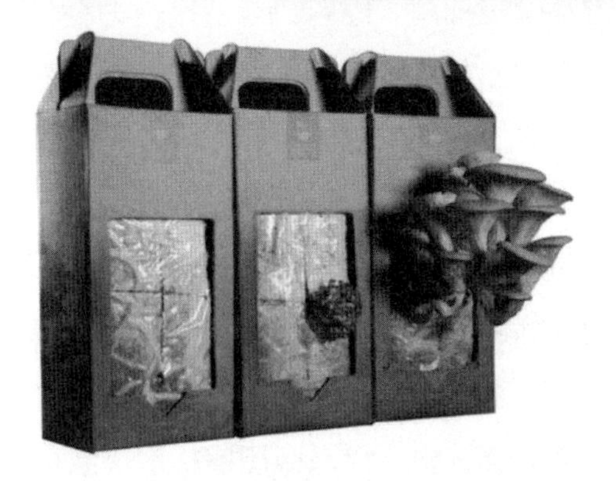

圖10-8　咖啡渣或茶渣種養菇類

資料來源：Gunter Pauli (2010); Zero Emissions Research Initiatives http://www.zeri.org/ZERI/Case_Studies.html

數的農業生產也製造出過量的廢棄物，我們只採收果實，其他的都被當成廢棄物焚燒，或任憑其腐化。每當我們不知道該如何處理廢棄物時，就是將其「丟棄」，和這自然生態系統運作的方是恰恰相反。

由於生態系中的生物具有生產者、消費者、分解者、轉變者四種角色，所以生態系可以獨立進行能量的取得與傳遞過程。無機物經光合作用被合成有機物，有機物被分解回歸到非生物環境，這種營養因子在環境中週而復始的傳遞與循環。

五、綠藻減碳系統

仿效「螺旋藻行光合作用」應用在「火力發電廠」，將二氧化碳轉換成食物或生質燃料。藻類早在十億年前就出現了，藻類並非植物而是屬於原生生物界，這些單細胞物種最先發展出細胞核。藻類只需要二氧化碳、水、養分和陽光就能存活，能生存於湖泊、海洋、河川等水域。行光合作用的效率佳，比甘蔗的成長速度還快十倍，產出與繁殖的速度都媲美細菌。巴西只有五座火力發電廠（美國有三千座），火力發電廠因而都有貯水池，在這些貯水池裡培育藻類，把無生產力的廢水池變成減少二氧化碳、補充養分、生產低成本與可再生的生質系統。

台電綜合研究所在大林火力發電廠以本土的微藻為對象，長期觀察生長特性後，篩選出符合電廠煙氣高溫及酸性環境的「黃金藻」（Isochrysis sp）及「螺旋藻」（Spirulina sp），建立微藻固定二氧化碳先導型微藻養殖減碳試驗，從電廠煙道抽取煙氣以海水脫硫後供應養藻系統，利用微藻生長特性，吸收大自然的光、熱及電廠的二氧化碳後，進行光合作用，轉化成生生不息的微藻生質體並釋放出氧氣。

把藻類、二氧化碳、水和日光轉換成生質的過程中，可以得到糧食與能量等副產品，這是一種有效率的共生關係還可以創造就業機會（**圖10-9**）。

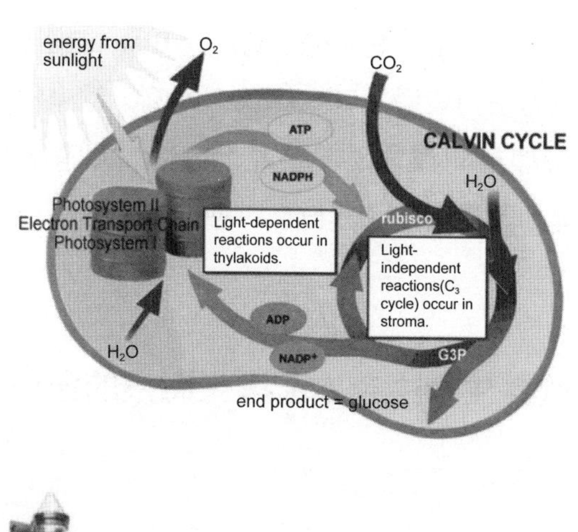

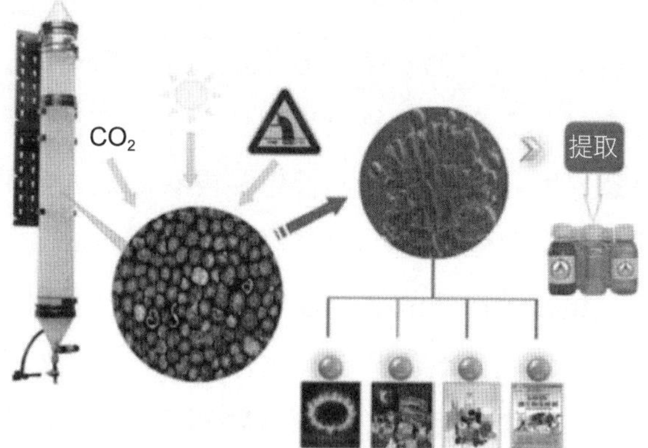

圖10-9　「模仿藻類行光合作用的微藻減碳」融入因應氣候變遷解決方案

資料來源：Gunter Pauli (2010); Zero Emissions Research Initiatives, http://www.zeri.org/ZERI/Case_Studies.html

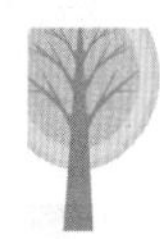

第四節　仿生設計步驟與環境教育目標內涵之連結

Janine Benyus自1997年提出朝向仿生學四個步驟，乃是歸納數十年來仿生設計經驗，並明確指出「環境保護與永續發展」的概念應該要成為任何形式「仿生學」的基本先決條件。Benyus指出朝向仿生學的四個步驟：她極力主張透過靜音、傾聽、共鳴、管家的步驟，要求我們兼具學生與管理員的身分，在學習大自然源源不絕的好點子之餘，也要盡到保護的責任，如此大自然的運轉機制才能持續，以下分別詳述之：

一、靜音——欣賞生物生存本能與生態系的運作

Benyus所謂的靜音（quieting），是要完全沉浸於大自然中，自己要先靜音，保持安靜，才能聽到大自然的聲音。Benyus引用Thomas Berry神父的觀點，因為我們始終被自己所認定的知識牢牢捆綁，因此無法瞭解自然界所蘊藏的智慧，若想要再次聽到大自然的聲音，恢復人類老祖宗時代，人類原初的知覺（primordial awareness）或環境意識，以及人類與大自然的這種親密關係。這樣就必須做到一件相當愉悅的事情，那就是重新將自己沉浸在大自然中與大自然連結（connecting）。這與環境教育中親生命性、欣賞自然的美感與環境覺知有關。

靜音的第一個概念即為親生命性（biophilia），昆蟲學家Wilson以研究社會性昆蟲——螞蟻成名，有「螞蟻先生」之稱。他大力提倡維持生物多樣性的重要性，強調保護生物多樣性，因而被稱為「生物

多樣性之父」。1984年Wilson提出親生命性的概念，認為人類有一種親近自然的本能，而親生命性是與生俱來的，有與其他生命形式相接觸的欲望。此外，這與欣賞（appreciate）自然的美感有關，欣賞的本質是愉悅的創造性想像（鍾聖校，2000）。欣賞可表示評價、激賞或瞭解，是指品味和鑑識力結合而成的一種價值判斷。當外在的環境刺激與個人內在的意識及感覺結合時，所產生環境覺知（environmental awareness）的反應。環境覺知包含情意與認知兩個面向，情意面向是對自然與人為環境，存有美醜喜惡的感受；認知面向則指辨識及認知環境基本要素的能力，但這種初級的認知能力，並不像較高層次的環境知識般具備系統性。環境覺知可說是環境教育的基本目標，有助於學習者探索環境、建構環境知識，並發展環境倫理（教育部，2008）。

由此可知，靜音即是欣賞生物生存本能與生態系的運作，連結環境教育目標內涵包括：(1)欣賞自然環境與人為環境的美，並能以藝術與人文等形式，表現自然環境之美與對環境的關懷；(2)欣賞並感激自然系統運作的和諧性、多樣性、均衡性、變化性與循環性；(3)覺知個人對環境認知及價值判斷會造成環境的正面與負面的影響；(4)覺知人類社會生活所需和大自然供給的相互關聯；(5)覺知改善環境的觀點要從自身對生活環境關懷開始（王順美等，2000；教育部，2008；蔡育澤、林素華，2012）。

二、傾聽——自然觀察某些特定的物種與生態系

Benyus所謂的傾聽（listening），是因為僅知道各種生物的學名或俗名是不夠的，我們必須盡可能瞭解他們，觀察與發現生物的求生

技巧，以及在巨大的生態系中所扮演的角色。因此，這涉及到Gardner（1999）自然觀察者智能（naturalist intelligence）。這是由早期人類因應對自然的生存而演化來的，包括對物種的識別與對自然環境變化的敏銳觀察。雖然現今社會互動方式已與千年前有所不同，但是，人工的世界依然可以發展與應用觀察、辨識和分類等技能（郭俊賢、陳淑惠譯，1999）。具有良好的自然觀察者智能的表現者，對於大自然生態具有喜好，且擅長於辨識與分類所見世界中的自然事物。

Meyer比較美國著名自然觀察者Jane Goodall和John Muir的特質，發現他們與自然有著很強烈的連結（connection）。在Gardner提出自然觀察者智能之後，有助於更能瞭解此一連結。她所整理的檢核表項目更為全面性，並且列出人在生活世界中所從事與自然相關的活動，以及透過活動所發展出來的相關環境設計（李心瑩譯，2000）。例如生物分類學家的林奈（Carolus Linnaeus, 1707-1778）、十九世紀保存美國原始荒野的力倡者與美國生態保護運動的創始者約翰．繆爾（John Muir, 1838-1914）、熱愛黑猩猩研究的珍古德（Jane Goodall, 1934-）等都是自然觀察智能卓越的人。

Linda Campbell、Bruce Campbell和Dee Dickinson三位教師認為具有下列表現者，可能是自然觀察者智能發展良好的人。他們將自然觀察者智能檢核表項目分為三個層次來探討——感受、具體的行動以及整理成知識：(1)第一個表現層次是感受。感受是人類面對自然時的一種直覺反應，就自然觀察者智能表現良好的人來說，會主動利用自身的感受為出發點，對於自然生態興致盎然且舒適自在，進而表現出具有耐性的特質；(2)第二層次則是採取具體的行動。在強烈感受的趨使下，自然觀察者智能表現良好的人會採取具體的行動，例如：進行辨識、開始採集、分類、記錄以及分享。在採取行動的過程中，會蒐集既有資訊與利用輔助設備，例如圖鑑、相機、望遠鏡、顯微鏡或採集工具；(3)第三層次是整理成知識。對自然的感受透過具體的行動之後，累積一定的經驗與資料，再將之整理成為知識。知識可透過命名來表現，也可以是陳述事物的變化、連結或關係。可能抽象地表現為理論形式，或者具體應用在作品或發明中（郭俊賢、陳淑惠譯，1999）。

由此可知，傾聽即是自然觀察生物與生態系，連結環境教育目標內涵包括：(1)運用五官觀察環境中物體的特徵（如顏色、聲音、氣味、大小等）；(2)察覺植物與動物生長所需的環境；(3)察覺動物如何覓食、活動與成長的改變；(4)觀察野外自然現象（如大自然環境氣候、地理型態）的變化；(5)察覺與辨識野外動植物與求生的關係；(6)察覺動植物、自然環境，察覺環境改變與迫害衍生生態或生存的危險；(7)察覺地球的生態原則與生物間自然和諧共生的關係（王順美等，2000；教育部，2008；蔡育澤、林素華，2012）。

三、共鳴——類推思考與仿生設計以解決問題

Benyus所謂的共鳴（echoing），是當我們與自然界的各種生命面談，使得技術員和工程師所設計的產品外形、感覺、材料與體系，與大自然的設計和演化過程配成對，也就是當我們為工程技術或是政策方案提供建言時，必須將大自然所提供的藍圖放在第一位。研究人員不斷從自然界獲取靈感的同時，大自然是學習範例、尺度和導師。範例指的是在人類的設計中模仿自然這個基本原則；尺度強調的是朝向經濟公平、社會正義與環境保護的永續發展。把大自然當作導師，是要以一種全新視角看待我們的世界，摒棄工業化社會將地球看作可供

攫取的自然資源的觀念。唯一能確定我們將大自然的設計考慮在內的方法，就是將生物學家與工程師跨界合作並編入同一個工作團隊。這是避免生物學家與工程師畫地自限之前，展示二者的相似之處。在他們兩者的養成教育期間，應該選修一些其他領域的課程，鼓勵他們腦力激盪獲取創造性的互動，使得生物學與工程學的語言，能正確的彼此流通與使用（Benyus, 1997）。

在生物原理探尋與仿生學實踐上，需要各領域專家學者的跨界合作，以進行工程科技之革新與突破。在將生物（或生態）原理移植於工程技術的過程中，通常無法進行單純性、完全性的一對一複製，而是必須先透過類比（analogy）的概念，找出相應的生物原型，再將生物原理（或生態原理）進行技術轉化移植。這個構想過程是以相似點（similarity）為思考依據的，因此屬於類比方法。例如：Benyus（1997）仿生思考與設計的步驟依序是：(1)列出欲被解決問題的特徵和設計概要；(2)將問題生物化，尋求來自自然界角度的設計概要；(3)尋找在自然界中可以解決該問題最優秀的生物；(4)找出在大自然中可以達到目標的流程以及模範；(5)以自然界中的模型發展出解決方法；(6)是否達成符合自然法則的設計；(7)發展並整理出從生命演化原則學習而得到的教訓。

綜而言之，仿生學的訓練經由觀察歸納找出自然界中對應於所欲解決問題之生物原型，瞭解生物是如何解決同一問題，分析其背後隱藏的生物原理，之後即可將生物原理運用於工程技術領域之中，以解決所面臨之問題（丑宛茹，2013）。運用類比是能在不同領域中觀察到彼此的相似性，進而發現解決問題的線索；亦即在兩個可能無關的概念中，發現其結構的相似性，進而將其應用於問題的解決（problem solving）。例如：魔鬼黏，就是利用鬼針草尖端倒勾鉤子的原理所發

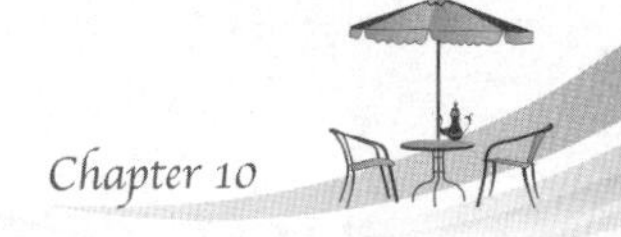

明。

由此可知，共鳴即是以大自然的萬物為導師，跨界合作運用類推思考與仿生設計以解決問題，連結環境教育目標內涵包括：(1)明確界定環境問題的現況與影響，研擬環境問題的解決策略；(2)評估仿生思考與設計策略的優劣得失與所造成的影響；(3)確立環境問題後，與同儕商討制定解決環境問題的方法，並實驗可行性；(4)與同儕之間的合作關係，可提升解決環境問題的能力；(5)與同儕討論可以找到解決環境問題的方法（王順美等，2000；教育部，2008；蔡育澤、林素華，2012）。

Benyus（1997）也認為不同領域的專家跨界合作並發展出新的仿生設計產品、製造過程或是新體系時，我們也應該利用大自然的求生法則所學來的知識，檢驗其可行性（feasibility），判斷新的解決之道是否能發揚生命的光輝。因為長久以來我們一直用「對人類好」來判斷這個創新的好壞，而「對我們好」的觀念往往演變成「對我們有利」。以大自然為典範的涵義就是我們必須將「對生命好嗎？」擺在第一位，並相信這個觀點也對我們會好。接下來必須要問的問題則是：「新的機制（產品）適合嗎？」、「能夠永續嗎？」、「大自然中是否有前例可循？」。

如果這三個問題是肯定的話，那麼以下的問題也會是肯定的。諸如：「新的機制（產品）是否依賴太陽能運轉？是否只使用所需分量的能源？是否以形式成就功能？能否將所有產品回收再用？能否促進生命之間彼此合作共生？是否依賴生物多樣性？是否利用在地的學者專家？是否由內主動抑制過量？是否能開發出極限的力量？仿生設計具有美感嗎？」這些都必須審慎考量何者才是真正適合地球多元生態系統所能接受的機制。因為任何會降低生態系內原有生物多樣性的仿生技術，也會減少靈感來源。如果地球上的生物多樣性逐漸消失，那麼我們也會跟著失去源源不絕的好點子。

四、管家——保護生物多樣性

生物多樣性（biodiversity）是於1992年的地球高峰會議上，體認到生物滅絕的威脅，而共同簽署《生物多樣性公約》（*Convention on Biological Diversity*, CBD）依據公約中對於生物多樣性的定義是：「所有陸地、海洋與其他水生生態系及其所構成之生態綜合體之生物的變異性；此包括物種內、物種之間及生態系之多樣性。」Wilson曾用「Find HIPPO」來代表物種衰退和物種提早滅絕（生物多樣性消失）的真正原因，包括：棲地的破壞和惡化（habitat loss）、外來入侵物種（invasive alien species）、汙染（pollution）、人口成長（population growth）與人類活動對自然造成的各種壓力、過度利用資源（overexploitation）（李玲玲總彙編，2005；李玲玲，2006）。

仿生學與保護生物多樣性的關係在於2008年《生物多樣性公約》（CBD）部長級會議在德國波昂（Bonn）舉行，有多達六千名代表和一百九十多個政府與會，會議的目的是減緩生物多樣性的喪失。同時，由仿生學3.8研究所（Biomimicry 3.8 Institute）和零排放研究創新基金會（ZERI），與聯合國環境規劃署（UNEP）和世界自然保護聯盟（IUCN）合作倡導的「大自然最佳100倡議案例」（Nature's 100 Best Initiative），在會議中發表了二千一百種目前正在發展或值得開發的仿生科技和零排放技術策略，目的是解決人類現在面臨的環境與健康的問題，以及我們是否可以實現未來的藍色經濟模式（UNEP, 2008）。

Benyus（1997）認為生物多樣性呈現的生命現象與過程，不但是研究科學的素材、教育的工具，也是啟發靈感的泉源。仿生設計對於保護生物多樣性而言，是模仿生物與生態系並轉化到人們生活上的科技，突破現有的環境困境，並找到與大自然永續共存之道。透過仿生學能夠達到保護生物多樣性的效果。而保護生物多樣性的重要性，就是保持生命體存在的許多價值，及生態系可提供的無數貢獻，而這些價值與服務品質是靠所有生命體所建立的功能網在整體運作下才能呈現。

Benyus認為生面對全球暖化與能源危機擊的環境衝擊，由大自然所啟發的仿生原理應用，已在世界各地、各領域逐漸發酵中。探究如何建構人類社會經濟體系的運作，與自然界功能相似，改變廢棄物的外部不經濟產出，回歸至經濟體單元中再利用，達到資源及能源的最有效率利用。Benyus（1997）認為面對種種環境危機，人類的出路在於以謙卑（humility, modesty）的心態來向大自然「學習」，而非「榨取」大自然的資源來解決問題。因為我們的大多數技術和許多生活方式都是不永續的，我們是以逐漸消耗或永久破壞的方式利用資源。

biomimicry的內涵在於不只是挖掘大自然的奧妙，更能藉由觀察使人類接近大自然。還能在設計過程中使設計師產生創作靈感，並同時在探索大自然的認知範圍內，去領悟自然界事物的宇宙規律。萬物為了延續生命力不斷的生長與變化，物種各司其職是為了扮演好各種角色。這種共存的生態、共生的機制，是值得人類去仿效與尊敬，學習更多的其中道理，發展更多永續性的設計，為人類帶來更多的幸福。她多次談到能夠使我們走向仿生學之路並不是科技的能力，而是人類的倫理觀能否徹底改變，由人定勝天的傲慢轉變為對大自然的尊敬（respect）。

Benyus所謂的管家（stewardship），其環境倫理思想根源是源自Thomas Berry提供的依順大自然原則、人類與其他生命等級原則、保護生命原則、保護生態完整性原則、人與大自然親情及大融合原則。等五個環境倫理原則，其實也是生命倫理原則。Benyus將這些倫理原則，經過自己的體驗與體悟，轉化為靜音、傾聽、共鳴、管家的步驟，要求人類兼具學生與管家的身分，在學習大自然源源不絕的好點子之餘，也要盡到保護的責任，如此大自然的運轉機制才能持續。我們必須利用這塊土地的資源才能存活，我們的生命也就無法避免寄託於其他物種的生命。人類必須體認到本身的無知，進而引發謙卑之心。因此，只有先扮演好學生的角色後，才能晉升為管家，也才能妥善運用資源。或許管家的身分就代表我們人類在這個生命網狀組織中的最終地位，但是我們對延續生命有哪些貢獻？仔細照顧這個無所不知的大地，就是感恩的最終表現，也是我們身為人類的表徵（Benyus, 1997）。

由此可知，管家即是保護生物多樣性，連結環境教育的目標內涵為：(1)尊重生命（respect for life），不傷害、不騷擾、不誘捕生物或生態系，若因人類活動而遭受傷害而給予補償；(2)關懷生命（care for life），關懷動植物與自然環境、關懷人為環境、進一步將自己所學回饋社會，造福更多的人類、各種生命與自然環境；(3)謙卑的向大自然學習（humility, modesty），向大自然虛心學習並且加以應用，懂得珍惜大自然的資源，減少不必要的浪費，學習人與其他生物和諧共存，在生活中順應自然的運作（王順美等，2000；蔡育澤、林素華，2012）。

五、仿生類比推理模式（biomimicry design）

仿生學模仿生物的取徑包括外表形態取向模仿、顏色變色取向模仿、運動行為取向模仿。若再以基模歸納理論、結構對應理論與學習遷移理論的觀點來看仿生學則更為明確。例如：形狀類比（形態仿生）乃是觀察大自然的形態，以形狀類比，發明出具體可用的事物。如看到魚擺尾的動作，發明了船的搖櫓。結構類比（結構仿生）是經由已知事物的結構類比找到類似結構的事物。如貝殼具層狀堆疊的組織，層與層之間的強度較碳酸鈣更低，在貝殼承受外力時，破壞裂縫會沿著層與層間移動，這種能量釋放的方式，裂縫較難快速傳遞，而使貝殼不易破裂。陶瓷學者藉由這些觀察，模仿生物結構而製作的仿生陶瓷，有可能突破陶瓷的脆性具有高韌性大幅改善陶瓷的性質。功能類比（功能仿生）是將一種事物所具有的功能，經由類比而移植到其他事物上使用。仿蝙蝠而設計超聲波定向。又如工程師因為觀察蛀木蟲會往堅硬的橡木樹裡鑽時，為自己建造前進的通道，經由直線類比提出了潛盾施工法。行為類比（行為仿生）：在某種人類或動物的行為中經由行為類比，引申解決現有問題的方法或創新的契機。例如電話信號在長距離傳送時會減弱，而解決的方法的靈感則來自馬車驛站的傳遞過程，設置中繼站以加強減弱的信號傳輸。如**圖10-10**所示，仿生設計螺旋（the design spiral）的設計步驟依序是：

1.辨識（identify）：列出欲被解決問題的特徵和設計概要。

2.轉換（translate）：將問題生物化，尋求來自自然界角度的設計概要。

3.觀察（observe）：尋找在自然界中可以解決該問題最優秀的生物。

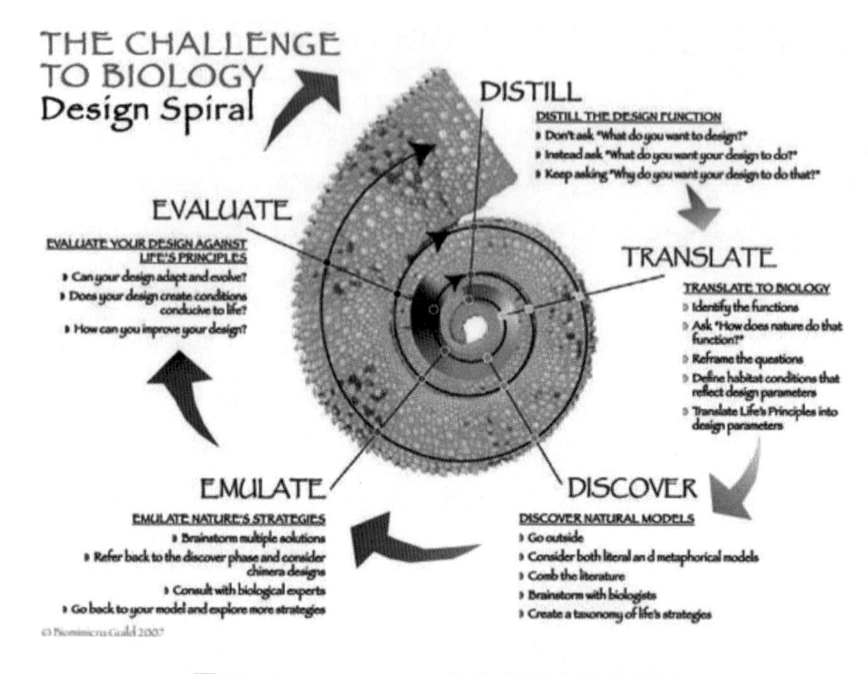

圖10-10　Biomimicry仿生設計螺旋流程圖

資料來源：Biomimicry3.8, http://biomimicry.net/about/biomimicry38/institute/

4.擷取（abstract）：找出在大自然中可以達到目標的流程以及模範。

5.應用（apply）：以自然界中的模型發展出解決方法。

6.評估（evaluate）：是否達成符合自然法則的設計。

7.再辨識（identify）：發展並整理出從生命演化原則學習而得到的教訓，依此成為一個循環。藉由設計螺旋的概念，從生物中尋求解答。

仿生設計步驟如下（**圖10-11**）：

1.確定要解決的問題：從紊亂的事實中客觀審視、分析並呈現問

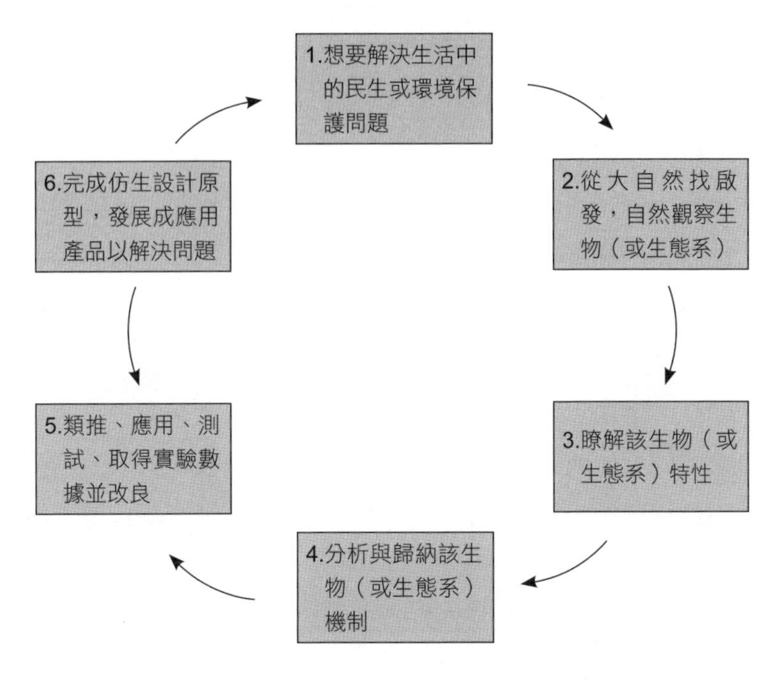

圖10-11 Biomimicry仿生設計步驟圖

資料來源：作者整理與繪製。

題。然後收集、整理相關資料，思考可能的問題並界定問題，欲被解決問題的特徵和設計概要。

2.觀察生物（或生態系）：生物乃指設計者自然觀察到的生物。生物包含單一生物、群體生物、生物體上的任一個部位，或者是生物世代等等。例如：獵豹、蟻群、鳥骨、豌豆世代、細胞等等。

3.瞭解該生物（或生態系）特性：在自然觀察該生物之後，該生物所表現出來的生物特性。包括：結構（structure）、肌理（texture）、色澤（color）、偽裝或保護色（camouflage）、擬態（mimicry）、共生（symbiosis）、防禦（defensive mechanism）。例如：獵豹跑得很快、鳥可以自由飛翔、蟻窩內的溫度可以保持恆定等。

4.分析與歸納該生物（或生態系）機制：生物機制即生物為何能表現出該特性的原因，例如：海豚皮膚組織可以減輕阻力增加速度、高空鳥類中空的骨骼使體重變輕等等。但此原因可能只是達到該生物特性的原因之一，或許還有其他的因素可以幫助達到該效果。

5.類推、應用、測試與取得實驗數據並改良：量測生物所展現出來的能力，或者是將該生物機制加以應用後的結果，例如：應用白蟻窩的生物機制後，所蓋出的房屋之溫度測量值為何，是否適合人類居住。

6.完成仿生設計原型，發展成應用產品：在瞭解達成該特性之生物機制後，以實驗或其他方式評估其可行性，最後形成的完整概念。此部分並不限定只能用在哪一個領域，而是一項達到某種效果。例如：海豚的流線體型可以達到降低行進間阻力的效果，而這個方法不僅可以應用在船艇，也可以應用在航空器上，但其主要的目的是不變的，流線的體型可以減低阻力、增加航速。將該仿生設計之概念應用於某領域之產品。

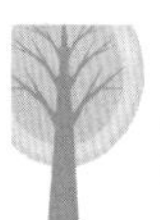

第五節　保護森林到海洋的生物多樣性

一、林農畜漁業生產力與生物多樣性

地球上是由千萬種動物、植物、微生物和它們所擁有的基因以

及由這些生物和環境所構成的生態系，實在是令人感到地球之母的偉大。從上游山區林地到下游海口，觀察到森林生態系、河川與淡水溼地生態系、海岸與鹹水溼地生態系等多元的生態系，呈現多元而豐富的生物多樣性。依流域（river basin）的概念重排為林農畜漁業。根據農委會普查資料，農林漁牧業（agriculture, forestry, fishing and animal husbandry）包括林業、農藝及園藝業、畜牧業、農事及畜牧服務業、漁撈業及水產養殖業的業者。林業是指一般家庭或企業從事林木、竹林之種植、撫育及管理等經營生產事業，包括兼有提供民眾休閒遊樂之林業活動事業。農牧業包括農藝及園藝業、畜牧業、農事及畜牧服務業，其對象分為農牧戶、農牧場、農事及畜牧服務單位。漁業包括漁撈業及水產養殖業，其對象分為獨資漁戶及非獨資漁戶（陳惠欣、周怡伶，2014）。而生物多樣性的原意除了是指生物物種的豐富度之外，更深刻的解釋是生命的多樣性，包括了遺傳多樣性、物種多樣性與生態系多樣性三個層次，而這三者正是林農畜漁業生產力的基礎。

生物多樣性真的那麼重要嗎？生物多樣性是指地球上所有生命形式的總和，不僅包括所有野生的動植物，也包括提供人類衣食住行所需的林木、作物、禽畜、漁產。物種多樣性是農、林、漁、牧產業經營的對象，也是醫藥發展的必需品。遺傳多樣性是農、林、漁、牧品種改良的依據，也是遺傳工程的素材。生態系多樣性悠關生態系維持物種和基因多樣性的存續，不可或缺，生態系更提供水土、養分等重要的服務。

不只是這樣，各種的生物物種，也包含改良品種、適應演化的基本單元——基因，和提供穩定水土、調節氣候、分解淨化、授粉生產、防災減災等等服務的各種生態系。這些基因、物種、生態系都是支持地球維生系統和人類生活與生存的重要元素。

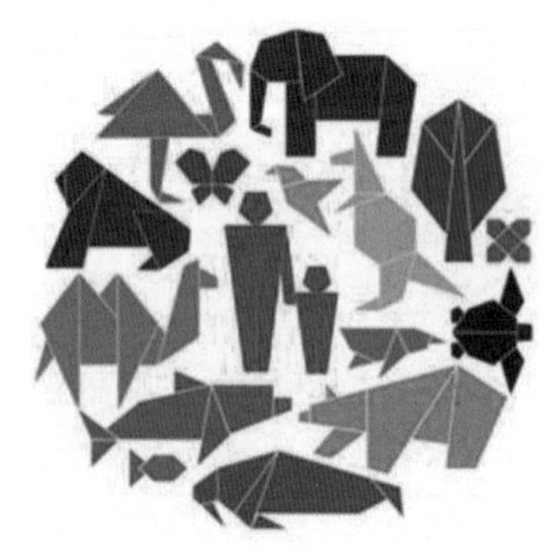

森林生物多樣性

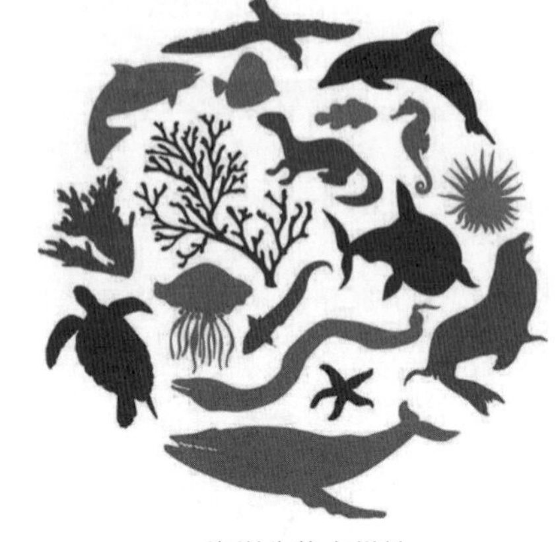

海洋生物多樣性

圖10-12　保護森林到海洋的生物多樣性

資料來源：環境資訊中心（2010）。響應國際生物多樣性年，取自於e-info.org.tw/node/55633。

生物多樣性之父Edward O. Wilson用「Find HIPPO」來代表物種衰退和物種提早滅絕（生物多樣性消失）的真正原因。不要認為保育只是稀有的動植物，事實上，如果不加緊保護我們的環境，下一個消失的物種，可能就是人類。

Find HIPPO就是：

H：Habitat Loss，代表棲地的破壞和惡化。

I：Invasive Alien Species（IAS），代表外來入侵物種。

P：Pollution，代表汙染。

P：Population，代表人口壓力，人類活動對自然造成的各種壓力。

O：Overexploitation，代表過度利用資源。

那我們究竟要怎麼做，才可以減緩生物多樣性的消失？

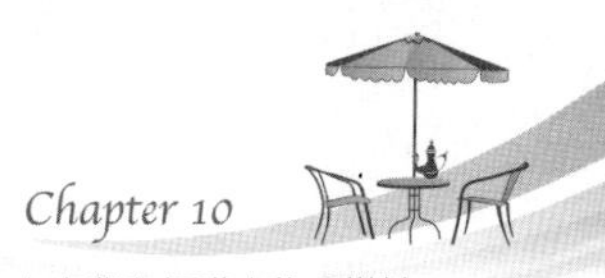

BESMART七大守則嗎？就是注意生物多樣性的資訊和議題、注意HIPPO、關心周遭生物多樣性的變化。

B：Befriend，與大自然做朋友，對生物多樣性友善。

E：Eat carefully，慎選食物、支持有機農產品、多吃素、拒吃魚翅、吃對魚才能年年有「魚」。

S：Shop wisely，聰明購物、購買綠色產品、永續認證的產品、公平貿易的產品、不買保育類產製品。

M：Make room，多給生物多樣性一些空間，保護森林、綠地、溪流、溼地、海洋，串連「綠帶」和「藍帶」，所謂的綠帶，是指陸域的生物棲地，藍帶則是水域棲地。串連的方式，包括設計生物廊道，直接做出一條可供生物通行的安全道路，避免牠們走上危險的馬路。

A：Act，參與生物多樣性行動，參與保育團體的課程，認識多種本土植物、護生不亂放生。

R：Reduce, reuse, recycle, restore，減少汙染、減量、回收、再利用、復育。

T：Tell others，做生物多樣性的代言人，告訴家人、朋友、民意代表、政府官員、企業家、任何人。

生物多樣性與林農畜漁生產有密切的關係，對人類的日常生活、對地球生態都有很大的影響。面對氣候變遷的衝擊，很多事情我們必須從現在開始做，儘管我們一般人無法直接制定政府政策、改變企業生產模式，卻仍然可以在日常生活中施力、為生物多樣性盡一份心力。因為如果等到暖化的「臨界點」才有所警覺就來不及了。搶救生物多樣性我們必須從日常生活做起才行。

二、保護生物多樣性之價值偏向

環境倫理教育的目標，包括對環境倫理信念的基本瞭解，獲得日常生活的環保實踐技能，並培養正向積極的環境態度。生物多樣性關懷的對象是物種及生態系統，我們應該怎樣對待物種才是正確合理的，這需要進一步地明辨物種的價值。

保育學者Callicott（1994）認為，生物多樣性為何如此重要，係因為生物多樣性具有效用價值（utilitarian value）與原生價值；所謂的「效用價值」又可稱為工具性價值（instrumental value），是指該物是一種工具，以滿足人類目的的價值，是以人類中心主義（anthropocentrism）所出發的，包括有商品價值（食物、燃料、纖維、藥品）、服務價值（授粉、再循環、固氮作用、體內平衡調節）、資訊價值（基因工程、應用生物學、理論科學）、心靈價值（美學中的美感、宗教裡的敬畏、科學知識）。

而在其內在價值上，包括文化、倫理與美學的重要性，更是認為各種基因、物種與生態系，均有其存在的價值意義。許多人更願意保存他們從未目睹的森林、野生動物或自然地景，只是因為這些具有本身存在的價值（existence value）。物種或生態系統存在的本身所具有的價值，而不是因對人類有用才具有價值，是以生物中心主義（biocentrism）出發之觀點。

整理Callicot、Kellert、Roston以及多位學者（李玲玲總彙編，2005；行政院農業委員會，2003；吳珮瑛、蘇明達，2003；金恆鑣，1999；徐佐銘，2003；陳雅雲等，2000）對生物多樣性價值的分類，可以繪製出兩個平行連續列（continuums）如**圖10-13**所示。

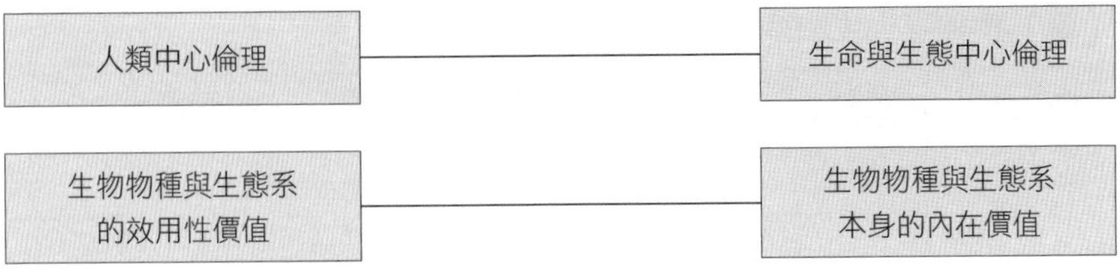

人類中心倫理	生命與生態中心倫理
生物物種與生態系的效用性價值	生物物種與生態系本身的內在價值

圖10-13　生物多樣性價值連續列

資料來源：周鴻騰整理與繪製。

表10-2　生物多樣性的多元價值

主要概念	次要概念	定義
生物多樣性的組成成分	遺傳多樣性	地球生物圈或某特定生態棲地內，生物物種內個體之變異性。
	物種多樣性	地球生物圈或某特定生態棲地內，生物物種間種類之多樣化。
	生態系多樣性	生物圈中生物群落、生態環境與生態過程的多樣化。
生物多樣性的價值	商品價值	將生物多樣性元素轉換成人類社會所需要的物品。
	遊憩價值	人類利用自然資源發展觀光產業或生態旅遊，回歸自然野趣，體驗生態之美，進而得到身心的抒解和心靈的安定。
	文化價值	生態環境與生物多樣性元素對人類各個時代及不同族群文化的形塑與發展所產生的投入與影響。
	文學價值	人們在觀察自然或是與大自然的互動中，因為強烈的情感觸動，所引發的詩、詞、曲等文藝創作。
	美學價值	生態環境及生物在多元型態變化、秩序性、階層性、協調性等諸多面向，能夠讓人類體會到的美感。
	科學價值	人類藉由以生物資源所進行的各種科學研究而得到許多發現、創造與發明，進而改善人類的生活品質並發展文明。
	教育價值	大自然所呈現出的豐富生命樣貌與發展過程，對於後代之品格修養及環境教育的知識價值具重要意義，而生物多樣性更提供人類社群自然的活教材以因應環境的改變與挑戰。

（續）表10-2　生物多樣性的多元價值

主要概念	次要概念	定義
生物多樣性的價值	生態價值	完整健全的生態系藉著能量流動、物質循環與信息傳遞所能達成之動態平衡與環境安定作用。
	道德價值	人類透過對自然環境及其他生命形式的瞭解，認知到自然萬物的內在存在價值，進而體會人類與所有的生物及生態系具有共榮共存的倫理關係。
生物多樣性消失的原因	棲息地的破壞	棲息地的喪失、切割和劣化。
	資源的過度利用	生物性資源的利用超過了生物的更新能力。
	環境汙染	人類活動而對自然環境造成的空氣、水、土壤汙染。
	引進外來種	引入某一地區原來所沒有的物種，而引進的物種對棲地、當地物種與生態系統造成危害。
生物多樣性的保育	就地保育	讓生物在沒有人為騷擾的原生棲地下自然的生長或活動，甚至保護它們的基因、物種，以至於整個生態系。
	移地保育	將物種由牠原來的生態系移出，轉到另一個適合保存的地方。
	復育	將已受損的自然環境與生物回復至最佳的自然狀態，並在其所屬的原生環境中具有完善的自行繁衍系統。

資料來源：整理自行政院農委會網站資料。

(一)經濟、娛樂、科學研究價值

1.商品的價值：重視人類如何從生物界取得有形的實質利益。人類依靠自然界的氣流、水循環、陽光、光合作用、固氮作用，不管如何要擺脫自然是不可能的。因此，商品價值是人類將對生物與生態系元素轉換成人類社會所需要的物品。

2.遊憩與娛樂的價值：人類利用自然資源發展觀光產業或生態旅遊，回歸自然野趣，體驗生態之美，進而得到身心的抒解和心靈的安定。大自然是自主性人類活動的一項工具，可以在運動和通俗的消遣活動中發現娛樂的價值。

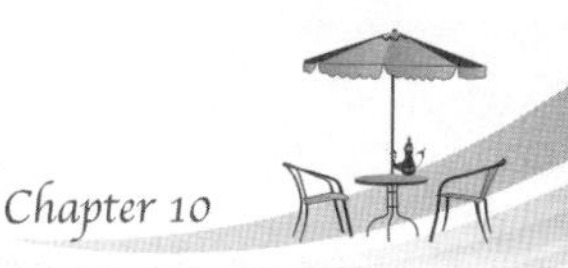

3.科學研究的價值：人類藉由以生物資源所進行的各種科學研究而得到許多發現、創造與發明，進而改善人類的生活品質並發展文明。今天某些野生植物所含的自然演化生成的自衛性毒素，也有可能成為明日的除害劑、除草劑、藥物等的來源。重視科學並不等於蔑視自然；而是當我們發現自然環境可以用做這種崇高的研究時，也就多少認識了自然環境引人入勝的複雜性。科學的認知角度則是比較重視有機生命和生態體系的結構發展。

(二)心靈美學與文化價值

1.美學的價值：人類因為與野生動植物和自然環境的接觸，所以能夠產生感情、同理心、相親相依之感。生物與生態環境在多元型態變化、秩序性、階層性、協調性等諸多面向，能夠讓人類體會到的美感。大自然之美無所不在，如山岳的輪廓、落日的霞光、鯨魚翻騰出水，都是美學的經驗。大多數人會對這些美學經驗產生強烈的感動，對自然界的美麗壯觀產生喜悅，甚至生出敬畏。

2.文學的價值：人們在觀察自然或是與大自然的互動中，因為強烈的情感觸動，所引發的詩、詞、曲等文藝創作。借用自然界的萬物表達思想和情感，是人類在內心將自然作象徵意義的轉化。

3.文化價值：大自然提供了最豐富的歷史博物館，它是這世界的遺跡。生態環境與對生物與生態系元素對人類各個時代及不同族群文化的形塑而所產生的影響。

(三)自然生態與教育價值

1.生態價值：完整健全的生態系藉著能量流動、物質循環與信息傳遞所能達成之動態平衡與環境安定作用。生態觀點是能以更周全的態度來觀察世界，更重視不同物種的相互依存及其棲居環境的關係。

2.教育價值：大自然所呈現出的豐富生命樣貌與發展過程，對於後代之品格修養及環境教育的知識價值具重要意義，而對生物與生態系更提供人類社群自然的活教材以因應環境的改變與挑戰。

(四)生物與生態系固有的內在價值

生態中心倫理／對生物與生態系的效用性價值之內涵為固有的內在價值。人類透過對自然環境及其他生命形式的瞭解，認知到自然萬物的內在存在價值，進而體會人類與所有的生物及生態系具有共榮共存的倫理關係。人類對自然界的這種精神聯繫與倫理責任，也是宗教、哲學、藝術時常表現的道德情操。道德立場的價值觀有許多優點，除了可以鼓勵群體的相屬感、忠誠、合作，保護生態的行動也因為有堅定的道德主張為後盾，而富於精神上的意義。

物種本身具有經濟的價值，乃是以生物資源所進行的各種科學研究而得到許多發現、創造與發明，進而改善人類的生活品質並發展文明。物種帶給了我們很大的科學研究價值、發明的價值，使得我們的生活更加便利，而最終仍是保障人類自己的生活與生存的福祉為依歸。

若從經濟的價值而言，乃是重視人類如何從生物界取得有形的實質利益。就此而言，如同Benyus所言，在學習大自然源源不絕的好點

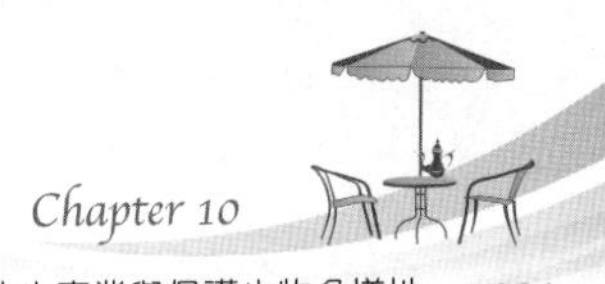

子之餘，也要盡到保護的責任，如此大自然的運轉機制才能持續。如果地球上的生物多樣性逐漸消失，那麼我們也會跟著失去源源不絕的好點子。

保護這些物種與生態系、關懷自然環境中的弱勢物種、關懷其他生命與其生物棲息地，這是因為物種具有生態教育的價值。自然萬物的內在存在價值，進而體會人類與所有的生物及生態系具有共榮共存的倫理關係。

生物多樣性原本就具有生態價值，每一物種都有不同程度的生態功能，影響生態系的運作與整體性。就像鉚釘假說（rivet hypothesis）所隱喻的，可用來說明不同物種對整體生態系的重要性，也就是生物多樣性就像飛機上眾多的鉚釘，每一個物種或鉚釘都有它的功用與存在價值，都是結構中的關鍵角色（金恆鑣，1999；行政院農業委員會，2003）。

完整的生態系可發揮更完善與更高品質的功能，這些都是人類沒有能力完成而亟需生態系提供的服務。例如：保護動物與植物乃是因為生態系平衡的價值，因為達到生態平衡的生態系統相應地也就達到了相對穩定的階段，這種生態系統的生物量相對最大，生產力也最高，因而自我調節能力也就更強一些。

保護動物與植物乃是因為生態系統服務（ecosystem service）的價值，即是有淨化空氣和水、減輕洪水和乾旱的發生、廢棄物的解毒和分解、土壤和土壤肥力的產生和更新、作物和自然植物的授粉等、維持萬物生存的機能（金恆鑣，1999；行政院農業委員會，2003）。

保護動物與植物乃是因為其有內在價值，而不是由於它對人類的生存和福祉具有意義，這是《生物多樣性公約》不斷倡儀的觀點，強調任何生命體不論外貌、特質或數量，都有它存在的價值，就生物本身存在於地球，必有其扮演的角色與重要性，無關於人類利用與否，其價值是人類無法評斷的。這個觀點不是功利主義而是一種具有良知與愛心的義務論，人類對大自然是有倫理責任的（王瑞香，1996；吳珮瑛、蘇明達，2003）。

三、尊重、關懷與謙卑的向大自然學習

葉孟考、戴念華、彭泰豪（2007）認為發展仿生奈米科技時必須奠基在尊重自然、關懷生命的基礎上。畢竟現在所見之物種乃是歷經三十幾億年來的演化成果，其中隱藏的智慧遠遠超過我們現在的瞭解。所以在發展仿生奈米科技時，一定要懷著一顆謙卑的心，盡量向大自然學習。並且要尊重各種生命，透過瞭解生命來學習其中的智慧，而不是一味的想要去操控生命，憑一已的好惡任意去改變生命。如此在發展奈米科技時才能真正達到造福世界的目的，並將可能產生的負面效應降到最低。

鍾聖校（2000）提出「情意溝通教學理論」，以生命教育為核心的情意教育，是以理性感性的協調統整為基本原則，旨在透過教學培養具有寬容、欣賞、尊重、關懷四種情意態度，培養具有能激發注意、創意思考、適當行動力的行為特質與人文素養的人，追求美感和倫理上的完善。尊重生命的本質是敬畏和重視生命（鍾聖校，2000）。所有生命都是相互依存的，每一種生命形式，無論生物對人類的價值如何，都有其自身內在價值。因此人類應不傷害、不騷擾、不誘捕生物或生態系，若因人類活動而遭受傷害則須給予補償（DesJardins, 1993）。關懷生命的本質是一種行動，而且這個行動是要看被愛的對象有所成長（鍾聖校，2000）。Noddings建構了六項關

懷的主題：關懷自己、關懷親密與周遭熟識的、關懷熟悉與遠方的人、關懷動植物與自然環境、關懷人為環境、關懷理念等（教育部，2008；方志華，2004）。Stephen Kellert認為謙卑的向大自然學習的本質是人受大自然與動物界美感的吸引，對自然界的美麗壯觀產生喜悅，甚至生出敬畏感（aesthetic value）（薛絢譯，1998）。Roston認為人類是生態系的學生必須遵循自然規律（follow nature），而且大自然具有教導的意義（tutorial sense），因為人類與生態系的構造與功能息息相關。然而我們經常從無言的大自然中學到教訓並獲得生活中的教誨（王瑞香譯，1996）。歸納保護生物多樣性、大專環境教育素養指標、教師環境素養指標等，有關上述三大情意態度之內涵：

(一)尊重生命的內涵

1.不做危害生命的事，並能親近生物而懂得愛護與尊重生命，並瞭解生態保護的重要性。

2.尊重並支持生態系的完整性及多樣性，支持保護生態保護區的整體性。

3.尊重環境中所有生物生命所需及其權益，並與其均衡的互動（王順美等，2000；教育部，2008；蔡育澤、林素華，2012）。

(二)關懷生命的內涵

1.能接近自然，懂得關懷自然與生命。

2.關懷並愛護人類賴以生存的土地。

3.能關懷其他生命並且支持保護生物棲息地。

4.主動關心社會或國際上的不幸事件，如天災、戰爭、生態破壞等。

5.關懷社會中的弱勢族群與自然環境中的弱勢物種，進而關懷整個地球環境生態。

6.在個人學習或專業領域中積極尋求關懷環境的實踐途徑，並加以落實。

7.個人主動的去思索生命的意義，找出自己存在的價值與定位，進一步將自己所學回饋社會，造福更多的人類、各種生命與自然環境（王順美等，2000；教育部，2008；蔡育澤、林素華，2012）。

(三)謙卑的向大自然學習的內涵

1.不狂妄自大，不要瞧不起其他人或其他生命及看輕任何事物。

2.人類是渺小的，要能安分守己於本身的生態地位。

3.向大自然虛心學習並且加以應用，懂得珍惜大自然的資源減少不必要的浪費，學習人與其他生物和諧共存，在生活中順應自然的運作。

4.以自然為師來尋求大自然的啟發與指引，大自然總是人類的導師（王順美等，2000；蔡育澤、林素華，2012）。

學習仿生學後，像是不做危害生命的事，親近生物而懂得愛護與尊重生命，懂得關懷自然與生命。其中一個原因是「物種本身具有經濟的價值」、「科學研究價值、發明的價值」。然而，學習仿生學是利用仿生學學習到的知識與技能，除了造就人類福祉之外，更是應該要回報給其他生命，造福眾多生命。面對種種環境危機，人類的出路在於以謙卑的心態來向大自然「學習」，而非「榨取」大自然的資源來解決問題。謙卑地向大自然學習的意涵，乃是不狂妄自大，不要瞧不起其他微小的生命及看輕任何事物，人類是渺小的，要能安分守己於本身的生態地位，以自然為師來尋求大自然的啟發與指引，大自然總是人類的導師。

參考文獻

丑宛茹（2013）。〈向自然學習的生設計〉。《實踐設計學報》，7，114-127。

方志華（2004）。《關懷倫理學與教育》。台北市：洪葉。

王文科（2002）。《教育研究法》（增訂七版）。台北市：五南。

王從恕（2001）。〈西方環境倫理概要〉。《科學教育月刊》，241，26-34。

王順美、張子超、柯淑婉、陳素晴、陳富雄（2000）。〈大專環境教育通識課程內涵架構之規劃〉。89年度環境教育研討會論文集，22-29。

王瑞香（1996）。《環境倫理學：對自然界的義務與自然界的價值》。台北市：國立編譯館。

王瑞香譯（1996）。Holmes Rolston著。《環境倫理學——對自然界的義務與自然界的價值》（*Environmental Ethics: Duties to and Values in The Natural World*）。台北：國立編譯館。

江千綺譯（1999）。Bill Mollison & Reny M. Slay著。《永續栽培設計》（*Introduction to Permaculture*）。台北市：田園城市出版。

行政院科技部（2011）。《100年度生物處學門發展規劃及成果報告》。台北市：行政院科技部。

行政院經濟建設委員會（2012）。《國家氣候變遷適應政策綱領》（行政院院台環字第1010036440號函核定）。台北市：行政院經濟建設委員會。

行政院農業委員會（2003）。《野生新視界：生物多樣性基礎篇——教師手冊》。台北市：行政院農委會。

余民寧（2002）。《教育測驗與評量——成就測驗與教學評量》。台北市：心理出版社。

吳木崑（2009）。〈杜威經驗哲學對課程與教學之啟示〉。《台北市立教育大學學報》，40(1)，35-54。

吳佳玲、張俊彥（2002）。〈高一學生地球科學問題解決能力與其先備知識及推理能力關係的初探研究〉。《科學教育學刊》，10(2)，135-156。

吳珮瑛、蘇明達（2003）。〈生物多樣性資源價值之哲學觀與總價值之內涵——抽象的規範或行動的基石〉。《經社法治論叢》，31，210-241。

宋曜廷、潘佩妤（2010）。〈混合研究在教育研究的應用〉。《教育科學研究期刊》，55(4)，97-130。

李乙明、李淑貞譯（2005）。Robert J. Sternberg主編。《創造力》（*Handbook of Creativity*）。台北市：五南。

李心瑩譯（2000）。Howard E. Gardner著。《再建多元智慧：二十世紀的發展前景與實際應用》（*Intelligence Reframed: Multiple Intelligences for the 21st Century*）。台北市：遠流。

李坤崇（2011）。〈紙筆測驗雙向細目表之設計與實例〉。《教育研究月刊》，208，95-109。

李玲玲（2006）。〈維護生物多樣性〉。《科學月刊》，37(10)，771-775。

李玲玲總彙編（2005）。《生物多樣性概論》。台北市：中華民國自然生態保育協會。

李堅萍（2009）。〈創作性技術生手與熟手之創意表現和自我效能的差異性與相關性〉。《藝術學報：表演類（革新版）》，84，1-24。

李淑貞（2003）。〈大自然是仿生技術的最佳老師〉。《醫療器材報導》，53，36-37。

李麗娟、姚維芬、陳宜君、陳萱、蔡佩其、劉秋燕、鄭莉君（2010）。〈一段「蝶蝶」不休的生命教育故事幼兒園生命教育之實踐歷程〉。《幼兒教保研究期刊》，4，79-96。

周瑩譯（2014）。Christine Schlitt & Jo Pelle Küker-Bünermann著。《大自然藝術：有趣的仿生學》（*Geniale Einfälle der Natur: der Bionik auf der*

Spur）。中國：電子工業出版社。

周曉虹譯（1995）。Albert Bandura著。《社會學習理論》（*Social Learning Theory*）。台北市：桂冠。

房瓚、蘇嘉弘、蔡偉博（2005）。〈法天地之造化——仿生學〉。《科學發展月刊》，396，62-67。

林世華等譯（2005）。Keith F. Punch著。《社會科學研究法：量化與質化取向》（*Introduction to Social Research: Quantitative and Qualitative Approaches*）。台北市：心理出版社。

林沛群（2009）。〈仿生機器人之兩三事〉。《機械月刊》，404，62-75。

林秀珍（2007）。《經驗與教育探微——杜威教育哲學之詮釋》。台北市：師大書苑。

林晏如（2012）。〈探討後設認知能力對國中生類比學習成果之影響——以比熱和熱平衡概念為例〉。交通大學教育研究所學位論文。

林偉仁譯（2011）。G. T. Miller & S. Spoolman著。《環境科學》（*Environmental Science*）。台北市：高立圖書有限公司。

林鴻祺、陳吉宏、江東法、劉恒昌（2010）。〈環境工程技術之回顧與展望〉。《中興工程》，107，117-141。

邱皓政（2002）。《量化研究與統計分析：PASW中文視窗版資料分析優質案例解析》。台北市：五南。

金恆鑣（1999）。〈生物多樣性的價值〉。《科學月刊》，30(6)，459-465。

洪慧芳譯（2010）。Gunter A. Pauli著。《藍色革命：愛地球的100個商業創新》（*The Blue Economy 10 Years, 100 Innovations, 100 Million Jobs*）。台北市：天下財經。

范賢娟（2014）。〈以鮑魚為師〉。《科學發展月刊》，494，74-75。

徐佐銘（2003）。〈生物多樣性的價值根源——批判的反省〉。第二屆倫理思想與道德關懷國際學術研討會論文集，161-172。

郝冰、王西敏譯（2009）。Richard Louv著。《失去山林的孩子：拯救「大自然缺失症」兒童》（*Last Child in the Woods: Saving Our Children From Nature-Deficit Disorder*）。新北市：野人文化出版。

高淑芬、邱美虹（1998）。〈類比的檢索與對應〉。《科學教育學刊》，6(1)，63-80。

張文亮（2013）。《河馬教授的25堂環保課》。台北市：文經社。

張宇樑、吳樎椒譯（2011）。John W. Creswell著。《研究設計：質性、量化及混合方法取向》（*Research Design: Qualitative, Quantitative, and Mixed Methods Approaches*）。台北市：學富文化。

張雨青譯（2013）。Peter Forbes著。《壁虎腳底的高科技：仿生學向大自然取經，設計未來》（二版）（*The Gecko's Foot: Bio-inspiration: Engineered from Nature*）。台北市：遠流。

張祖恩、鄭嵐（2011）。〈建國一百年——環境科技的演變與展望〉。《科學發展月刊》，457，103-108。

張嬰菲譯（2003）。Janine M. Benyus著。《人類的出路：探尋生物模擬的奧妙》（*Biomimcry: Innovation Inspired by Nature*）。台北市：知書房出版社。

教育部（2008）。〈國民中小學九年一貫課程綱要重大議題（環境教育）〉，http：//140.111.34.179/about01_origin.php

莊慶信（2002）。《中西環境哲學：一個整合的進路》。台北市：五南。

郭俊賢、陳淑惠譯（1999）。Linda Campbell、Bruce Campbell、Dee Dickinson著。《多元智慧的教與學》（*Teaching and Learning Through Multiple Intelligences*）。台北市：遠流。

郭彥銘譯（2009）。Sim Van der Ryn & Stuart Cowan著。《生態設計學：讓地球永續的創意法則》。台北市：馬可孛羅文化。

郭順利（1998）。〈班度拉的社會學習理論及其在國中生活教育上的應用〉。《教育研究》，6，375-386。

陳玉娥譯（2014）。Jay Harman著。《大黃蜂飛得比波音747還快？：仿生科技——來自大自然的下一波工業革命》（*The Shark's Paintbrush:*

Biomimicry and How Nature is Inspiring Innovation）。台北市：時報出版。

陳依信（2014）。〈自然觀察智能的躍升——從潛能到才能〉。《資優教育論壇》，12，55-65。

陳昭儀（2006）。《台灣傑出科學家之創造與生涯歷程》。台北市：五南。

陳淑婷、林思玲譯（2010）。R. Brian Stanfield著。《學問：100種提問力創造200倍企業力》（*The Art of Focused Conversation*）。台北市：開放智慧引導科技。

陳惠欣、周怡伶（2014）。〈我國農林漁牧業普查之推展與應用〉。《調查研究、方法與應用》，32，159-185。

陳楚驤（2005）。〈淺談仿生科技來自生物界的啟示〉。《科學月刊》，36(3)，224-229。

陳學志、彭淑玲、曾千芝、邱皓政（2008）。〈藉由眼動追蹤儀器探討平均掃視幅度大小與創造力之關係〉。《教育心理學報》，39，127-149。

傅祖壇（2011）。〈台灣高等教育院校之學校品質、經營效率與最適規模分析〉。《教育科學研究期刊》，56(3)，181-213。

彭振聲、林士斌、余世凱（2016）。〈永續臺北——海綿城市〉。《土木水利》，43(5)，38-54。

曾瑞譙、張文軫、郭姿秀（2009）。〈少子化對技專校院經營管理壓力與因應策略之分析〉。《教育研究與發展期刊》，5(3)，175-208。

湯奇霖、劉湘瑤（2008）。〈國小教師「外來種」議題的詮釋及其環境價值觀之探究〉。《環境教育研究》，5(2)，1-32。

黃茂在、陳文典（2004）。〈問題解決的能力〉。《科學教育》，273，21-41。

楊冠政（1998）。《環境教育》。台北市：明文書局。

楊浩、楊洵（2014）。《台灣的仿生農業：新世紀農業的超級引擎》。台

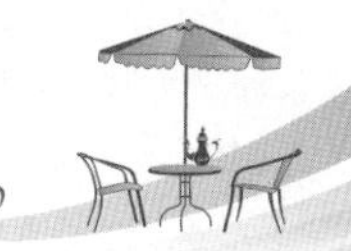

北市：城邦文化（麥浩斯資訊）。

楊智傑（2009）。〈教育部對大學系所減招之合憲性與合法性檢討〉。《法令月刊》，60(11)，122-146。

葉孟考、戴念華、彭泰豪（2007）。《奈米幾何形貌觀察——奈米科技實驗手冊》。教育部中北區奈米科技K-12教育發展中心系列叢書。

葉則亮、陳斐卿、蕭述三、蔡錫錚、吳俊諆、張佩芬、莊承哲（2003）。〈新手之工程創意實踐歷程研究〉。工程創造力推動經驗交流研討會，台灣大學，台北市，6月27日。

劉國忠（2010）。〈產業生態鏈趨勢與實務〉。《中工高雄會刊》，18(2)，10-24。

歐用生（1991）。〈內容分析法〉。載於黃光雄、簡茂發（主編）。《教育研究法》，229-253。台北市：師大書苑。

蔡仁惠、楊久慧（2013）。〈應用空氣取水之初探——以納米比沙漠甲蟲為例〉。《永續產業發展》，65，67-77。

蔡育澤、林素華（2012）。〈教師環境素養指標與檢測工具建立之研究〉。國立台中教育大學環境教育及管理研究所碩士論文（未出版）。

蔡美慧、何小曼（2009）。〈生命教育融入國小生活課程對小一學生「情意態度」之影響〉。生命教育與健康促進學術論文研討會論文集，54-76。

盧秀琴（2001）。〈情意教育融入國小自然科課程的模式探討〉。《國立台北師範學院學報》，14，615-646。

盧秀琴（2005）。〈中小學「細胞概念類比問卷」的發展與效化〉。《國立台北師範學院學報——數理科技教育類》，18(1)，87-116。

盧秀琴（2013）。〈科學戶外教學探討環境資源與生態保育〉。《國民教育》，53(4)，56-63。

薛絢譯（1998）。Stephen R. Kellert著。《生命的價值：生物多樣性與人類社會關係》（*The Value of Life: Biological Diversity and Human*

Society）。台北市：正中。

謝志偉、王慧玉譯（2010）。John W. Creswell & Vicki L. Plano Clark著。《混合方法研究導論》（*Designing and Conducting Mixed Methods Research*）。台北市：心理出版社。

鍾聖校（2000）。《情意溝通教學理論：從建構到實踐》。台北市：五南。

羅世宏等譯（2008）。Martin W. Baucer & George D. Gaskell著。《質性資料分析文本、影像及聲音》（*Qualitative Research with Text, Image and Sound: A Practical Handbook*）。台北市：五南。

羅幸惠譯（2004）。Clare Walker Leslie & Charles E. Roth著。《筆記大自然》（*Keeping a Nature Journal*）。台北市：鄉宇文化。

Anderson, H. (2000). A river runs through it: Art Education and a River Environment. *Art Education, 55*(6), 13-17.

Arnold, G. (2012). Enhancing college students' environmental sensibilities through online nature journaling. *Environmental Education Research, 18*(1), 133-150.

Barba, R. H. (1990). A comparison of expert and novice earth and space science teachers' problem solving abilities. Unpublished doctoral dissertation, The Pennsylvania State University.

Benyus, J. M. (1997). *Biomimicry: Innovation Inspired by Nature*. William Morrow and Co, Inc., New York.

Biomimicry Institute (2012). asknature. Retrieved from http://www.asknature.org/

Biomimicry Institute (2012). biomimicry design approaches: a guide for k-12 teachers. Retrieved from http://biomimicry.net/about/biomimicry/case-examples/

Biomimicry Institute (2012). case examples. Retrieved from http://biomimicry.net/about/biomimicry/case-examples/

Birkeland, J. (2012). Design Blindness in Sustainable Development: From Closed to Open Systems Design Thinking. *Journal of Urban Design, 17*(2), 163-187.

Büchel, F. P. (2000). Metacognitive control in analogical reasoning. In W. J. Perrig & A. Grob (Eds.). *Control of Human Behavior, Mental Processes, and Consciousness* (pp.203-224). Mahwah, NJ: Lawrence Erlbaum Associates.

Campbell, N. A. & Reece, J. B. (2005). *Biology* (7th Edition). San Francisco: Pearson, Benjamin Cummings.

Cattano, C., Nikou, T., & Klotz, L. (2010). Teaching Systems Thinking and Biomimicry to Civil Engineering Students. *Journal of Professional Issues in Engineering Education & Practice, 137*(4), 176-182.

Coleman, E. B., & Shore, B. (1991). Problem-solving processes of high and average performers in physics. *Journal for the Education of the Gifted, 14*, 366-379.

Companion, M., Laurie, J., & Shaw, G. (2002). Education for sustainability: An ecological approach. *Green Teacher, 68*, 6-11. Retrieved from http://search.proquest.com/docview/228728378?accountid=14228

Creswell, J. W., & Plano Clark, V. (2007). *Designing and Conducting Mixed Methods Research*. Thousand Oaks, CA: Sage.

DesJardins, J. R. (1993). *Environmental Ethics: An Introduction to Environmental Philosophy*. Belmont, California: Wadsworth, Inc.

Eggermont, M. (2011). Biomimetics as problem-solving, creativity and innovation tool. Proceedings of the Canadian Engineering Education Association. http://library.queensu.ca/ojs/index.php/PCEEA/article/view/3767/3812

El-Zeiny, R. M. A. (2012). Biomimicry as a Problem Solving Methodology in Interior Architecture. *Procedia-Social and Behavioral Sciences, 50*, 502-512.

Fu, K., Moreno, D., Yang, M., & Wood, K. L. (2014). Bio-Inspired Design: An

Overview Investigating Open Questions From the Broader Field of Design-by-Analogy. *Journal of Mechanical Design, 136*(11), 1-18.

Gardner, H. (1999). *Intelligence Reframed: Multiple Intelligences for the 21st Century.* NY: Basic Books.

Gardner, G. E. (2012). Using biomimicry to engage students in a design-based learning activity. *The American Biology Teacher, 74*(3), 182-184.

Gentner, D. (1988). Metaphor as structure-mapping: The relational shift. *Child Development, 59*, 47-59.

Glaser, R. (1984). Education and thinking: The role of knowledge. *American Psychologist, 39*(2), 93-104.

Glock, J., Wertz, S., & Meyer, M. (1999). *Discovering the Naturalist Intelligence: Science in the School Yard.* Tucson, AZ: Zephyr Press.

Glynn, S. M. (1989). Analogical reasoning and problem solving in science textbooks. In J. Glover, R. Ronning, and C. Reynolds (Eds.), *Handbook of Creativity* (pp. 383-398). NewYork, NY: Plenum.

Hofmann, K. (2004). *Nature Journaling: A Creative Path to Environmental Literacy* (A Guide for Grades 4-8). The Wisconsin Environmental Education Board (WEEB)

Hofmann, K., & Passineau, J. (2004). *A Nature Journaling Guide: Fostering a Naturalist Outlook.* NAAEE Annual Conference.

Holyoak, K. J., Junn, E. N., & Billman, D. O. (1984). Development of analogical problem solving. *Child Development, 55*, 2042-2055.

Jiménez-Tejada, M. P., Sánchez-Monsalve, C., & González-García, F. (2013). How Spanish primary school students interpret the concepts of population and species. *Journal of Biological Education, 47*(4), 232-239.

Johnson, R. B., & A. J. Onwuegbuzie (2004). Mixed Methods Research: A Research Paradigm Whose Time Has Come. *Educational Researcher, 33*(7), 14-26.

Kaartinen, S., & Kumpulainen, K. (2002). Collaborative inquiry and the construction of explanation in the learning of science. *Learning and Instruction, 12*(2), 189-212.

Kellert, Stephen R., & Edward O. Wilson (eds.) (1993). *The Biophilia Hypothesis*. Island Press, Washington, D.C., Covelo, California, U.S.A.

Maczulak, A. E. (2010). *Environmental Engineering: Designing a Sustainable Future*. New York: Facts On File.

Martin-Moore, R. (2007). Building with Nature. *Green Teacher, 82*, 24-27. Retrieved from http://search.proquest.com/docview/228752948?accountid=14228

Mathews, F. (2011). Towards a Deeper Philosophy of Biomimicry. *Organization and Environment, 24*, 4, 1-29.

McCormick, C. B., & Pressley, M. (1995). *Educational Psychology: Learning, Instruction, Assessment*. New York: Longman.

McDonald, K. (2012). *Swimming with sharks. Green Teacher, 98*, 19-22. Retrieved from http://search.proquest.com/docview/1267722386?accountid=14228

McDonald, K. (2013). Butterflies and biomimicry. *Green Teacher, 99*, 35-38. Retrieved from http://search.proquest.com/docview/1353652713?accountid=14228

Miles, M. B., & Huberman, A. M. (1994). *Qualitative Data Analysis: An Expanded Sourcebook* (2nd ed.). London & Thousand Oaks, CA：Sage Publications.

Montgomery, C. A. (2002). Ranking the benefits of biodiversity: an exploration of relative values. *Journal of Environmental Management, 65*(3), 313-326.

Mollison, B., & Holmgren, D. (1978). *Permaculture One: A Perennial Agriculture for Human Settlements*. Tagari Publications.

NEEF (2002). National environmental education. Biomimicry: Designing by

Nature Foundation http://www.eeweek.org/biomimicry-designing-nature

Orr, D. W. (1992). *Ecological Literacy: Education and the Transition to a Postmodern World*. Albany: State University of New York Press.

Palmer, J. A. (1998). *Environmental Education in 21st Century: Theory, Practice, Progress and Promise*. London: Routledge Press.

Quilici, J. L., & Mayer, R. E. (1996). Role of examples in how students learn to categorize statistics word problems. *Journal of Educational Psychology, 88*(1), 144-161.

Rogoff, B. (1990). *Apprenticeship in Thinking: Cognitive Development in Social Context*. New York: Oxford.

Rule, A. C., Baldwin, S., & Schell, R. (2008). Second graders learn animal adaptations through form and function analogy object boxes. *International Journal of Science Education, 30*(9), 1159-1182.

Salomon, G., & Perkins, D. N. (1996). Learning in Wonderland: What Computers Really Offer Education. In S. Kerr (Ed.). *Technology and the Future of Education (*pp. 111-130). NSSE Yearbook. Chicago: University of Chicago Press.

Schroeter, D. L. (2010). Introducing biomimicry. *Green Teacher, 88*, 13-16. Retrieved from http://search.proquest.com/docview/347565250?accountid=14228

Staples, H. (2005). The Integration of Biomimicry as a Solution-Oriented Approach to the Environmental Science Curriculum for High School Students. Online Submission. http://files.eric.ed.gov/fulltext/ED490541.pdf

Stapp, W. B., & Polumnin, N. (1991). Global environmental education:Toward a way of thing and acting. *The Journal of Environmental Conservation, 18*(1), 13-18.

Tan, D. K-C., Taber, K. S., Goh, N. K., & Chia, L-S. (2005). The ionisation energy diagnostic instrument: a two-tier multiple-choice instrument to

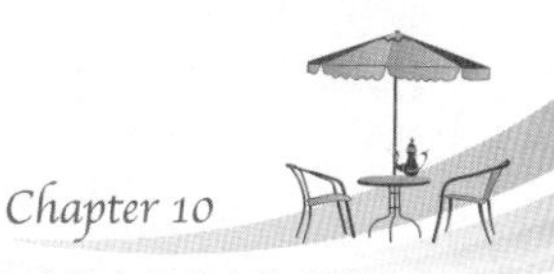

determine high school students' understanding of ionisation energy. *Chemical Education Research and Practice, 6*(4), 180-197.

Tan, D. K-C., Treagust, D. F., Goh, N-K., & Chia, L-S. (2002). Development and application of a two-tier multiple choice diagnostic instrument to assess high school students' understanding of inorganic qualitative analysis. *Journal of Research in Science Teaching, 39*(4), 283-301.

UNEP (2008). *Nature's 100 Best Initiative Publishes Preliminary Findings on How to Green the Global Economy*. Ninth Conference of the Parties to the Convention on Biological Diversity 19-30 May. http://www.unep.org/Documents.Multilingual/Default.asp?DocumentID=535&ArticleID=5816

Warkentin, T. (2011). Cultivating urban naturalists: Teaching experiential, place-based learning through nature journaling in Central Park. *Journal of Geography, 110*(6), 227-238.

Weissburg, M., Tovey, C. T. C., & Yen, J. (2010). Enhancing innovation through biologically inspired design. *Advances in Natural Science, 3*(2), 01-16.

Wilson, J. O., Rosen, D., Nelson, B. A., & Yen, J. (2010). The effects of biological examples in idea generation. *Design Studies, 31*(2), 169-186.

Zari, M. P. (2010). Biomimetic design for climate change adaptation and mitigation. *Architectural Science Review, 53*(2), 172-183.

國家圖書館出版品預行編目資料

樂活學導論：健康與永續的生活型態 / 王琮賢等合著；何振盛, 林晏如, 周鴻騰主編. -- 初版. -- 新北市：揚智文化, 2017.09

面； 公分

ISBN 978-986-298-266-2（平裝）

1.健康法 2.生活型態

411.1 106013873

樂活學導論——健康與永續的生活型態

主　　編／何振盛、林晏如、周鴻騰
作　　者／王琮賢、何振盛、汪雅婷、周鴻騰、林香君、張美櫻、許嘉殷、黃孔良、黃文聰、葉明勳
出 版 者／揚智文化事業股份有限公司
發 行 人／葉忠賢
總 編 輯／閻富萍
地　　址／新北市深坑區北深路三段 260 號 8 樓
電　　話／(02)8662-6826
傳　　真／(02)2664-7633
網　　址／http://www.ycrc.com.tw
E-mail／service@ycrc.com.tw
ISBN／978-986-298-266-2
初版一刷／2017 年 9 月
定　　價／新台幣 450 元